生物化学检验与临床实践

主 编 张海燕 曹月欣 陈 燕

科学技术文献出版社
SCIENTIFIC AND TECHNICAL DOCUMENTATION PRESS
·北京·

图书在版编目（CIP）数据

生物化学检验与临床实践 / 张海燕，曹月欣，陈燕主编. —北京：科学技术文献出版社，2024.6
ISBN 978-7-5235-1411-5

Ⅰ.①生⋯ Ⅱ.①张⋯ ②曹⋯ ③陈⋯ Ⅲ.①生物化学—医学检验 Ⅳ.①R446.1

中国国家版本馆 CIP 数据核字（2024）第 110637 号

生物化学检验与临床实践

策划编辑：张雪峰　　责任编辑：戴小欢　　责任校对：张吲哚　　责任出版：张志平

出　版　者	科学技术文献出版社
地　　　址	北京市复兴路15号　邮编 100038
编　务　部	(010) 58882938，58882087（传真）
发　行　部	(010) 58882868，58882870（传真）
邮　购　部	(010) 58882873
官　方　网　址	www.stdp.com.cn
发　行　者	科学技术文献出版社发行　全国各地新华书店经销
印　刷　者	北京虎彩文化传播有限公司
版　　　次	2024 年 6 月第 1 版　2024 年 6 月第 1 次印刷
开　　　本	787×1092　1/16
字　　　数	428千
印　　　张	22
书　　　号	ISBN 978-7-5235-1411-5
定　　　价	65.00元

编委会

前言
PREFACE

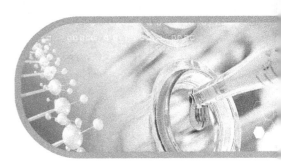

  生物化学检验与临床实践是将生物化学的研究成果及相关新型技术应用到临床，借助现代化的仪器进行化学成分分析，帮助疾病诊断及病情监测，为治疗提供确切依据的一门理论性和实践性都很强的重要专业学科。其内容由生物化学、分析化学、临床医学等多种学科相互交叉而成，与微生物学、细胞生物学等临床医学及医学检验专业有关，其内容具有一定抽象性。近年来，随着检验医学新技术的不断涌现，临床检验项目种类层出不穷，临床医生在诊治疾病和判断治疗效果时对检验科出具检验成果的依赖程度也不断提高，因而对临床医生及院校培养医学检验专业学生提出了新的要求。

  本书是以实用性为主导的医学检验专著，共十九章，分为两部分。第一部分为生物化学基础知识，包含绪论、蛋白质化学、核酸化学、维生素、酶、生物氧化、糖代谢、脂类代谢、氨基酸代谢、核苷酸代谢、DNA 的生物合成、RNA 的生物合成、蛋白质的生物合成、细胞信息传递、肝胆的生物化学、水和电解质平衡、酸碱平衡；第二部分为生物化学检验及临床实践，包含生物化学检验基础知识、生物化学检验常用技术。

  本书读者对象为各级医院的临床检验科医师，同时还包括广大相关学科研究生、进修生、医学院校学生等，可作为其工作和学习的工具书及辅助参考资料。

  由于时间仓促，编者专业水平有限，书中难免存在不妥之处和纰漏，敬请读者和同道批评指正。

编　者

2023 年 9 月

目录
CONTENTS

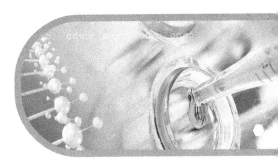

第一章

绪论

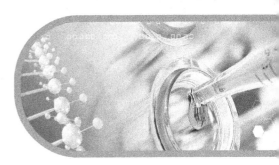

　　生物化学是生命的化学，是研究生物体内化学分子与化学反应的一门科学，是从分子水平上来研究生物体（包括人类、动物、植物和微生物等）内基本物质的化学组成、结构及其生物学功能，阐明生物分子在生命活动中化学变化规律和生命现象本质的一门生命科学。分子生物学从其本质来讲，是研究生物大分子的生物化学。

🔍 **知识链接**

　　1982 年 10 月 12 日，Arthur Kornberg 教授在美国哈佛大学医学院建校 200 周年纪念会上发表演讲——把生命理解成化学。演讲结束语："我们的目的是以合理的表达法来尽可能多地理解生命现象，而生命的许多方面都可用化学语言来表达。这是一个真正的世界语，它是连接物理学与生物学、天文学与地理学、医学与农学的纽带。化学语言极为丰富多彩，它能产生出最美的图画。我们应该传授和运用化学评议，替我们自己、我们的环境和我们的社会表达出最直观的描述。这就是我们眼前和未来的基因，也是哈佛大学医学院第 3 个世纪繁荣昌盛的基石。"

　　生物化学的研究对象是生物体，它研究所有的生命形式，研究范围涉及整个生物界。医学生物化学主要以人体为研究对象，同时也充分利用微生物和动物进行实验研究，以获取大量有关人体生命活动的知识。生物化学的研究主要采用化学的原理和方法，随着研究的不断深入，又融入了生物物理学、生理学、细胞生物学、遗传学和免疫学等理论和技术，使之与众多学科有着广泛的联系和交叉，并正逐步成为生命科学的共同语言。生物化学是生命科学领域重要的领头学科之一。

第一节　生物化学的研究内容

生物化学的研究内容十分广泛，其主要内容包括以下几个方面。

一、化学组成

1. 物质组成　生物体是由一定的物质成分按一定的规律和方式组织而成，研究生物体内的化学变化首先要研究其物质组成。现已测得人体含水 $55\%\sim67\%$，蛋白质 $15\%\sim18\%$，脂类 $10\%\sim15\%$，无机盐 $3\%\sim4\%$ 及糖类 $1\%\sim2\%$ 等。除此之外，还有核酸、激素、维生素等其他物质。这些物质不是杂乱无章地堆集在一起，而是按一定的组织形式，构成了能够体现各种生命活动的生物学结构。

2. 生物大分子　组成生物体的各种分子称为生物分子，其中不同种类和同一种类不同生物体间的核酸、蛋白质、脂类和糖类等分子结构，罕见完全相同者，这些分子量大而结构复杂的有机分子，称为生物大分子。当生物大分子被水解时，可以发现其构成的基本单位，如蛋白质中的氨基酸、核酸中的核苷酸、脂类中的脂肪酸及糖类中的单糖等，这些小而简单的分子可以看作是生物大分子的构件，或称为构件分子。构件分子的种类不多，在各种生物体内基本上是一样的，实际上生物体内的生物大分子是由为数不多的几种构件借共价键连接而成的，是空间结构复杂多样的有机大分子。生物大分子通常是由基本结构单位按一定顺序和方式连接而形成的多聚体，其研究除了确定其基本结构外，更重要的是研究其空间结构及功能的关系。

3. 生物小分子　维生素、激素、氨基酸及其衍生物、肽、核苷酸及其衍生物等，在生物体中也担负着非常重要的生物学功能，是生物体内具有生物学活性的有机小分子。生物体内参加化学反应的各种物质包括各种分子和离子，其中不仅有生物大分子，还有更多、更重要的小分子和离子。没有小分子和离子的参与，不能移动或移动不便的生物大分子便不能产生生物化学反应。

二、物质代谢及其调节

生物体区别于非生物体的基本特征是新陈代谢，即主要包括物质和能量的有序性代谢及其信息交流。

1. 物质代谢　新陈代谢过程中的物质合成代谢和分解代谢总称为物质代谢，能量的释放利用和储存转化则称为能量代谢。物质代谢与能量代谢密切相关，相互依存。

生物体内的化学反应包括两个方面，即合成代谢与分解代谢。在合成代谢中，生物体利用各种原料，使体内的各种生物结构能够生长、发育、修补、替换并进行繁殖；

在分解代谢中，营养物质作为能源物质，经过生物氧化释放能量，完成各种各样的生物学活动。

蛋白质、脂类和糖类是人们最重要的三大营养物质。据估计，一个人在其一生中（按 60 岁计算），通过物质代谢与其体外环境交换的物质，约需 10 000 kg 糖类、1600 kg 蛋白质和 1000 kg 脂类。当然其他的物质如微量元素、维生素等，对生命活动的维持也是不可缺少的。

2. 物质代谢的整合与调节　生物体维持正常生命活动必须调节物质代谢，实现代谢稳态。体内各种物质代谢途径相互联系、相互补充、相互制约，形成一个统一的整体。体内各组织/器官进行的物质代谢需要统一整合，肝是协调各种代谢途径、分配能源物质、调节物质代谢的中枢性器官。

物质代谢调节发生在三级水平，即细胞水平、激素水平和中枢神经系统调节，细胞水平是基本调节，神经和激素调节通过细胞水平调节实现。

三、信息的传递及调控

生物体有别于非生物体的另一重要特征是具有繁殖能力及遗传特性。同时生命活动也受环境变化的影响，并有自己的信息传递途径。

1. 遗传信息的传递与调控　在生物体内，每一次细胞分裂增殖都包含着细胞核内遗传物质的复制与遗传信息的传递。现已确定，DNA 是遗传的主要物质基础，遗传信息的传递方向一般为 DNA→RNA→蛋白质。1958 年，DNA 双螺旋的发现人之一——F. Crick 把这种遗传信息传递模式称为中心法则。1970 年 H. Temin 发现反转录后，他们又对中心法则进行了补充与完善。

遗传信息的传递涉及遗传、变异、生长、分化等诸多生命过程。生物个体的遗传信息以基因为单位贮存于 DNA 分子中，研究 DNA 的复制、RNA 转录、蛋白质生物合成等基因信息传递过程的机制及基因表达调控的规律，是生物化学的又一主要内容。

2. 细胞信息传递　生物体的生长发育主要受遗传信息及环境变化信息的调控。遗传信息决定个体发育的基本模式，其在很大限度上受控于环境的刺激或环境信息，而环境又有外环境和内环境之分，内外环境的联系即细胞信号转导。细胞信号转导主要研究细胞感受、转导环境刺激的分子途径及其在生物个体发育过程中调节基因表达和代谢的生理反应，这是近些年来分子生物学的最前沿和最新成果，也是生物化学中一个研究热点。

3. 基因组学及其他组学的研究　人类基因组计划于 2001 年 2 月宣告完成。人类基因组计划描述人类基因组和其他基因组特征，包括物理图谱、遗传图谱、基因组 DNA 序列测定，是人类生命科学历史上的一个重大里程碑，揭示了人类遗传学图谱的基本特点，将为人类的健康和疾病研究带来根本性的变革。同时其他组学，如蛋白质组学、转录组学、代谢组学和糖组学等研究也进入了分子生物学的历史进程。

总之，阐明人类基因组功能是一项多学科的任务，正吸引着生物、医学、化学、物理、数学、工程和计算机等领域的学者共同参与，从中整合所有基因组信息，分析各种数据并提取其生物学意义，因而产生了一门前景广阔的新兴学科——生物信息学。尽管生物化学与分子生物学的发展异常迅速，但人类基因组序列的揭晓仅是序幕，生命本质的阐明任重而道远。

第二节　生物化学发展简史

一、生物化学发展概要

生物化学的历史渊源久长，但其真正的系统研究始于18世纪，作为一门独立的学科是在20世纪初期，是从生理学中分离而形成。

1. 第一阶段　从18世纪中叶至20世纪初，主要是对生物体各种组成成分进行分离、纯化、结构测定及理化性质的研究，称为叙述生物化学阶段或静态生物化学阶段。其间对糖、脂和氨基酸的性质进行了比较系统的研究，发现了人类必需氨基酸和脂肪酸，以及核酸、维生素、激素和"可溶性催化剂"等。

知识链接

1775年　K. Scheele 发现生物体内各组织的化学组成，使生命不再神秘。

1785年　A. L. Lavoisier 证明动物呼吸过程中消耗氧气，放出热量。

1828年　F. Wöhler 将氰化酸铵转变成了尿素，打破了有机和无机分界岭。

1850年　Bernard 发现肝糖原转变成血糖。

1869年　F. Miesher 发现核酸。

1894年　E. Fischer 为生物化学之父，首先提出酶的专一性及酶作用的"锁-钥"学说以说明酶的作用机制，并在20世纪初期即证明了蛋白质是由不同氨基酸连接而成的长链。

1897年　E. Buchner 发现破碎的酵母细胞滤液仍能使糖发酵。

1903年　C. Neuberg 初次使用生物化学这一名词。

1926年　J. Sumner 分离出脲酶结晶，并证明是蛋白质。

1911年　K. Funk 明确阐述维生素的概念。

1905年　E. H. Starling 首次提出激素，并宣布促胰液素是第一个被发现的激素。

2. 第二阶段　20世纪中叶是生物化学蓬勃发展的阶段，主要特点是研究生物体内物质代谢途径、代谢调节，以及完善整个代谢网络。尤其是化学分析和同位素示踪技术的发现与应用，基本确定了三大营养物质的代谢途径，称为动态生物化学阶段。前期确定了糖酵解、三羧酸循环及脂肪分解等重要分解代谢途径；后期阐明了氨基酸、碱基、脂肪酸的生物合成途径。

知识链接

1897 年　E. Buchner 发现破碎的酵母细胞滤液仍能使糖发酵，酶学研究开始。荣获 1907 年诺贝尔化学奖。

1904 年　F. Knoop 提出脂肪酸 β-氧化过程。

1905 年　E. H. Starling 首次提出激素，并宣布促胰液素是第一个被发现的激素。

1913 年　L. Micheali 和 M. L. Menten 提出 Micheali-Menten 方程式，开启了酶动力学研究的新时代。

1926 年　J. B. Sumner 从刀豆种子中分离、提纯脲酶结晶，并证明是蛋白质。荣获 1946 年诺贝尔化学奖。

1926 年　O. H. Warburg 发现呼吸酶，即细胞色素氧化酶，为呼吸链的研究奠定了基础。荣获 1931 年诺贝尔生理学或医学奖。

1931 年　吴宪提出了蛋白质变性的概念。

1932 年　H. A. Krebs 发现鸟氨酸循环，使得氨基酸中氨基的代谢有了出路。

1937 年　H. A. Krebs 发现三羧酸循环，从而把三大营养物质代谢联系在一起。荣获 1953 年诺贝尔生理学或医学奖。

1940 年　G. Embden、O. Meyerhof 和 J. K. Parnas 阐明了 EMP 途径，又称糖酵解途径，明确了糖在无氧条件下的代谢变化。

1949 年　E. P. Kennedy 和 A. L. Lehninger 证明脂肪酸 β-氧化过程是在线粒体中进行。

1953 年　D. E. Green 和 F. Lynen 分离出 β-氧化各个阶段的酶，明确脂肪酸 β-氧化过程。

Hans Adolf Krebs（1900—1981 年），德裔英籍生物化学家。生于德国并在德国接受教育，1922 年获医学博士学位。1926 年起在凯撒威廉研究所瓦勃（O. Warburg）实验室工作 4 年。1931 年到弗赖堡医学院任教，同年他和助手一起发现了鸟氨酸高速合成尿素的反应，经过对前人工作的仔细分析，提出鸟氨酸循环。1933 年迁居英国。先在剑桥大学工作 2 年，1935 年起在谢菲尔德大学任教，第二次世界大战时入英国籍。1937 年他提出柠檬酸循环（又称三羧酸循环）。因为当时学术界对循环的细节尚不了解，许多人不能接受它。后经多人、多方面的研究，其才在 40 年代后期得到了广泛的支持。由于 Krebs 率先发现了客观存在的"代谢循环"，这一发现被公认为代谢研究的里程碑，因此荣获 1953 年诺贝尔生理学或医学奖。1945 年克雷布斯被聘为谢菲尔德大学教授并任生化系主任，1947 年他被选为皇家学会会员，1954 年他转到牛津大学任主任和教授。1967 年退休，但其学术活动一直延续到逝世。

3. 第三阶段 20 世纪下半叶以来，主要特点是生物大分子的结构与功能研究，并向物理学、技术科学、微生物学、遗传学、细胞学等其他学科的渗透，产生了分子生物学，成为生物化学的主体，称为分子生物学阶段。1953 年 4 月 25 日，J. D. Watson 和 F. Crick 合作在世界顶级的《自然》杂志上发表了一篇名为"核酸的分子结构——DNA 的一种可能结构"的论文。他们的论文被誉为是"分子生物学的一个标志，开创了新的时代"。

DNA 双螺旋结构模型的提出是生物化学发展进入分子生物学阶段的重要标志。遗传密码的破译、中心法则的提出与扩充，明确了核酸与蛋白质关系。遗传信息传递与表达是分子生物学研究的焦点和起点，并从单个基因研究发展到对生物体整个基因组结构与功能的研究，人类基因组计划确定了人基因组的全部序列和基因图谱。各种分子生物学技术除了支撑生物化学之外，还被其他学科应用，产生分子遗传学、分子生理学、分子免疫学等，使得整个生命科学研究处在科技发展的前沿。

知识链接

1938 年　W. Weaver 第一次采用"分子生物学"这一术语。

1944 年　O. T. Avery 的细菌转化实验证明 DNA 是遗传物质，这是一个跨越时代的认识。

1950 年　E. Chargaff 提出了 Chargaff 规则，为 DNA 的半保留复制提供了理论基础。

1951 年　L. Pauling 和 R. Corey 发现多肽的二级结构。

1953 年　J. Watson 和 F. Crick 提出 DNA 的双螺旋结构模型，从此进入了分子生物学时代。荣获 1962 年诺贝尔生理学或医学奖。

1958 年　F. Crick 提出遗传的中心法则，奠定了生物界遗传信息的传递规律。

1960 年　J. Marmur 和 P. Dory 发现 DNA 的复性现象。

1979 年　A. Rich 证明 DNA-RNA 分子杂交。

1961 年　F. Jacob 和 J. L. Monod 提出了操纵子学说，使得基因调控的研究进入了新阶段。荣获 1965 年诺贝尔生理学或医学奖。

1966 年　M. W. Nirenberg 破译了遗传密码，明确遗传信息传递具体过程。荣获 1968 年诺贝尔生理学或医学奖。

1970 年　H. M. Temin 和 D. Baltimore 发现反转录酶，使中心法则得到了扩充和完善。荣获 1975 年诺贝尔生理学或医学奖。

1965 年　E. W. Sutherland 提出第二信使学说，发现激素作用机制。荣获 1971 年诺贝尔生理学或医学奖。

1967 年　H. G. Khorana 发现 T4DNA 连接酶，对分子生物学技术的发展起到了关键作用。

1972年 P. Berg成功完成了世界上第一次DNA体外重组实验。荣获1980年诺贝尔化学奖。

1973年 H. Boyer和S. Cohen创建了DNA克隆技术，开创了分子生物学的新时代。

1977年 W. Gilbert和F. Sanger分别发明了化学裂解法和双脱氧核苷酸法的DNA测序技术。荣获1980年诺贝尔化学奖。

1982年 S. Altman和T. R. Cech发现RNA自身具有催化功能，挑战了酶的传统概念。荣获1989年诺贝尔化学奖。

1985年 K. B. Mullis发明了聚合酶链反应，是分子生物学技术中最具革命的成果。荣获1993年诺贝尔化学奖。

1997年 L. Wilmut利用成年体细胞克隆羊"多莉"。

2003年 完成人类基因组序列图。

2006年 E. Betzig、W. E. Moerner和S. W. Hell采用超高分辨率显微镜技术打破了光学分辨率的极限，达到纳米级分辨率。荣获2014年诺贝尔化学奖。

2011年 R. J. Lefkowitz和B. K. Kobilka研究G蛋白耦联受体（G protein-coupled receptor，GPCR），第一次在原子分辨率阐明了GPCR参与信号转导机制。荣获2012年诺贝尔化学奖。

Francis Harry Compton Crick（1916—2004年），英国生物学家，物理学家，神经科学家，其与美国科学家J. Watson共同发现并构建了DNA的双螺旋结构模型，二人也因此获得了1962年的诺贝尔生理学或医学奖。在此基础上，Crick进一步分析了DNA在生命活动中的功能和定位，提出了著名的中心法则，由此奠定了整个分子遗传学的基础。2003年初，Crick在著名的《自然-神经科学》杂志上发表论文《意识的框架》，提出意识不是先天就有，而是由大脑中位于"扣带前回"的一小组神经元产生和控制的。2004年他因大肠癌病逝，其同事曾感叹道："他临死前还在修改一篇论文，他至死犹是一名科学家。"

James Dewey Watson（1928年—），美国生物化学家，和英国科学家F. Crick发现并构建DNA分子的双螺旋结构模型，使生物学的研究进入到分子生物学阶段。Watson在生物科学的发展中起了非常大的作用，他还是人类基因组计划的倡导者和主持人。2007年其因英国巡回演讲中的"科学种族主义"，被迫辞去冷泉港实验室主任及董事会成员职务。

二、我国对生物化学发展的贡献

在生物化学的发展上，我国也做出了很大的贡献。我国古代劳动人民于公元前21世纪已经能够使用酒母（曲）造酒，昔日的酒母就含有现今所知的生物催化剂——酶。

我国古代的医学思想重在预防，尤其是在营养预防方面。例如，孙思邈利用含有维生素 B$_1$ 的车前子、杏仁、大豆等治疗脚气病，利用富含维生素 A 的猪肝治疗夜盲症等。以李时珍的《本草纲目》为标志的我国古代药学在明朝发展到高峰，但历代封建王朝的统治者为了巩固其地位，尊经崇儒，排斥科学，导致我国近代生物化学的发展远远落后于欧洲国家。尽管如此，我国的科学家时刻不忘科学研究与科教兴国，生物化学家吴宪等在血液分析方面创立的血滤液的制备和血糖测定至今仍在使用，提出了至今仍然公认的蛋白质变性学说。

1965 年，我国率先采用人工方法合成了具有生物学活性的胰岛素；1981 年，又成功地合成了酵母丙氨酰 tRNA；1990 年开始实施的人类基因组计划是生命科学领域最庞大的全球性研究项目，中国承担着 1% 的测序任务；在后基因组计划的研究中，对于器官蛋白组尤其是肝脏的蛋白组研究，中国处于领先地位。随着民族的振兴、国家的昌盛和科技的发展，中国的科技精英在医学科学尤其是生物化学领域的地位和作用越来越重要。

第三节　生物化学与医学的关系

一、生物化学与日常生活的关系

随着科技的快速发展，生物化学与日常生活的联系越来越紧密。如市场上流通的各种食品，购买时应注意其安全标志；以及菌种处理的各种食品和加热处理的牛奶等，还有各种加酶洗衣粉、沼气的应用都与生物化学存在联系。"吃肉不吃蒜，营养减一半""食有千般味，盐是第一位""只要营养够，豆米都是肉"，这些日常生活中提炼出来的生活小常识，无一不是生物化学知识在日常生活中的具体运用。

二、生物化学与其他学科的关系

生物化学是从有机化学和生理学发展起来的一门生命学科，已渗透到生物学的各个领域，并成为非常重要的基础医学学科。尤其是近些年来，其与各医学学科的关系更加密切，如在生理学、药理学等基础学科研究和心血管病、肾脏疾病等临床学科研究中，更多地采用了生物化学的知识和方法，使得生物化学与其他医学学科相互促进，共同发展。分子生物学的兴起使得生物化学渗透到医学科学的各个领域，并日渐成为各个学科的研究理念和工具。例如，遗传学、免疫学、病理学和药理学等基础医学的研究均已达到了分子水平，形成了分子遗传学、分子免疫学、分子病理学和分子药理学等新学科。

三、生物化学与临床的关系

生物化学就是研究生命的化学，它从更微观、更深层次的分子水平研究人体生物分子和能量代谢，更本质地揭示疾病的发生、发展与诊断、治疗及预防的关系。因此，它不仅是医学各专业的核心基础课程，更是医学各学科研究生命的各种现象、解决各种医学难题的重要工具。各种慢性病、急危重症、感染性疾病，尤其是遗传性疾病的诊断、治疗和预防都与生物化学的理论和技术的进步密不可分。

总之，21世纪是生物学的世纪，更是生物化学或分子生物学的世纪，作为医学工作者，学好生物化学知识具有重要而深远的意义。

──────[思考题]──────

1. 解释生物化学的概念。

2. 生物化学的主要研究内容有哪几个方面？

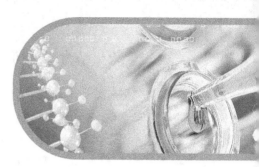

第二章

蛋白质化学

 学习目标

1. 掌握蛋白质的元素组成、蛋白质的基本单位、蛋白质的分子结构、蛋白质的理化性质。

2. 熟悉蛋白质分子结构中肽键、多肽链、一级结构、空间结构的概念以及蛋白质分子结构与功能的关系。

3. 了解食物蛋白质的营养作用。

蛋白质是生物体的基本组成成分之一，生物体的各种生命现象（如生长、发育、繁殖、遗传等）都是通过蛋白质来实现的。因此，蛋白质是生命的物质基础，没有蛋白质就没有生命。人体几乎所有的器官都含有蛋白质，其含量约占人体干重的45%，在人体内具有物质转运、物质代谢的催化与调节、肌肉收缩、血液凝固、机体防御等重要生理功能。

第一节　蛋白质的生物学功能

一、催化作用

蛋白质的一个重要生物功能是作为生物体新陈代谢的催化剂。酶是蛋白质中最大的一类，在国际生化委员会公布的《酶命名法》中已列出3000多种不同的酶。生物体内的各种化学反应几乎都是在酶的催化下进行的。

二、调节作用

许多蛋白质具有调节其他蛋白质执行其生理功能的作用，这些蛋白质称为调节蛋白。最著名的是胰岛素，它是调节血糖代谢的一种激素。

三、转运功能

有些蛋白质的功能是进行物质转运，如血红蛋白将氧气从肺转运到其他组织，血清蛋白将脂肪酸从脂肪组织转运到各器官。

四、运动功能

某些蛋白质赋予细胞运动的能力，肌肉收缩和细胞游动是细胞具有这种能力的代表。作为运动基础的收缩和游动蛋白具有共同的性质：它们都是丝状分子或丝状聚集体，如形成细胞收缩系统的肌动蛋白和肌球蛋白。

五、结构成分

蛋白质的另一重要功能是建造和维持生物体的结构。这类蛋白质称为结构蛋白，它们为细胞和组织提供强度和保护。如毛发、指甲的 α-角蛋白，以及存在于骨、腱、韧带、皮的胶原蛋白。

六、机体防御

生物体内除了有被动性防护的结构蛋白，还有主动性防御和进攻的保护蛋白。最突出的是免疫球蛋白，或称为抗体。抗体是在抗原的影响下由淋巴细胞产生，并能与相应的抗原结合而排除外来物质对生物体的干扰。

第二节　蛋白质的分子组成

一、蛋白质的元素组成

蛋白质是普遍存在于生物界的有机物大分子，分子量大而且结构复杂。蛋白质分子主要由 C、H、O、N、S 五种元素组成，有些蛋白质分子中还含有少量 Fe、Zn、Mn、I 等元素。

蛋白质分子中氮含量相对恒定，约占其总量的 13％～19％，平均含氮量为 16％，即 100 g 蛋白质中平均含氮 16 g，故 1 g 氮相当于 6.25 g 蛋白质（100/16＝6.25）。在实际工作中常通过检测样品中的含氮量，来推算样品中蛋白质的含量。测定公式如下：

每 100 g 生物样品中蛋白质含量＝含氮量/样品×6.25×100。

二、蛋白质的氨基酸组成

氨基酸是蛋白质的基本组成单位。虽然在自然界中存在着 300 多种氨基酸，但构成蛋白质的氨基酸仅有 20 种，在蛋白质生物合成时它们受遗传信息控制。这 20 种氨基酸不存在种属和个体差异，是整个生物界中蛋白质的通用氨基酸。

（一）氨基酸的结构

氨基酸以羧酸为母体命名，中心有个 C 原子。中心 C 原子连接 4 个基团，分别是氨基（—NH_2）、羧基（—COOH）、氢原子（—H）、侧链基团（—R），中心 C 原子称为 α-碳原子，故称氨基酸（脯氨酸为 α-亚氨酸）。20 种氨基酸的结构不同之处为 R 侧链，其余部分结构相同，故可用结构通式表示，见图 2-1。

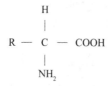

图 2-1 氨基酸的结构通式

（二）氨基酸的分类

对氨基酸进行分类的目的主要是便于蛋白质结构、性质和功能的学习与研究。根据氨基酸 R 侧链的理化性质不同将氨基酸分为 4 类：非极性疏水性氨基酸、极性中性氨基酸、碱性氨基酸、酸性氨基酸，见表 2-1。

表 2-1 氨基酸的结构与分类

名称	英文缩写	结构式	等电点
甘氨酸	Gly	CH_2-COO^- $^+NH_3$	5.97
丙氨酸	Ala	$CH_3-CH-COO^-$ $^+NH_3$	6.02
缬氨酸	Val	$(CH_3)_2CH-CHCOO^-$ $^+NH_3$	5.97
亮氨酸	Leu	$(CH_3)CHCH_2-CHCOO^-$ $^+NH_3$	5.98
异亮氨酸	Ile	$CH_3CH_2CH-CHCOO^-$ CH_3 $+NH_3$	6.02

（续表）

名称	英文缩写	结构式	等电点
苯丙氨酸	Phe	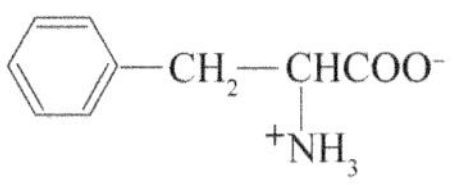	5.48
脯氨酸	Pro	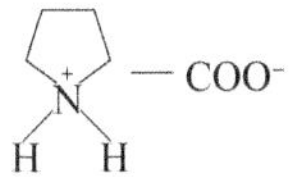	6.30
极性中性氨基酸			
蛋氨酸	Met	$CH_3SCH_2CH_2-CH(^+NH_3)COO^-$	5.75
色氨酸	Trp	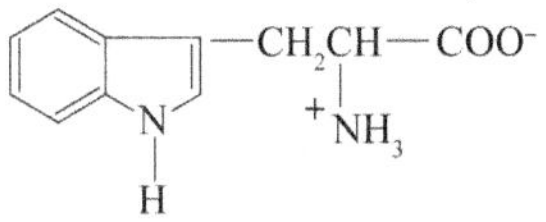	5.89
丝氨酸	Ser	$HOCH_2-CH(^+NH_3)COO^-$	5.68
苏氨酸	Thr	$CH_3CH(OH)-CH(^+NH_3)COO^-$	6.53
半胱氨酸	Cys	$HSCH_2-CH(^+NH_3)COO^-$	5.02
酪氨酸	Tyr	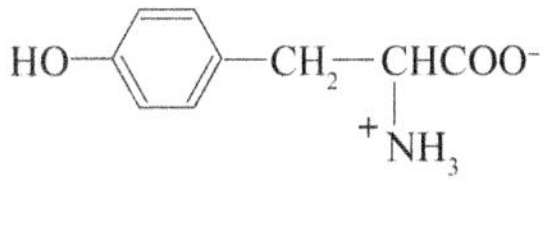	5.66
天冬酰胺	Asn	$H_2N-C(=O)-CH_2CH(^+NH_3)COO^-$	5.41
谷氨酰胺	Gln	$H_2N-C(=O)-CH_2CH_2CH(^+NH_3)COO^-$	5.65

（续表）

名称	英文缩写	结构式	等电点
碱性氨基酸			
组氨酸	His	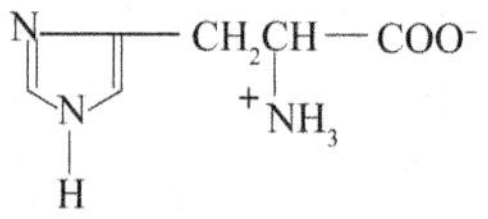	7.59
赖氨酸	Lys	$^{+}NH_3CH_2CH_2CH_2CH_2CH(NH_2)COO^-$	9.74
精氨酸	Arg	$H_2N-C(=^{+}NH_2)-NHCH_2CH_2CH_2CH(NH_2)COO^-$	10.76
酸性氨基酸			
天冬氨酸	Asp	$HOOCCH_2CH(^{+}NH_3)COO^-$	2.97
谷氨酸	Glu	$HOOCCH_2CH_2CH(^{+}NH_3)COO^-$	3.22

（三）蛋白质中氨基酸的连接方式

1. 肽键和肽 肽键是指 1 个氨基酸的氨基与另 1 个氨基酸的羧基之间脱水缩合形成的酰胺键（图 2-2）。

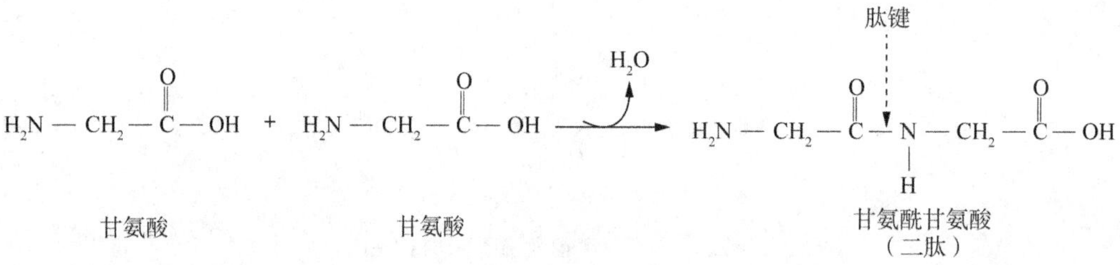

图 2-2 肽键

氨基酸通过肽键相连的化合物称为肽。2 个氨基酸形成的肽称为二肽，3 个氨基酸形成的肽为三肽，以此类推。一般 10 个以下氨基酸组成的肽称为寡肽，10 个以上氨基酸组成的肽称为多肽。多肽分子具有 2 个末端，其中一个末端具有完整的氨基，称其为氨基末端，简称 N 端；另一个末端具有完整的羧基，称其为羧基末端，简称为 C 端。组成肽的氨基酸因脱水缩合已不是原来的完整氨基酸，所以称为氨基酸残基。

2. 生物活性肽　生物体内具有生物活性的游离肽称为生物活性肽。它们大多具有重要的生理功能，如调节血压、生长发育、免疫、生殖、信号转导等。以下列举 3 种典型的生物活性肽。

谷胱甘肽（glutathione，GSH）是由谷氨酸、半胱氨酸和甘氨酸组成的三肽，见图 2-3。GSH 分子中半胱氨酸残基侧链具有活性巯基（—SH）。还原型谷胱甘肽具有保护细胞膜结构及使细胞内酶蛋白处于活性状态的功能。临床常用谷胱甘肽作为解毒或治疗肝疾病的药物。

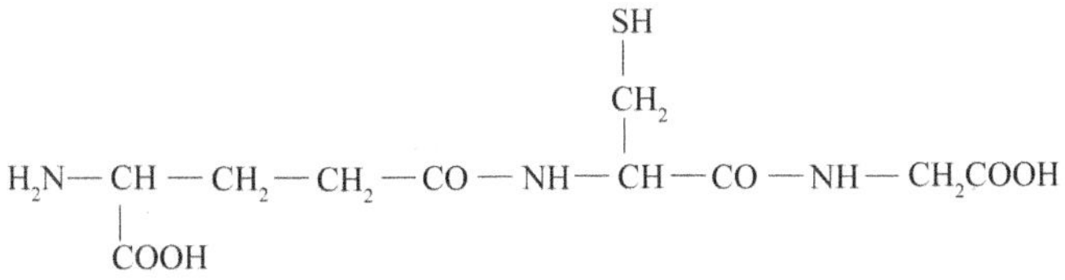

$$\begin{array}{c} SH \\ | \\ CH_2 \\ | \\ H_2N-CH-CH_2-CH_2-CO-NH-CH-CO-NH-CH_2COOH \\ \quad\quad | \\ \quad COOH \end{array}$$

图 2-3　谷胱甘肽

下丘脑分泌的促甲状腺素释放激素也是三肽（H_2N—焦谷氨酸—组氨酸—脯氨酸—COOH），促进腺垂体分泌促甲状腺素，后者促进甲状腺细胞增生、合成并分泌甲状腺激素。

脑垂体合成分泌一种类吗啡样多肽，称内啡肽，其与学习、记忆、睡眠、食欲、痛觉和情感都有密切关系。

第三节　蛋白质的分子结构

蛋白质是由许多氨基酸通过肽键相连形成的生物大分子，每种蛋白质都有特定的结构并执行独特的生物学功能。一般将蛋白质结构分成四级，一级结构也称为蛋白质的基本结构，二级、三级、四级结构称为空间结构或空间构象。

一、蛋白质的一级结构

（一）蛋白质一级结构的概念

蛋白质一级结构指蛋白质多肽链中氨基酸（残基）的排列顺序。维持一级结构的主要化学键是肽键，也包括二硫键。

1953 年，英国科学家桑格首次测定了牛胰岛素的一级结构，图 2-4 为桑格测定的牛胰岛素的一级结构。牛胰岛素分子由 A、B 两条肽链组成，A 链由 21 个氨基酸残基组成，B 链由 30 个氨基酸残基组成，A 链内有 1 个链内二硫键，A 链与 B 链之间有 2 个链间二硫键。

一级结构是蛋白质的基础分子结构。不同的蛋白质，首先具有不同的一级结构，因此一级结构不同是区别蛋白质最基本、最重要的标志之一。

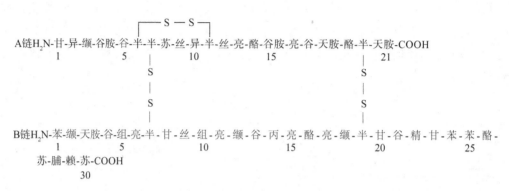

图 2-4　牛胰岛素一级结构

（二）一级结构是空间结构的基础

蛋白质一级结构决定了多肽链序列中氨基酸的种类、数量及排列顺序，即决定了多肽链中氨基酸 R 侧链的位置，而 R 侧链的分子大小、所带电荷、极性等，是决定肽链折叠、盘曲形成空间结构的重要因素之一。所以，蛋白质一级结构决定了它的空间结构。自然界有亿万种不同的蛋白质，它们有亿万种不同的蛋白质一级结构，这是其不同空间结构与生理功能的分子基础。

蛋白质的一级结构是由遗传物质 DNA 分子上相应核苷酸序列即遗传信息决定的。不同生物具有不同的遗传物质 DNA，故编码合成出不同的蛋白质，这也是形成生物多样性的分子基础。

二、蛋白质的空间结构

蛋白质空间结构指蛋白质分子中各个原子、基团在三维空间的相对位置，是决定蛋白质性质和功能的结构基础。

（一）蛋白质的二级结构

蛋白质二级结构指多肽链主链骨架扭曲、盘旋、折叠形成局部特定的空间结构，不涉及氨基酸残基 R 侧链的构象。二级结构中主要的空间构象类型包括 α-螺旋、β-折叠、β-转角和无规卷曲。这些有序的二级结构主要靠氢键维持其空间结构的相对稳定。

1. α-螺旋　α-螺旋结构是蛋白质分子中最稳定的二级结构，其结构基本特点是多肽链的主链绕分子长轴形成右手α-螺旋，氨基酸残基的R侧链位于螺旋外侧，见图2-5。

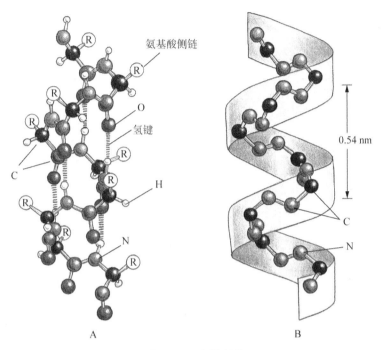

图2-5　α-螺旋结构

α-螺旋结构中每圈螺旋由3.6个氨基酸残基组成，每圈上下螺距为0.54 nm。α-螺旋中氢键是主要的化学键，其方向与α-螺旋长轴基本平行，以维持其空间结构的稳定。

肌红蛋白和血红蛋白分子中α-螺旋为主要的二级结构；毛发的角蛋白、肌肉的肌球蛋白及血凝块的纤维蛋白等这些蛋白质的多肽链也几乎都卷曲成α-螺旋，这使其具有一定的机械强度和弹性。

2. β-折叠　是肽链中比较伸展的空间结构。多肽链的主链呈锯齿状折叠。β-折叠由不同肽段之间经C＝O与N－H间形成的氢键来维持。氢键方向与肽链长轴方向相垂直。构成β-折叠结构的氨基酸分子通常较小，R侧链基团小，分布于折叠的上下。根据形成折叠的肽段方向不同，将β-折叠结构分为平行的β-折叠和反平行的β-折叠两种。蚕丝蛋白具较多β-折叠结构，故蚕丝有较好的柔软特性，见图2-6。

3. β-转角　β-转角常发生于肽链回折处，在回折处的构象就是β-转角。β-转角通常由4个氨基酸残基组成，第2个氨基酸残基常为脯氨酸。β-转角以第1个氨基酸残基的羧基氧与第4个氨基酸残基的亚氨基氢形成氢键稳定结构，见图2-7。

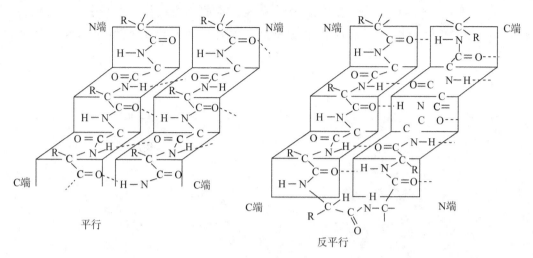

图 2-6　β-折叠结构

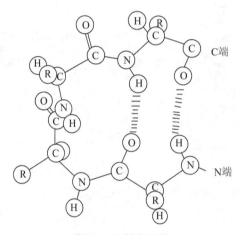

图 2-7　β-转角结构

4. 无规卷曲　多肽链的主链构象除上述 3 种构象以外，还有一些彼此各不相同、没有规律可循的肽段空间构象，称为无规卷曲。

（二）蛋白质的三级结构

1. 蛋白质三级结构的概念　指蛋白质分子在二级结构的基础上进一步盘曲、折叠而成的更高级空间结构，包括主链和侧链原子在空间位置所形成的全部分子结构。由于多肽链进一步盘曲折叠，导致多肽链长轴缩短而呈球状或椭圆状。图 2-8 为肌红蛋白三级结构模式图。

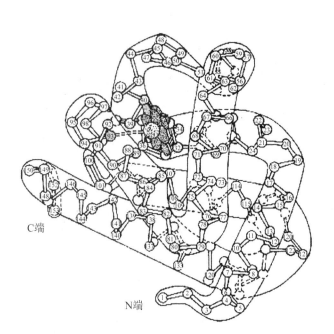

C端

N端

图 2-8　肌红蛋白三级结构

2. 蛋白质三级结构的特点　亲水性基团位于分子的表面,而疏水性的基团则内裹形成一个疏水的分子内核,靠近其分子内部形成疏水作用和氢键等次级键来维持其空间结构的相对稳定。大多数蛋白质只由一条肽链组成,如果一种蛋白质仅由一条多肽链构成,该蛋白质能形成的最高级结构层次就是三级结构。也就是说,如果一种蛋白质仅由一条多肽链构成,只要其形成了三级结构,该蛋白质就具有了生物活性。

(三)蛋白质的四级结构

指 2 条或 2 条以上具有独立三级结构的多肽链聚集,经非共价键结合而形成的蛋白质空间结构,即蛋白质的四级结构。在蛋白质四级结构中,具有独立三级结构的多肽链称为亚基。亚基单独存在时不具生物活性,只有所有亚基按特定组成方式形成四级结构时,蛋白质才具有生物活性。

如血红蛋白就是由 2 个 α-亚基和 2 个 β-亚基按特定方式结合、排布组成一个球形的四级结构,见图 2-9。形成了这种四级空间结构才能够行使其在肺和组织间运输 O_2 和 CO_2 的功能,而当其中任何 1 个亚基独立存在时,均无运输 O_2 和 CO_2 的功能。

一些分子量较大、功能复杂或具有调节功能的蛋白质,常具有四级结构。它由 2 条或 2 条以上肽链组成,从而赋予它特殊的变构作用,这对完成其特定生理功能具有重要作用。由此可见,四级结构是为了适应较复杂的生物学功能需要而出现的一种与之相适应的更复杂的高级空间结构。

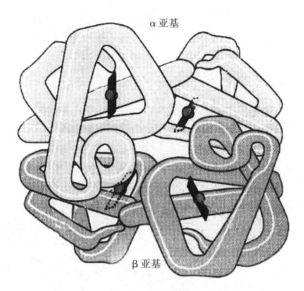

α 亚基

β 亚基

图 2-9　血红蛋白四级结构

三、蛋白质的结构与功能的关系

（一）蛋白质分子一级结构和功能的关系

蛋白质的一级结构是蛋白质行使功能的基础，也是蛋白质空间结构的基础。一级结构相似的蛋白质，其基本构象及功能也相似。一级结构中大多数氨基酸残基及其排列顺序都是维持蛋白质构象和功能必需的，这些氨基酸残基直接参与构成蛋白质的活性区。实验表明，如果敲除了促肾上腺皮质激素或胰岛素 A 链 N 端的部分氨基酸，它们的生物活性会降低或丧失。由此可见，蛋白质一级结构中关键部位氨基酸残基对蛋白质和多肽功能的重要作用。

另外，在蛋白质结构和功能关系中，一些非关键部位氨基酸残基的改变或缺失，不会影响蛋白质的生物活性。例如，人、猪、牛、羊等哺乳动物胰岛素分子中 A 链 8 位、9 位、10 位和 B 链 30 位的氨基酸残基各不相同，但并不影响它们降低血糖浓度的共同生理功能。

蛋白质分子中关键活性部位氨基酸残基的改变会影响其生理功能，甚至导致疾病的发生，这种由于蛋白质分子一级结构变异导致的疾病称为分子病。例如，镰状红细胞性贫血就是由于血红蛋白分子中 2 个 β-亚基第 6 位正常的谷氨酸置换为缬氨酸，由酸性氨基酸换成了中性侧链氨基酸，血红蛋白在红细胞中的溶解度降低，容易凝聚并沉淀析出。患者血中红细胞在氧分压低的情况下呈镰刀状，从而造成红细胞破裂溶血和运氧功能降低。

知识链接

镰状红细胞贫血病

镰状红细胞贫血是一种常染色体显性遗传血红蛋白病。正常成年人血红蛋白（hemoglobin A，Hb A）是由 2 条 α 链和 2 条 β 链相互结合成的四聚体，α 链和 β 链分别由 141 和 146 个氨基酸顺序连结构成。镰状细胞贫血患者因 β 链第 6 位氨基酸谷氨酸被缬氨酸所代替，形成了异常的血红蛋白（hemoglobin S，Hb S），取代了 Hb A，在氧分压下降时 Hb S 分子间相互作用，成为溶解度很低的螺旋形多聚体，使红细胞扭曲成镰状细胞（镰变）。临床表现为慢性溶血性贫血、易感染和再发性疼痛危象以致慢性局部缺血导致器官组织损害。

（二）蛋白质分子空间结构与功能的关系

蛋白质的功能与其空间结构有着密切的关系。如指甲和毛发中的角蛋白，分子中含有大量的 α-螺旋结构，使之既坚韧又富有弹性；蚕丝的丝心蛋白分子含有大量的 β-折叠结构，使之既柔软又富于伸展。

当蛋白质空间结构发生变化时，其生物学功能也随之变化。如血红蛋白是由 4 个亚基（2 个 α-亚基和 2 个 β-亚基）组成的亲水性球状蛋白，每个亚基结合 1 分子血红素，每分子血红素能结合 1 分子氧。血红蛋白有 2 种构象：紧张态和松弛态。在血红蛋白尚未与氧结合时，其亚基间结合紧密为紧张态（T 态），此时与氧的亲和力小。在组织中，血红蛋白呈 T 态，释放出氧供组织利用。在肺部，血红蛋白各亚基间呈相对松弛状态，即松弛态（R 态），此时与氧的亲和力大。当第 1 个亚基与氧结合后，就会促进第 2、第 3 个亚基与氧结合，而前 3 个亚基与氧的结合，又大大促进了第 4 个亚基与氧结合，这样有利于血红蛋白在氧分压高的肺中迅速与氧结合。这种小分子物质与大分子蛋白质结合引起蛋白质分子构象及生物学功能变化的过程称为变构效应。引起变构效应的小分子物质称为变构效应剂。血红蛋白通过变构效应改变其分子构象，从而完成其运输 O_2 和 CO_2 的功能。

蛋白质发生错误折叠，使其空间构象发生严重改变而导致的疾病，称为蛋白质构象病。牛海绵状脑病就是典型的蛋白质构象病。

知识链接

牛海绵状脑病

牛海绵状脑病，是由朊病毒蛋白引起的动物神经的退行性病变。导致牛海绵状脑病的分子机制是神经组织的朊病毒蛋白发生错误折叠，其蛋白质空间构象发生改变，产生了过多的 β-折叠而形成异常的朊病毒，引起蛋白质构象病。正常的朊病毒蛋白含有 36.1% 的 α-螺旋和 11.9% 的 β-折叠；异常的朊病毒含 30% 的 α-螺旋和 43% 的 β-折叠。染上这种病的牛的脑神经会逐渐变成海绵状。随着大脑功能的退化，病牛会神经错乱，行动失控，最终死亡。误食此类病牛的肉可能导致人患上新型克雅氏症，使患者脑部出现海绵状空洞，并出现脑功能退化、记忆丧失和精神错乱等症状，最终可能导致患者死亡。

第四节　蛋白质的理化性质

一、蛋白质的两性电离及等电点

蛋白质由氨基酸构成，由于多肽链既含有酸性侧链基团，又含有碱性侧链基团，所以其在一定的溶液 pH 条件下，都可解离成带负电荷或带正电荷的基团。当蛋白质溶液处于某一 pH 时，蛋白质解离成正、负离子的趋势相等，净电荷为零，此时溶液的 pH 称为蛋白质的等电点（isoelectric point，pI）。不同蛋白质的 pI 不同，通常含碱性氨基酸较多的蛋白质 pI 偏碱，被称为碱性蛋白质，如鱼精蛋白、组蛋白等。含酸性氨基酸较多的蛋白质 pI 偏酸，被称为酸性蛋白质，如胃蛋白酶等（表 2-2）。

表 2-2　人体内部分蛋白质的等电点

蛋白质	α-球蛋白	β-球蛋白	γ-球蛋白	白蛋白	胃蛋白酶	组蛋白	纤维蛋白原
pI	4.8~4.85	5.60	6.3~7.2	4.8	1.0	10.8	5.8

当蛋白质溶液的 pH 小于其 pI 时，蛋白质颗粒带正电荷，反之则带负电荷。血浆中大多数蛋白质的 pI 在 pH 5.0 左右，血浆蛋白质 pI＞pH，血浆蛋白质带负电荷（图 2-10）。

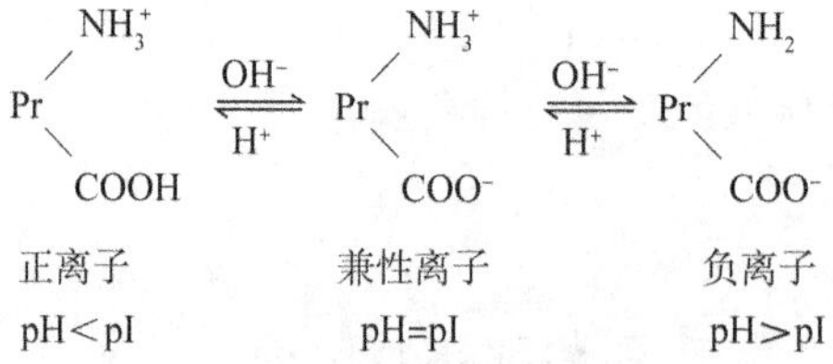

图 2-10　蛋白质的两性电离

利用蛋白质两性电离的性质发展出的电泳技术可对蛋白质进行分离。电泳是指带电粒子在电场中向电性相反电极泳动的现象。因不同蛋白质所带电荷的性质、数量和分子大小、形状不同，所以，其在电场中泳动的速率和方向不一样。带电荷多，分子量小的泳动速度较快；带电荷少，分子量大的泳动速度较慢，从而能够达到分离蛋白质的目的。以醋酸纤维素薄膜为支持物，通过电泳可将血清蛋白质分为白蛋白、α_1 球蛋白、α_2 球蛋白、β 球蛋白、γ 球蛋白 5 类，临床上常用血清蛋白电泳来协助进行疾病诊断。

二、蛋白质的胶体性质

分子量在 1 万～100 万的蛋白质是生物大分子，分子直径在胶体颗粒（1～100 nm）范围之内。因蛋白质颗粒表面大多为亲水基团，可吸引水分子，所以蛋白质颗粒表面形成了一层水化膜。此外在等电点以外的 pH 环境中，蛋白质颗粒表面带有同种电荷。水化膜和表面电荷能够阻止蛋白质颗粒相互聚集，避免蛋白质因聚集而从溶液中析出，起到使胶体稳定的作用。如果去除蛋白质胶体颗粒表面电荷和水化膜这 2 个稳定因素，蛋白质则从溶液中析出而产生沉淀。

利用蛋白质分子颗粒大、不能透过半透膜的性质，可将大分子蛋白质与小分子物质进行分离。将混有小分子物质的蛋白质溶液放入人造半透膜做成的透析袋内，再置于水或缓冲液中，小分子物质从透析袋中透出，大分子蛋白质则留于透析袋内，从而对蛋白质进行分离、纯化。这种利用半透膜进行分离纯化蛋白质的方法称为透析。

蛋白质溶液中的胶体颗粒在一定的超速离心力作用下可以发生沉降。单位力场中蛋白质颗粒的沉降速度即为蛋白质的沉降系数。蛋白质分子量越大，其沉降系数也越大。超速离心法可用于蛋白质的分离和分子量的测定。

三、蛋白质的沉淀反应

蛋白质从溶液中析出的现象称为蛋白质沉淀。蛋白质胶体失去表面电荷和水化膜 2 个稳定因素就会发生沉淀。使蛋白质沉淀的方法有盐析沉淀法、有机溶剂沉淀法、重金属盐沉淀法及生物碱试剂沉淀法等。变性的蛋白质易于沉淀，但不一定都发生沉淀。当溶液的 pH 接近其 pI 时，变性的蛋白质则聚集而沉淀；而溶液的 pH 远离其 pI 时，蛋白质可不产生沉淀。沉淀的蛋白质易发生变性，但并不都变性，如盐析。

在蛋白质溶液中加入强酸或强碱使溶液的 pH 调至蛋白质的 pI，则蛋白质变性并结成絮状，此絮状物仍可溶于强酸或强碱溶液中，如再加热则絮状物可变成比较坚固的凝块，此凝块不再溶于强酸或强碱中，这种现象称为蛋白质的凝固作用。凝固实际上是蛋白质变性后进一步发展的不可逆的结果。

四、蛋白质的变性

在某些物理或化学因素作用下，蛋白质分子特定的空间构象被破坏，从而导致其理化性质改变，生物学活性丧失，称之为蛋白质的变性。引起变性的化学因素有强酸、强碱、有机溶剂、尿素、去污剂、重金属离子等；物理因素有高热、高压、超声波、紫外线、X 线等。

蛋白质变性的实质是次级键断裂，空间结构被破坏，但不涉及氨基酸序列的改变，一级结构仍然存在。蛋白质变性后其结构呈现松散状，内部的疏水基团暴露，其溶解度降低，易于沉淀，生物学活性也随之丧失。如酶失去催化活性时还表现为黏度增加、易被蛋白酶水解等。

蛋白质变性在医学上具有重要的实际应用价值。例如，临床上利用75％乙醇、紫外线、高温等进行消毒灭菌，可使病原生物的蛋白质发生变性而失去致病性。在保存生物制品时则应防止蛋白质的变性，如低温保存疫苗、血清等。

大多数蛋白质变性后，不能恢复其天然状态，称为不可逆性变性；有些蛋白质变性后，若去除变性因素，则可使蛋白质恢复其天然构象和生物活性，这种现象称为蛋白质的复性。例如，尿素和β-巯基乙醇可使核糖核酸酶变性，用透析的方法除去尿素和β-巯基乙醇后，核糖核酸酶又恢复原有的空间构象，生物活性也随之恢复，见图2-11。

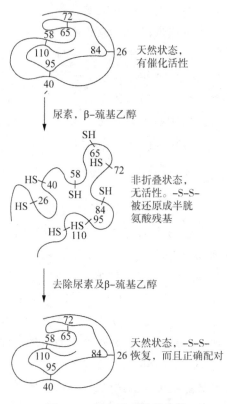

图 2-11 蛋白质变性及复性

五、蛋白质的紫外吸收

由于大多数蛋白质都含有酪氨酸、色氨酸和苯丙氨酸残基，在波长 280 nm 处有最大吸收峰。其吸收值与蛋白质浓度成正比，所以测定蛋白质溶液在 280 nm 的光吸收值

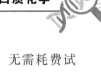

可用于蛋白质含量的测定。该方法的优点为省时，仅需几分钟即可完成；无需耗费试剂，对样品中蛋白质无破坏，检测完后仍可利用。该方法的缺点在于不同蛋白质的酪氨酸和色氨酸残基数量不同，如果一种蛋白质中不含酪氨酸和色氨酸残基，此法则不能检出。该法适合于粗提取或粗分离的蛋白质的检测。

六、蛋白质的呈色反应

蛋白质分子中的肽键以及氨基酸残基的某些化学基团，可与有关的试剂呈现颜色反应，称为蛋白质的呈色反应，这些反应可用于蛋白质的定性、定量分析。

（一）茚三酮反应

蛋白质分子中游离的氨基，在 pH5.0～7.0 的溶液中可与茚三酮反应生成蓝紫色化合物。

（二）双缩脲反应

分子中含有 2 个或 2 个以上氨基甲酰基（$-CONH_2$）的化合物能与碱性硫酸铜溶液作用，形成紫红色的化合物，这一反应称为双缩脲反应。蛋白质和多肽分子中的肽键能发生此呈色反应，其颜色的深浅与蛋白质含量成正比。因此，临床检验中常用双缩脲法来测定血清总蛋白、血浆纤维蛋白原的含量。

（三）酚试剂反应

在碱性条件下，蛋白质分子中的酪氨酸残基与酚试剂（磷钨酸和磷钼酸）反应生成蓝色化合物。此反应的灵敏度比双缩脲反应高 100 倍，比紫外分光光度法高 10～20 倍。临床上常用酚试剂反应测定一些微量蛋白质的含量，如血清黏蛋白、脑脊液中蛋白质等。

第五节 蛋白质的分类

蛋白质种类多，结构复杂。为了方便对蛋白质进行认识了解，通常采用如下 3 种分类方法。

一、根据分子组成分类

按照蛋白质组成成分，可以将其分为单纯蛋白质和结合蛋白质。单纯蛋白质的分子中仅含有氨基酸残基。例如白蛋白、球蛋白、组蛋白、鱼精蛋白、酪蛋白等。结合蛋白质的分子中除含有氨基酸以外，还含有被称为辅基的非氨基酸成分，两者必须结合在一起才有生物学功能，如糖蛋白、核蛋白、磷蛋白、色蛋白等。

二、根据分子形状分类

按照蛋白质的分子形状，可以将其分为球状蛋白质和纤维状蛋白质。球状蛋白质长短轴之比<10，外形近似球形，如免疫球蛋白、肌红蛋白、血红蛋白等。纤维状蛋白质长短轴之比>10，如胶原蛋白、角蛋白等。

——————[小结]——————

蛋白质是一切生命活动的物质基础，其元素组成主要为 C、H、O、N，基本单位是氨基酸。氨基酸通过肽键连接起来形成的化合物称为肽。蛋白质分子结构分为四级结构，其中一级结构是蛋白质的基本结构，二级、三级、四级结构是蛋白质的空间结构。蛋白质的一级结构指多肽链中氨基酸的排列顺序。蛋白质的二级结构主要形式有 α-螺旋、β-折叠、β-转角和无规卷曲。蛋白质的整条多肽链中所有原子在三维空间的排布位置，称为蛋白质的三级结构。2 条或 2 条以上具有独立三级结构的多肽链组成的蛋白质，其多肽链通过非共价键相互组合而形成的空间结构称为蛋白质的四级结构，其中每个具有独立三级结构的多肽链称为亚基。蛋白质的结构与功能之间的关系非常密切，一级结构是空间结构的基础，也是蛋白质行使功能的基础。蛋白质的空间结构与蛋白质的功能密切相关，蛋白质的空间构象发生变化，其功能活性也随之改变。蛋白质的分子组成和结构使蛋白质具有两性解离、高分子胶体性质，某些物理因素可以使蛋白质变性。蛋白质可以发生颜色反应，并且在 280 nm 处具有紫外吸收峰，这些性质可用来测定蛋白质的含量。蛋白质是重要的营养物质，中国营养学会推荐成年人每天摄入蛋白质 80 g。

——————[思考题]——————

1. 什么是蛋白质变性？举例说明蛋白质变性在实际中的应用和避免蛋白质变性的例子。

2. 蛋白质的元素组成主要有哪几种？哪一种元素是蛋白质分子的稳定成分？测量其含量有何作用？

3. 简述蛋白质的生物学功能。

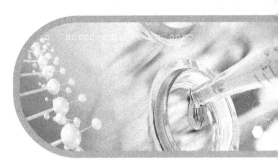

第三章

核酸化学

学习目标

1. 掌握核苷酸的组成、DNA 与 RNA 的结构与功能、核酸的理化性质、DNA 的变性。

2. 熟悉核酸的化学组成、核小体的组成、核酸分子杂交、基因与基因组。

3. 了解核苷酸的作用、几种核苷酸衍生物的组成及功能，以及核酶、核酸的酸碱性质。

1868 年，瑞士外科医生 Friedrich Miesher 首次从人的脓细胞核内分离得到一种酸性物质，命名为核酸。随后人们又相继从其他种属的细胞核内分离得到类似的物质。

根据所含戊糖的不同，核酸分为 DNA 和 RNA。在格里菲斯的研究基础上，1944 年，艾弗里及其同事对灭活的 S 型肺炎球菌的无细胞提取液进行了一系列分析，证实了 DNA 就是将 S 型肺炎球菌的致病性转移给 R 型肺炎球菌的物质。1952 年，Alfred Hershey 和 Martha Chase 进一步证实了 DNA 是遗传物质的携带者。1953 年，英国科学家 Watson 和 Crick 提出了 DNA 的双螺旋模型，从而为核酸的研究以及分子生物学的发展奠定了基础。

DNA 和 RNA 在生物体生命活动全过程中起着极其重要的作用。DNA 存在于细胞核和线粒体内，携带着决定个体基因型的遗传信息。RNA 存在于细胞质和细胞核内，参与遗传信息的表达。在某些病毒中，RNA 也可以作为遗传信息的携带者。不论是 DNA 还是 RNA，其功能的发挥都与结构密切相关。核酸在执行生物功能时，总是伴随有结构和构象的变化，任何微小差异与变化都可能影响遗传信息的传递和生物体的生命活动。

第一节　核酸的化学组成

组成核酸的主要元素有 C、H、O、N、P 等。其中 P 的含量比较恒定，为 9%～10%。因此可以用测定核酸生物样品中磷元素的含量对核酸含量进行定量分析。

核酸水解后得到很多核苷酸，由此说明核苷酸是核酸的基本组成单位。组成 DNA 的核苷酸是脱氧核糖核苷酸，组成 RNA 的核苷酸是核糖核苷酸。核酸由若干核苷酸连接而成，因此又称为多聚核苷酸。核酸水解后产生核苷酸，核苷酸进一步水解后产生核苷和磷酸。核苷再进一步水解产生戊糖和碱基。因此，核苷酸是由磷酸、戊糖和碱基 3 种基本组分构成。核酸的水解过程见图 3-1。

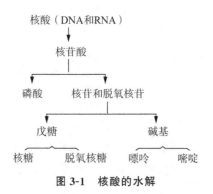

图 3-1　核酸的水解

一、磷酸

磷酸为酸性物质，可与戊糖以磷酯键连接。戊糖分子最多可与 3 分子磷酸连接。由于各种核酸分子中磷元素的含量比较接近和恒定，可通过测定磷元素的含量来计算生物组织中核酸的含量，该方法称为"定磷法"。

二、戊糖

核酸是根据其中的戊糖种类来分类的，分为 DNA 和 RNA 两类。核酸中的戊糖有核糖和脱氧核糖 2 种。为了与含氮碱基中的碳原子相区别，戊糖中碳原子顺序以 1' 到 5' 表示。RNA 中的戊糖为 β-D-核糖（即 2 位碳上连接的是 1 个羟基）；在 DNA 分子的戊糖中，与第 2 位碳原子相连的羟基上缺少 1 个氧原子，为 β-D-2-脱氧核糖。2 种戊糖的结构见图 3-2。

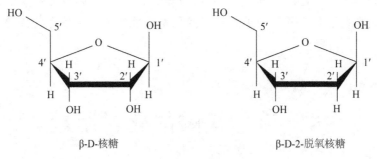

β-D-核糖　　　　　　　　　β-D-2-脱氧核糖

图 3-2　2 种戊糖的结构

三、碱基

组成核酸分子的核苷酸中的碱基均为含氮杂环化合物，分为嘌呤碱和嘧啶碱两类。组成 DNA 的碱基有腺嘌呤（adenine，A）、鸟嘌呤（guanine，G）、胞嘧啶（cytosine，C）和胸腺嘧啶（thymine，T），RNA 分子中的嘌呤碱与 DNA 相同，但是嘧啶碱中主要为尿嘧啶（uracil，U）和胞嘧啶，而没有胸腺嘧啶。即 DNA 中含有的主要碱基为 A、G、C、T，RNA 中含有的主要碱基为 A、G、C、U。除上述碱基外，核酸分子（尤其是 tRNA）中还有一些碱基的衍生物，如 5-甲基胞嘧啶及 5-羟基胞嘧啶等。由于这些碱基在核酸中的含量很低，因此又将其称为稀有碱基。核酸中主要碱基的结构式见图 3-3。

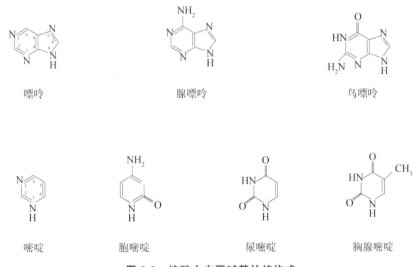

嘌呤   腺嘌呤   鸟嘌呤

嘧啶   胞嘧啶   尿嘧啶   胸腺嘧啶

图 3-3 核酸中主要碱基的结构式

四、核苷

核苷是核苷酸水解的中间产物，是由戊糖的第 1 位碳原子上的羟基和嘧啶的第 1 位氮原子或嘌呤的第 9 位氮原子上的氢脱水缩合而成的化合物，以糖苷键相连构成核苷或脱氧核苷。核糖与碱基缩合而成的化合物称为核糖核苷，存在于 RNA 中；脱氧核糖与碱基缩合而成的化合物称为脱氧核糖核苷，存在于 DNA 中。

核苷命名时前面冠以碱基的名称，如腺嘌呤核苷（简称腺苷）、胞嘧啶脱氧核苷（简称脱氧胞苷）。某些核苷及其衍生物能干扰 DNA 的合成，可用于治疗病毒感染和肿瘤。如 5-氟尿嘧啶、阿糖胞苷、齐多夫定等。腺嘌呤核苷和胞嘧啶脱氧核苷的结构见图 3-4。

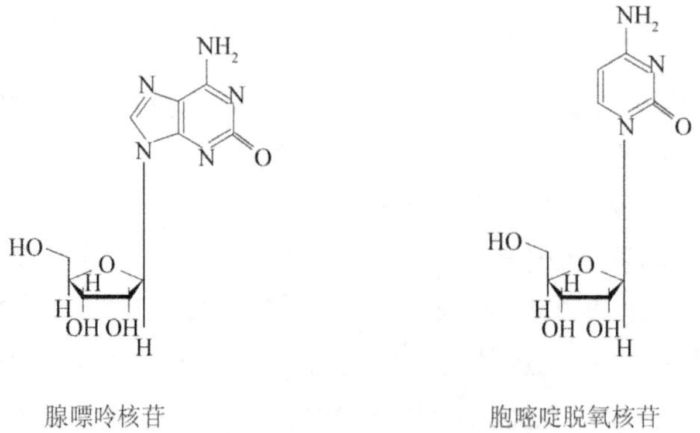

腺嘌呤核苷   胞嘧啶脱氧核苷

图 3-4　腺嘌呤核苷和胞嘧啶脱氧核苷的结构

五、核苷酸及其连接方式

（一）核苷酸

核苷酸是核酸分子的基本构成单位，是核苷的磷酸酯，核苷与磷酸以磷酯键连接。自然界中游离核苷酸主要以 5′-核苷酸形式存在（图 3-5）。

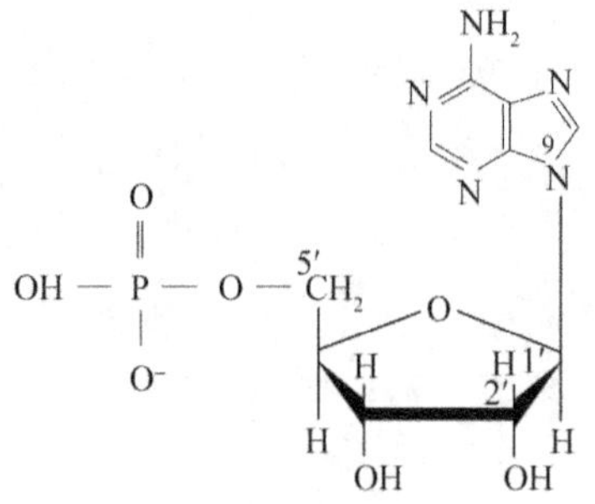

图 3-5　核苷酸的结构

1 个磷酸分子与脱氧核苷以磷酯键连接而成的核苷酸称为脱氧核苷—磷酸或—磷酸脱氧核苷（deoxy-ribonucleoside monophosphate，dNMP）；核苷中戊糖分子第 5 位碳原子上的羟基与 1 个磷酸分子缩合形成核苷酸，称为核苷—磷酸或—磷酸核苷（nucleoside monophosphate，NMP）。RNA 是核苷—磷酸的多聚体；DNA 是脱氧核苷—磷酸的多聚体。这 1 个磷酸分子（5′-磷酸）还可以与另 1 个磷酸分子以酸酐的方式缩合成核苷二磷酸（nucleoside diphosphate，NDP），再结合 1 分子磷酸则生成核苷三磷酸（nucleoside triphosphate，NTP）（图 3-6）。多磷酸核苷酸具有重要的生物学功能。腺苷三磷酸（adenosine triphosphate，ATP）在细胞能量代谢中起主要作用，体内能量的转换主要是以产生及消耗 ATP 来体现的。此外，尿苷三磷酸（uridine triphosphate，UTP）、胞苷三磷酸（cytidine triphosphate，CTP）及鸟苷三磷酸（guanosine triphosphate，GTP）也是体内多种物质合成代谢中能量的来源。在某些合成反应中，有些核苷酸衍生物还是活化的中间代谢物，如 UTP 参与糖原合成以供应能量，将葡萄糖转变为"活性葡萄糖"即尿苷二磷酸葡萄糖（uridine diphosphate glucose，UDPG）以合成糖原。

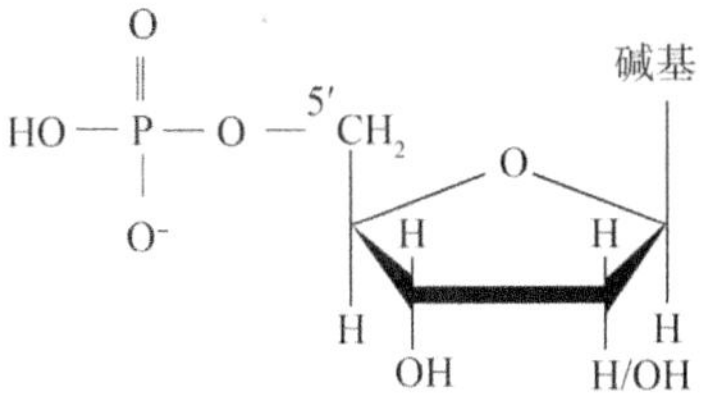

核苷一磷酸

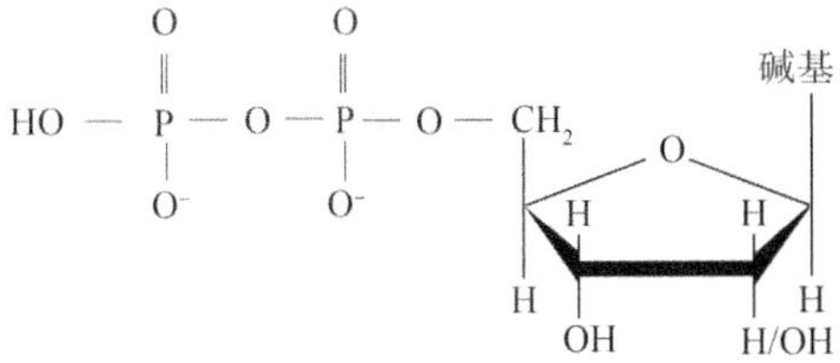

核苷二磷酸

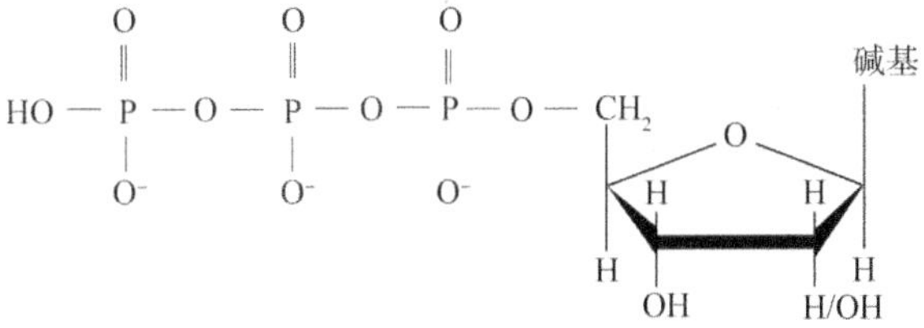

核苷三磷酸

图 3-6　核苷酸的结构

（二）环核苷酸

体内的核苷酸还有环化形式，即单核苷酸中核糖第 5 位碳原子所连磷酸与核糖第 3 位碳原子所连羟基脱水缩合形成环状二酯（图 3-7）。比较重要的环核苷酸主要是 $3',5'$-环腺苷酸（cyclic adenylic acid，cAMP）和 $3',5'$-环鸟苷酸（cyclic guanylic acid，cGMP），它们是一些细胞信号分子，被称为"第二信使"，在细胞内代谢的调节和跨细胞膜信号传导中具有十分重要的作用。

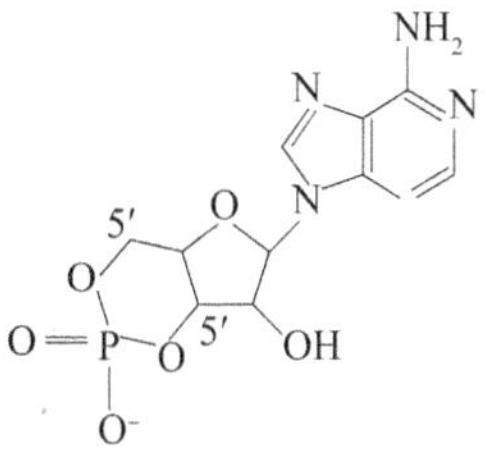

图 3-7　环核苷酸的结构

（三）核苷酸连接

核酸是由许多核苷酸分子连接而成的，其连接方式都是由 1 个核苷酸第 3 位碳原子上的 $3'$-羟基与另 1 个核苷酸的 $5'$-磷酸缩合形成 $3',5'$-磷酸二酯键相连。在常见的核酸分子中，不存在 $5'$-$5'$ 或 $3'$-$3'$ 的核苷酸连接方式。这一连接方式决定了 DNA 的多核苷酸链具有特定的方向性，每条核酸链具有 2 个不同的末端，一端称为 5′ 端，具有游离的 5′-磷酸基；另一端称为 3′ 端，具有游离的 3′-羟基，以 5′Ⓡ3 或 3′Ⓡ5 来表示。

多核苷酸链的表示方式有多种（图 3-8）。由于核酸分子中除了 2 个末端及碱基排列顺序不同外，其戊糖和磷酸都是相同的，因此，在表示核酸分子时只需注明其 5′ 端和 3′ 端以及碱基顺序。如未注明，则碱基顺序的书写方式一般为由左向右，左侧是 5′端、右侧是 3′ 端。

图 3-8　核酸的一级结构与书写方式

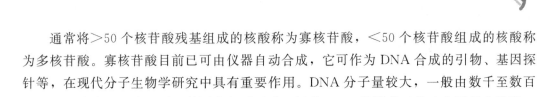

通常将＞50 个核苷酸残基组成的核酸称为寡核苷酸，＜50 个核苷酸组成的核酸称为多核苷酸。寡核苷酸目前已可由仪器自动合成，它可作为 DNA 合成的引物、基因探针等，在现代分子生物学研究中具有重要作用。DNA 分子量较大，一般由数千至数百万个核苷酸残基组成，因此其测序相对困难，目前 DNA 的测序工作已有了重大进展。

第二节　DNA 的结构与基因组

DNA 的结构可分为三级。一级结构是指 DNA 分子中核苷酸的序列和连接方式；二级结构是指 2 条 DNA 单链形成的双螺旋结构、三股螺旋结构以及四股螺旋结构；三级结构则是指 DNA 在二级结构的基础上进一步扭曲盘旋形成更加复杂的超螺旋结构。DNA 是绝大部分生物的遗传物质，某些病毒以 RNA 作为遗传物质。

一、DNA 的一级结构

如今，DNA 作为遗传信息的携带者已经得到公认。而这些遗传信息均储存于 DNA 的一级结构中。核酸是由核苷酸聚合而成的生物大分子。核酸中的核苷酸以 $3',5'$-磷酸二酯键构成无分支结构的链状分子。组成 DNA 的基本单位是 4 种脱氧核糖核苷酸，即脱氧腺苷酸（deoxyadenylic acid，dAMP）、脱氧鸟苷酸（deoxyguanylic acid，dGMP）、脱氧胸苷一磷酸（deoxythymidine monophosphate，dTMP）、脱氧胞苷酸（deoxycytidylic acid，dCMP）。在 DNA 的一级结构中，脱氧核糖和磷酸都是相同的，脱氧核苷酸的差异主要是碱基不同，4 种不同碱基的顺序也就代表了核苷酸的顺序。因此，DNA 的一级结构又称为碱基排列顺序。

大多数生物（除 RNA 病毒以外）的遗传信息都是贮存在 DNA 分子中。这些信息以特定的核苷酸排列顺序贮存在 DNA 分子上，如果核苷酸排列顺序变化，它的生物学含义也就改变。DNA 分子主要携带两类遗传信息。一类是有功能活性的 DNA 序列携带的信息，这些信息能够通过转录过程而转变成 RNA 的序列，如信使 RNA（messenger RNA，mRNA）、核糖体 RNA（ribosomal RNA，rRNA）和转运 RNA（transfer RNA，tRNA）。其中 mRNA 的序列中又含有蛋白质多肽链的氨基酸序列信息。另一类是调控信息，这是一些特定的 DNA 区段，能够被各种蛋白质分子特异性识别和结合。这些特定的 DNA 区段在以后的章节中将会介绍，如各种作用元件等。

二、DNA 的二级结构

人们对 DNA 生物学性质的认识远早于对其结构的了解。早在 20 世纪 40 年代科学家们就已经发现 DNA 在不同菌种之间的转移可以将遗传信息从 1 个菌种转移到另 1 个菌种。许多证据表明 DNA 分子是由 2 条或以上多核苷酸单链以某种方式组成。

（一）双螺旋结构的特点

DNA 的二级结构主要是指 2 条多核苷酸单链结合形成的双螺旋结构。1950 年，Chargaff 总结出 DNA 碱基组成的规律，称为 Chargaff 规则。主要包括以下几点：①腺嘌呤与胸腺嘧啶的摩尔数相等，即 A＝T；鸟嘌呤与胞嘧啶的摩尔数相等，即 G＝C。②不同生物种属的 DNA 碱基组成不同。③同一个体不同组织、不同器官的 DNA 具有相同的碱基组成。

1951 年，Franklin 拍摄得到 DNA 晶体 X 线衍射照片。正是在这些研究成果的基础上，1953 年，由英国科学家 Watson 和 Crick 提出 DNA 分子双螺旋结构模型（图 3-9）。其要点如下：①DNA 分子由 2 条反向平行（一条为 $5'\rightarrow3'$，另一条为 $3'\rightarrow5'$）的脱氧多核苷酸链组成，2 条链围绕同一个假想的中心轴互相缠绕形成右手螺旋结构。②在这条双螺旋 DNA 链中，脱氧核糖与磷酸是亲水的，位于螺旋的外侧，而碱基是疏水的，处于螺旋内部，碱基平面与中心轴垂直。2 条链同一水平面上的一对碱基借助于氢键相连，并且总是 A 与 T，G 与 C 配对相连。A 与 T 配对形成 2 个氢键，G 与 C 配对形成 3 个氢键，两配对碱基称为互补碱基，这一规律称为"碱基配对规律"。③螺旋链的直径为 2 nm；两相邻碱基对形成的夹角为 36°，因此，螺旋旋转一周含 10 个碱基对；相邻碱基平面间隔 0.34 nm，螺距为 3.4 nm。④DNA 双螺旋的表面形成一个大沟和一个小沟，大沟、小沟携带了其他分子可识别的信息，蛋白质分子就是通过这两个沟与碱基相识别的。⑤双螺旋结构比较稳定，纵向维系力是由疏水作用造成的碱基堆积力；横向维系力是 2 条链间的碱基配对形成的氢键。

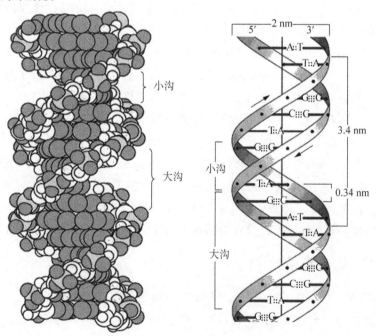

图 3-9　DNA 的双螺旋结构模型

2 条多核苷酸单链通过碱基配对形成氢键，不仅是保持双螺旋结构稳定的作用力，还是碱基配对的生物学含义。在 DNA 复制过程中，以预先存在的 DNA 链作为模板就可以得到一条与其完全互补的子链，由此可以保证遗传信息的准确传递。

(二) 其他类型的 DNA 二级结构

Watson 和 Crick 的 DNA 双螺旋结构称为 B 型结构，是细胞内 DNA 存在的主要形式。当测定条件改变，尤其是湿度改变时，B 型 DNA 双螺旋结构会发生一些变化。例如，A 型 DNA 双螺旋结构直径为 2.55 nm，每个螺旋含 11 个碱基对，其高度约为 3.3 nm。

在自然界原核生物和真核生物基因组中还发现左手双螺旋 DNA，其分子螺旋的方向与右手双螺旋 DNA 的方向相反，称为 Z 型螺旋。左手双螺旋 DNA 可能参与基因表达的调控，但其确切的生物学功能尚待研究。

DNA 双螺旋结构不同构型的意义并不在于其螺旋直径及其高度的变化，而是在于这些变化而引起的表面结构的改变，进而影响其生物学功能。B 型 DNA 双螺旋的表面并不是完全平滑的，而是沿其长轴有 2 个不同大小的沟。其中 1 个相对较深、较宽，称为大沟；另外 1 个相对较浅、较窄，称为小沟。A 型螺旋也有两个沟，其中大沟更深，小沟更浅但较宽；Z 型螺旋则仅呈现一个很窄很深的沟。DNA 双螺旋的这种表面结构有助于 DNA 结合蛋白识别并结合特定的 DNA 序列。而这种表面构型的变化对于基因组 DNA 与其 DNA 结合蛋白的特异性相互作用具有重要的意义。

三、DNA 的超级结构

生物体内的 DNA 双螺旋链相对较长，远远超出了细胞乃至细胞核所能容纳的范围，因此，DNA 分子必须在双螺旋结构的基础上进一步盘曲折叠，使其长度缩短以纳入小小的细胞乃至细胞核内。DNA 双螺旋进一步盘曲形成更加复杂的结构，称为 DNA 的三级结构，即超螺旋结构（图 3-10）。与 DNA 双螺旋的旋转方向相同的扭转称为正超螺旋，反之称为负超螺旋。

绝大多数原核生物的 DNA 都是共价封闭的环状双螺旋分子，如细菌质粒、一些病毒、某些噬菌体的 DNA，以及真核细胞中的线粒体 DNA、叶绿体 DNA 都是环状的。在 DNA 双螺旋结构基础上，共价闭合环状 DNA 进一步扭曲形成负超螺旋。负超螺旋结构在 DNA 复制和转录的起始期间是非常重要的。

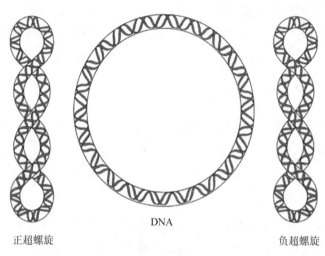

图 3-10　DNA 的超螺旋结构

正超螺旋　　　　　DNA　　　　　负超螺旋

真核生物的基因组 DNA 比原核生物的大得多，真核生物的基因组 DNA 通常与蛋白质结合后，经过反复折叠，以染色体形式存在于平均直径为 5 μm 的细胞核内。真核生物染色体 DNA 成线性，其三级结构是 DNA 双链进一步盘绕在以组蛋白为核心的结构表面构成核小体。核小体是染色体结构的基本组成单位，由组蛋白核心和盘绕在核心上的 DNA 构成（图 3-11）。核心由组蛋白 H2A、H2B、H3 和 H4 各 2 分子组成，形成八聚体，146 bp 长的 DNA 盘绕组蛋白核心 1.75 圈，形成核小体的核心颗粒。各核心颗粒间有一个连接区，由约 60 bp 长的 DNA 和 1 分子组蛋白 H1 组成。许多核小体连接成串珠状，再进一步螺旋化形成螺线管、超螺线管、袢环，最后形成染色体（图 3-12）。

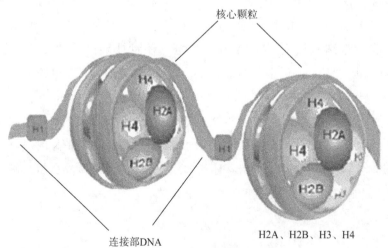

核心颗粒

连接部DNA　　　　　H2A、H2B、H3、H4

图 3-11　核小体的构成

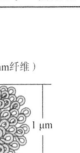

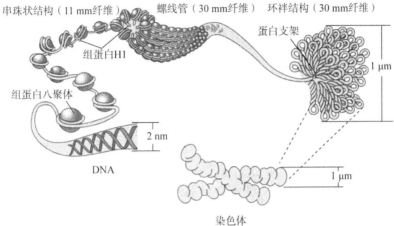

图 3-12　染色体的形成过程

超螺旋可能有两方面的生物学意义：①超螺旋 DNA 比松弛型 DNA 更紧密，使 DNA 分子体积变得更小，对其在细胞的包装过程更为有利；②超螺旋能影响双螺旋的解链程序，因而影响 DNA 分子与其他分子（如酶、蛋白质）之间的相互作用。

四、生物基因组学

（一）基因与基因组

基因是能够编码具有特定功能的蛋白质或 RNA，是负载遗传信息的基本单位。除了 RNA 病毒外，通常是指一段染色体或线粒体基因组 DNA 序列。基因组是指一个生物体内所有遗传信息的总和。人类基因组包含了细胞核染色体 DNA 及线粒体 DNA 所携带的所有遗传物质。

1. 真核基因与基因组

（1）真核基因的结构与功能：真核基因的结构包括编码区和调控区序列，调控区序列包括启动子、增强子、沉默子等（图 3-13）。基因的功能包括荷载遗传信息、传递遗传信息和作为基因表达的模板。

真核生物的结构基因由若干个编码区和非编码区互相间隔开但又连续镶嵌而成，去除非编码区再连接后，可翻译出由连续氨基酸组成的完整蛋白质，因此称断裂基因。外显子是出现在成熟 mRNA 分子上的序列。内含子是位于外显子之间、与 mRNA 剪接过程中被删除部分相对应的间隔序列。外显子与内含子接头处有一段高度保守的序列，是真核基因中 RNA 剪接的识别信号。基因的编码序列决定了其编码产物（RNA、蛋白质）的序列和功能。真核基因的调控序列又被称为顺式作用元件，包括启动子、上游调控元件、增强子、加尾信号和一些细胞信号反应元件等。

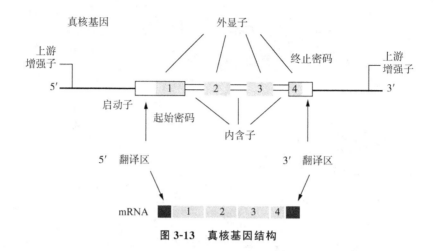

图 3-13　真核基因结构

（2）真核基因组结构特点：①真核生物基因组庞大，一般都远大于原核生物的基因组；②真核基因组存在大量的重复序列；③真核基因组的大部分为非编码序列，占整个基因组序列的 90% 以上，这是真核生物与细菌和病毒的最主要区别；④真核基因组的转录产物为单顺反子；⑤真核基因组是断裂基因，有内含子结构；⑥真核基因组存在大量的顺式元件，包括启动子、增强子、沉默子等；⑦真核基因组中存在大量的DNA 多态性；⑧真核基因组具有端粒结构。

线粒体 DNA（mitochondrial DNA，mtDNA）是核外遗传物质，共有 37 个基因，可独立编码线粒体中一些蛋白质和 RNA；mtDNA 结构是与原核生物 DNA 类似的环状分子。

人的基因数为 2 万～2.5 万个。基因组大小和基因数量在生物进化中可能并不具有特别重要的意义，人类的基因较其他生物体可能更为有效，其发挥功能的方式与其他生物不同。

人类基因组的染色体 DNA 由包括 22 条常染色体及 2 条性染色体的 DNA 组成。基因在染色体上并不是均匀分布。在某些染色体上密集，在某些染色体上稀疏，即使在基因密集的染色体上也存在没有基因的"沙漠区"。

2. 原核生物基因组的结构特点

（1）环状双链 DNA：染色体经高度盘绕、折叠形成致密结构，即类核。类核无核膜，中央部分由 RNA 和支架蛋白组成，外围是双链闭环的 DNA 超螺旋。染色体 DNA 链上与细胞膜结合的区域是 DNA 复制、转录的信号区域，这有利于细胞膜对染色体的固定，并在细胞分裂时将染色体均匀分配到子代细胞中。

（2）具有操纵子结构：功能相关的几个基因串联排列在一起，受上游共同的调控区控制。转录时，这几个基因转录在同一条 mRNA 链上，各自翻译成不同的蛋白质。

（3）无内含子：转录后不需剪切加工，这一点与真核生物不同。

（4）结构基因都为单拷贝：原核生物结构基因大都为单拷贝，而编码 rRNA 的基因是多拷贝的，这可能有利于核糖体的快速组装，便于快速合成急需蛋白质。

（5）编码序列占多数：非编码 DNA 仅占一小部分，所占比例比真核细胞基因组少得多，且基因组中结构基因无重叠现象。

3. 病毒基因组　病毒是不能单独繁殖的生物体，完整的病毒颗粒由核酸和蛋白质组成。核酸为病毒增殖、遗传、变异提供遗传信息。核酸外面包有蛋白质外壳，保护核酸不受核酸酶和其他破坏性因素影响，并能帮助病毒进入宿主细胞。噬菌体是侵袭微生物的病毒。

病毒基因组的特点：①由 DNA 或 RNA 组成，每种病毒颗粒只含一种核酸；②除了反转录病毒，所有病毒基因都是单倍体，即每个基因组在病毒中只出现一次；③单链或双链、环状或线性；④DNA 病毒大多为双链结构，RNA 病毒大多为单链结构；⑤基因组小、基因数少、遗传信息少，依赖宿主细胞的功能进行复制；⑥RNA 病毒常含有特别小的基因组，DNA 病毒基因组的大小差别很大；⑦基因是重叠的，同一段DNA 片段可以编码多种蛋白质，这种结构可使较小的基因组携带更多的遗传信息；⑧噬菌体与原核基因相似，无内含子，但其他病毒基因含有内含子。

（二）基因组学

基因组学是以分子生物学技术、基因工程技术和生物信息学技术为研究手段，以生物的全部基因为研究对象，旨在阐明整个基因组的结构、结构与功能的关系以及基因之间相互作用的科学。从基因组的整体水平而不是单个基因水平研究生命这一具有自组织和自装配性的复杂系统，认识生命活动的规律，更接近生物的本质和全貌。

基因组学根据其研究对象和研究目的的不同，可分成多项次级科学。根据其研究对象不同，可分为医学基因组学、肿瘤基因组学、药物基因组学和环境基因组学等；根据其研究目的的不同，可分为结构基因组学、功能基因组学、比较基因组学和行为基因组学等。随着研究内容的深入和研究手段的提高，遗传图谱、序列图谱、物理图谱、人类基因组序列变异、基因功能的鉴定、功能基因组技术、模式生物是人类基因组研究的主要目标。人类基因组 DNA 序列图谱于 2003 年绘制完成，并作为公众共享资源为基础医学研究提供依据。

知识链接

肺炎链球菌转化实验

肺炎链球菌有 2 种类型：R 型（无荚膜，无毒）与 S 型（有荚膜，有毒）。R 型菌可在琼脂培养液上形成粗糙型菌落；S 型菌可形成光滑型菌落。1928 年，英国细菌学家格里菲斯将致病性 S 型肺炎链球菌热灭活后与无致病性的 R 型菌一同给小鼠注射，导致小鼠死亡，并从该小鼠体内分离培养出有荚膜的 S 型菌。该实验表明细菌发生了转化，即热灭活的菌液中含有某种热稳定成分，它能使 R 型菌转变成 S 型菌。但当时未能阐明转化的物质基础。1944 年，美国的艾弗里及其同事不仅重复了以上实验，而且从热灭活的 S 型菌液中分离出高纯度的 DNA，将它加入无毒的 R 型菌中，观察结果显示经培养产生的菌落中出现了光滑型菌落，该菌带有荚膜，有致病性，并可传代培养。该实验有力地说明了DNA是遗传的物质基础。

第三节　RNA 的结构与功能

RNA 的化学结构与 DNA 类似，也是由 4 种基本的核糖核苷酸，即腺苷一磷酸（adenosine monophosphate，AMP）、鸟苷一磷酸（guanosine monophos-phate，GMP）、胞苷一磷酸（cytidine monophosphate，CMP）、尿苷一磷酸（uridine mono-phosphate，UMP）以 $3',5'$-磷酸二酯键连接形成的长链分子。与 DNA 不同，RNA 分子是具有局部双螺旋结构的单链分子。RNA 中的戊糖是核糖而不是脱氧核糖，碱基中没有胸腺嘧啶（T）而代之以尿嘧啶（U）。RNA 分子也遵循碱基配对原则，在某些区域 G 与 C 配对，U 与 A 配对，形成碱基互补配对的局部双螺旋结构。非互补配对区则膨胀突出形成环，这种由短的双螺旋区和环构成的结构称为"发夹结构"或"发卡结构"。发夹结构是 RNA 中最典型的二级结构形式，在形成此结构的基础上可进一步折叠形成三级结构。RNA 也能与蛋白质结合成核蛋白复合物。RNA 分子质量相对较小，核苷酸残基数目一般在数十至数千之间，分子量在数百至数百万之间。DNA 与 RNA 的主要区别见表 3-1。

表 3-1　DNA 与 RNA 的主要区别

结构与功能	DNA	RNA
名称	脱氧核糖核酸	核糖核酸
结构	双螺旋结构	单链结构
基本单位	脱氧核糖核苷酸（dNMP）	核糖核苷酸（NMP）
戊糖	β-D-2-脱氧核糖	β-D-核糖
碱基配对	A 与 T、G 与 C，全部配对	A 与 U、G 与 C，部分配对
分布	主要存在于细胞核	主要存在于细胞质
功能	储存遗传信息	参与遗传信息表达

DNA 是遗传信息的储存体，功能较为单一。RNA 则不同，生物体内有多种不同的 RNA 分子，它们分别具有不同的生理功能。细胞内主要的 RNA 分子有 3 种，即 mRNA、rRNA 和 tRNA。真核细胞中还含有核内不均一 RNA（heterogeneous nuclear RNA，hnRNA）和核小 RNA（small nuclear RNA，snRNA）等。细胞内主要的 RNA 的种类、分布及功能见表 3-2。

表 3-2　细胞内主要的 RNA 的种类、分布及功能

RNA 种类	缩写	细胞内位置	功能
核糖体 RNA	rRNA	细胞质	核糖体组成成分
信使 RNA	mRNA	细胞质	蛋白质合成模板
转运 RNA	tRNA	细胞质	转运氨基酸
微小 RNA	microRNA	细胞质	翻译调控
胞质小 RNA	scRNA/7SL-RNA	细胞质	信号肽识别体的组成成分
核内不均一 RNA	hnRNA	细胞核	成熟 mRNA 的前体
核小 RNA	snRNA	细胞核	参与 hnRNA 的剪接、转运
核仁小 RNA	snoRNA	核仁	rRNA 的加工和修饰

一、mRNA 的结构与功能

生物体以 DNA 为模板合成 RNA 的过程称为转录。从 DNA 分子转录的 RNA 分子中，mRNA 可作为蛋白质生物合成的模板。mRNA 占细胞 RNA 总量的 2%～5%。mRNA 种类很多，哺乳类动物细胞总计有几万种不同的 mRNA。mRNA 的分子大小变异非常大，小到几百个核苷酸，大到近 2 万个核苷酸。mRNA 是细胞内最不稳定的一类 RNA，代谢活跃，更新迅速，寿命较短。原核生物和真核生物的 mRNA 结构不完全一样，下面分别介绍。

(一) 原核生物 mRNA 结构的特点

原核生物的 mRNA 转录后一般不需要加工。原核生物的 mRNA 半衰期比真核生物的 mRNA 要短得多，转录后很快就开始降解。

1. 原核生物转录通常形成多顺反子，其 mRNA 结构简单，往往含有几个功能上相关的蛋白质的编码序列，可翻译出几种蛋白质。即每分子 mRNA 带有几种蛋白质的遗传信息（来自几个结构基因）。在编码区的序列之间有间隔序列，间隔序列中含有核糖体识别、结合部位。在 5′端和 3′端分别有与翻译起始和终止有关的非编码序列。

2. mRNA 的 5′端无帽子结构，3′端一般无多聚 A 尾。

3. mRNA 一般没有修饰碱基，其分子链完全不被修饰。

(二) 真核生物 mRNA 结构的特点

1. 真核生物成熟 mRNA 的 5′端大多都有一个 7-甲基鸟苷三磷酸的结构，这种结构被称为"帽子结构"（图 3-14）。所谓帽子结构就是 5′端第 1 个核苷酸都是甲基化鸟嘌呤核苷酸，它以 5′端三磷酸酯键与第 2 个核苷酸的 5′端相连，而不是通常的 3′,5′-磷酸二酯

键。帽子结构中的核苷酸大多数为 7-甲基鸟苷。帽子结构的功能是保护 mRNA 免受核酸酶从 5′端开始对它的降解，并且能与帽结合蛋白结合、参与形成 80S 起始复合体，与翻译起始有关；该结构还与 mRNA 的稳定性和转运出细胞核的过程有关。

图 3-14　帽子结构示意

2. 真核生物成熟 mRNA 的 3′端大多有一个多聚腺苷酸的结构，称为多聚腺苷酸尾巴 〔polyadenylic acid，poly（A）〕，由 20～200 个腺苷酸组成。poly（A）尾巴是以无模板的方式添加的，因为在基因的 3′端并没有多聚腺苷酸序列。poly（A）尾巴可防止 mRNA 被核酸外切酶降解，增加 mRNA 的稳定性、维持 mRNA 的翻译活性。

3. 分子中有编码区与非编码区，非编码区位于编码区的两端，即 5′端和 3′端。真核 mRNA 5′非编码区的长度在不同的 mRNA 中差别很大。5′非编码区有翻译起始信号。有些 mRNA 3′端非编码区中含有丰富的 AU 序列，这些 mRNA 的寿命都很短。因此推测 3′端非编码区中丰富的 AU 序列可能与 mRNA 的不稳定有关。真核生物成熟 mRNA 的结构特点见图 3-15。

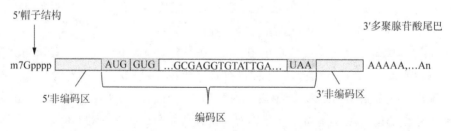

图 3-15　真核生物成熟 mRNA 的结构

二、tRNA 的结构与功能

tRNA 含量约占总 RNA 的 15%，tRNA 的主要功能是在蛋白质的生物合成过程中按照 mRNA 指定的顺序将氨基酸运送到核糖体进行肽链的合成。细胞内 tRNA 种类很多，每种氨基酸至少有一种相应的 tRNA 与之结合，有些氨基酸可由几种相应的 tRNA

携带。

　　生物体内 tRNA 的结构大多都具有以下共同特征。①tRNA 是单链小分子，由 73～93 个核苷酸组成（约 25 kDa）。②tRNA 含有很多稀有碱基，稀有碱基约占所有碱基的 10%～20%。常见的稀有碱基有二氢尿嘧啶（dihydrouracil，DHU）、假尿嘧啶（pseudouricdine，Ψ）以及不少被甲基化修饰的碱基。每个分子中有 7～15 个稀有碱基，其中有些是修饰碱基，是在转录后经酶促修饰形成的。在修饰碱基中，甲基化的 A、U、C 和 G 较多。③tRNA 的 5′端总是磷酸化。④tRNA 的 3′端是氨基酸臂，均以 —CCA—OH 的序列结束，这一序列是 tRNA 结合和转运任何氨基酸而生成氨基酰 tRNA 时所必不可少的。激活的氨基酸连接于此 3′端羟基上。少数氨基酸只能与一种 tRNA 结合进而被运载，大多数氨基酸可被多种 tRNA 运载。⑤tRNA 分子中约半数的碱基通过链内碱基配对互相结合，形成双螺旋，从而构成 tRNA 的二级结构，形状类似于三叶草形。三叶草结构含 4 个环和 4 个臂（图 3-16），左右两侧的环以含有的稀有碱基来命名，分别为 DHU 环和 TΨC 环，其中 DHU 环及可变环的碱基数目在不同的 tRNA 分子中有变化，其他一般不变。在 tRNA 第 54～56 位是 TΨC，因而这部分形成的环叫 TΨC 环，该处在 tRNA 与 5S rRNA 的结合及维持 tRNA 高级结构中起重要作用。下方的环内含有一个反密码子，因而称为反密码环，反密码环由 7 个碱基组成，其中中间 3 个碱基构成反密码子，它可以与 mRNA 中编码相应氨基酸的密码子中的碱基互补配对结合，将其所携带的氨基酸正确地安放在正在合成中的多肽链中。因此，tRNA 所携带并运载的氨基酸种类取决于反密码环内的反密码子。还有一个环，因其不同的 tRNA 差别较大，称为额外环或可变环。⑥tRNA 的三级结构呈倒 L 形（图 3-16）。两端中一端是 CCA 末端结合氨基酸部位，另一端为反密码环，DHU 环和 TΨC 环相距较近，在 L 形的拐角上。

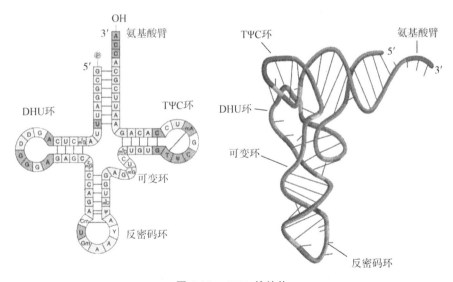

图 3-16　tRNA 的结构

　　tRNA 分子某些部位的核苷酸序列非常保守，如 CCA（OH）、TΨC、二氢尿嘧啶，以及反密码子两侧的核苷酸等。在 tRNA 的二级结构中它们都位于单链区，可以参与立体结构的形成，与其他 RNA 以及蛋白质的相互作用。

三、rRNA 的结构与功能

rRNA 含量约占细胞内总 RNA 的 80% 以上，是细胞内含量最丰富的一种 RNA。rRNA 与多种蛋白共同构成核糖体，后者是蛋白质合成的场所。

各种原核细胞核糖体的性质及特点极为相似。大肠埃希菌核糖体的分子量约为 2700 kDa，沉降系数为 70S，由 30S 的小亚基和 50S 的大亚基共同组成。原核生物中 rRNA 有 3 种，大小分别为 5S、16S、23S。其中，16S rRNA 和 21 种蛋白质构成小亚基；5S、23S 两种 rRNA 和 31 种蛋白质构成大亚基（图 3-17）。1968 年 Masayasu Nomura 首次成功地人工合成了 30S 和 50S 亚基。这对研究核糖体的结构与功能具有重要意义。

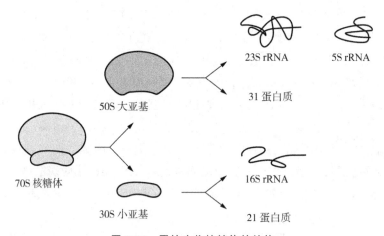

23S rRNA   5S rRNA

31 蛋白质

50S 大亚基

70S 核糖体

16S rRNA

30S 小亚基

21 蛋白质

图 3-17　原核生物核糖体的结构

真核细胞的核糖体较原核细胞核糖体大得多。真核细胞核糖体的沉降系数为 80S，是由 40S 的小亚基和 60S 的大亚基共同组成。真核生物中 rRNA 有 4 种，分子量分别为 5S、5.8S、18S、28S。40S 小亚基含 18S rRNA 及 30 多种蛋白质，60S 大亚基含 3 种 rRNA（28S、5.8S、5S）及 50 多种蛋白质。核糖体的这些 rRNA 和蛋白质折叠成特定的结构，并具有许多短的双螺旋区域（图 3-18）。

在蛋白质生物合成中，各种 RNA 本身并无单独执行功能的本领，必须与蛋白质结合后才能发挥作用。核糖体的功能是在蛋白质合成中起"装配机"的作用，它为蛋白质合成所需要的 mRNA、氨基酰-tRNA 以及多种蛋白因子提供结合及相互作用的位点和空间环境，在此装配过程中，mRNA 或 tRNA 都必须与核糖体中相应的 rRNA 进行适当的结合，氨基酸才能有序地鱼贯而入，肽链合成才能启动和延伸。

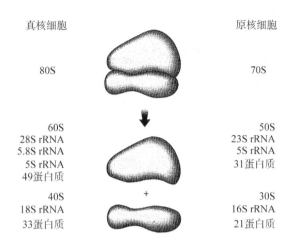

真核细胞   原核细胞

80S   70S

60S   50S
28S rRNA   23S rRNA
5.8S rRNA   5S rRNA
5S rRNA   31蛋白质
49蛋白质

40S   30S
18S rRNA   16S rRNA
33蛋白质   21蛋白质

图 3-18　真核与原核细胞 rRNA 的结构

四、其他小分子 RNA

（一）具有催化活性的 RNA

1982 年 Thomas Cech 和其同事在原生动物四膜虫 26S rRNA 剪接成熟研究过程中发现，在没有任何蛋白质（酶）存在的条件下，26S rRNA 前体的内含子也可以被剪切掉而成为成熟的 26S rRNA，证实 rRNA 前体本身具有酶样的催化活性，这种具有催化活性的 RNA 被命名为核酶，又称核酸类酶，是具有催化功能的 RNA，是生物催化剂。它的发现打破了酶是蛋白质的传统观念。大多数核酶通过催化转磷酸酯和水解磷酸二酯键参与 RNA 的自身剪切、加工过程。随着对核酶的深入研究，发现核酶在遗传病、肿瘤和病毒性疾病的治疗上具有很大的潜力。

（二）不均一核 RNA

真核生物的成熟 mRNA 并非细胞核中基因转录的直接产物，它是由转录的前体 hnRNA 剪接并经修饰后转入细胞质中参与蛋白质合成的。这类 mRNA 前体经过一系列复杂的加工处理，变成有活性的成熟 mRNA，进入细胞质发挥其模板功能。这种加工过程的主要环节包括：①5′端加帽子结构；②3′端加尾；③内含子的切除和外显子的拼接；④分子内部的甲基化修饰；⑤核苷酸序列的编辑作用。hnRNA 的代谢极为活跃，其半衰期仅为 0.4 小时。约 10% 的 hnRNA 经过剪切后能够成为成熟的 mRNA，然后被转运至胞质。

（三）核小 RNA 和胞质小 RNA

在真核细胞核内和胞质内有一组小分子 RNA，长度在 300 个碱基以下，称为

snRNA 和胞质小 RNA（small cytoplasmic RNA，scRNA）。这些 RNA 通常与多种特异的蛋白质结合在一起，形成小分子核小核糖核蛋白颗粒（small nuclear ribonucleo-protein particle，snRNP）和小分子胞质核蛋白颗粒（scRNP）。不同的真核生物中同源 snRNA 的序列高度保守。由于序列中尿嘧啶含量较高，因此又用 U 命名，称为 U-RNA。U1、U2、U4、U5 和 U6 位于核浆内，以 snRNP 的形式和其他蛋白因子一起参与 mRNA 的剪接、加工。U16 和 U24 主要存在于核仁，又称为核仁小 RNA，仅 70～100 核苷酸，与 rRNA 前体的甲基化修饰有关。scRNA 是一组功能比较复杂的小分子 RNA，目前对其功能还不是完全清楚。

第四节　核酸的性质

核酸作为生物大分子具有一些特殊的理化性质。了解这些理化性质对于我们自如地掌握和应用核酸有极大的帮助，进而更好地揭示生命的奥秘。

一、核酸的一般理化性质

核酸分子中既含有酸性基团磷酸基，又含有碱性基团碱基，因此核酸是两性电解质，具有两性解离性质。核酸分子中含有多个磷酸基团，容易解离，为多元酸，具有较强的酸性，在酸性条件下比较稳定，而在碱性条件下容易降解。核酸属于线性生物大分子，已知最小的核酸分子如 tRNA，其分子量也在 20 000 以上。线性高分子 DNA 的黏度极大，在机械力的作用下容易发生断裂。因此在提取完整的基因组 DNA 时具有一定的难度，一是提取的 DNA 不容易完全溶解，二是 DNA 容易发生断裂。而 RNA 分子远小于 DNA，黏度也比较小。但 RNA 酶广泛存在，在提取 RNA 时极易发生降解。不同结构的核酸分子在离心场力的作用下沉降速率有很大差别，因此，可通过超速离心法分离纯化核酸。

二、核酸的紫外吸收性质

核酸所含的嘌呤和嘧啶碱基环中都有共轭双键，使核酸分子在 250～280 nm 波长处有紫外光吸收，其最大吸收峰在 260 nm 处。这个性质可用于核酸的定量分析。核酸在 260 nm 的光吸收值又称为 OD_{260} 值。一个 OD_{260} 值所含的核酸量对单链 DNA、双链 DNA、寡核苷酸以及 RNA 均有所不同。通过测定 OD_{260} 值可以计算出溶液中所含的 DNA 或 RNA 的含量，$OD_{260}=1.0$ 时相当于含 50 μg/ml 双链 DNA、40 μg/ml 单链 DNA（或 RNA）、20 μg/ml 寡核苷酸。通过 260 nm 处的紫外吸收值与 280 nm 处的紫外吸收值的比值还可以判断核酸样品的纯度，DNA 纯品的 $OD_{260}/OD_{280}=1.8$，RNA 纯品 $OD_{260}/OD_{280}=2.0$。各种碱基的紫外吸收光谱见图 3-19。

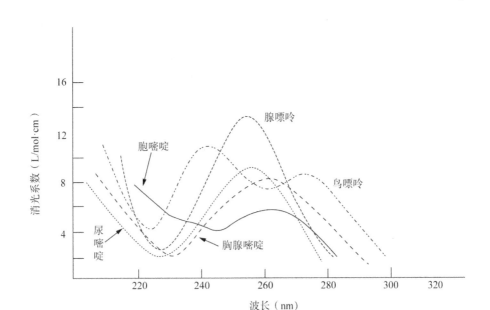

图 3-19　各种碱基的紫外吸收光谱

三、核酸的变性

　　DNA 双螺旋的稳定靠碱基堆积力和氢键的相互作用来共同维持。DNA 的变性是指在某些理化因素的作用下，DNA 双螺旋中互补碱基对之间的氢键断裂，使 DNA 结构松散，不断解链成为单链的过程。引起 DNA 变性的因素主要有加热、强酸、强碱、有机溶剂、尿素等。DNA 变性是二级结构的破坏、双螺旋解体的过程，碱基对氢键断开，碱基堆积力遭到破坏，但核苷酸的排列顺序不变，即不改变其一级结构。这有别于 DNA 一级结构破坏引起的 DNA 降解过程。DNA 变性常伴随一些物理性质的改变，如黏度降低，浮力密度增加，尤其重要的是紫外吸收值的改变。

　　如前所述，核酸分子中碱基杂环的共轭双键，使核酸在 260 nm 波长处有特征性光吸收。DNA 变性后，双链解开使更多的碱基暴露出来，在 260 nm 处的紫外吸收值 OD_{260} 增加，这一效应称为增色效应。利用增色效应可以在波长 260 nm 处监测温度变化引起的 DNA 变性过程。热变性是实验室最常用的一种变性方法，DNA 的热变性过程通常发生在一个很窄的温度范围内，而且是骤然发生并很快完成。DNA 热变性过程以温度对 OD_{260} 作图得到的曲线呈 S 形，该曲线称为解链曲线（图 3-20）。DNA 热变性过程中紫外吸收值达到最大吸收值一半时所对应的温度称为解链温度或熔解温度（melting temperature，Tm），也就是 50% 的 DNA 双螺旋链解开变为单链时所对应的环境温度。OD_{260} 值的变化可反映 DNA 的变性程度。Tm 值与 DNA 的碱基组成和变性条件有关。DNA 分子的 GC 含量越高，Tm 值也越大，这是因为 G-C 间以 3 个氢键相连，比 A-T 间多 1 个氢键，所以 GC 含量多的 DNA 分子更稳定，解开更困难，需要消耗的能量更多。Tm 值还与 DNA 分子的长度有关，DNA 分子越长，Tm 值越大。此外，溶液离子浓度增高也可以使 Tm 值增大。

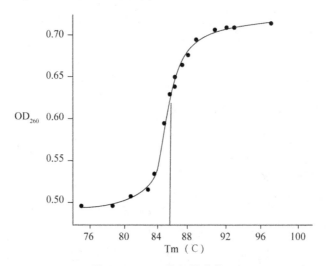

图 3-20　DNA 的解链曲线

四、核酸的复性

DNA 的变性是一个可逆过程，在适宜条件下，变性后的 DNA 在缓慢去除变性因素后可使彼此分开的 2 条单链重新配对结合，恢复原来的双螺旋结构，这一过程称为复性。热变性后的 DNA 在缓慢冷却时复性的过程也称为退火。复性过程中，分离的 DNA 双链再次互补结合形成双螺旋，主要与温度、盐浓度以及 2 条链之间碱基互补的程度有关。因此，复性必须在缓慢去除变性因素的条件下进行，因为变性后的 DNA 单链必须先找到互补链，然后以合适的取向配对结合。如果使热变性后 DNA 的环境温度迅速下降，则很难实现复性。利用这一特性可保持 DNA 的单链状态。DNA 复性后，由变性引起的性质改变也得以恢复。

五、核酸分子杂交

复性的分子基础是碱基配对。因此，对不同来源的 DNA 或 RNA 进行变性、复性时，将这些异源单链 DNA 或 RNA 放在同一溶液中，只要这些核酸分子含有可以形成碱基互补配对的序列，则可以配对结合在一起形成杂化双链，这个过程称为杂交。不同来源的 DNA 与 DNA 可以杂交，DNA 与 RNA 以及 RNA 与 RNA 之间也可以杂交，形成 DNA-DNA、DNA-RNA、RNA-RNA 等不同类型的杂交分子。核酸分子杂交是分子生物学常用技术之一，这一原理可用来研究某一基因在 DNA 分子中的具体位置、检测某些序列在待检样品中是否存在，鉴定不同核酸分子之间的序列相似性。

杂交的一方是待测的 DNA 或 RNA，另一方是用于检测用的已知序列的核酸片段，称为探针。探针通常用同位素或非核素标记物进行标记，然后通过杂交反应就可以确定待测核酸是否含有与之相同的序列。杂交反应可以在液相中进行，即待测样品和探

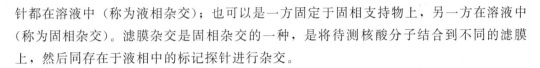

针都在溶液中（称为液相杂交）；也可以是一方固定于固相支持物上，另一方在溶液中（称为固相杂交）。滤膜杂交是固相杂交的一种，是将待测核酸分子结合到不同的滤膜上，然后同存在于液相中的标记探针进行杂交。

—————— [小结] ——————

核酸是一类由核苷酸聚合而成的大分子化合物，是遗传信息的携带者。根据组成核酸的核苷酸中戊糖的不同类型，核酸分为 DNA 和 RNA 两大类。

核苷酸由碱基、戊糖和磷酸三部分组成。碱基又分为嘌呤和嘧啶两大类。DNA 分子中一般含有 G、C、T、A 4 种碱基，而 RNA 分子中含有 G、C、U、A 4 种碱基。核苷酸之间以 $3',5'$-磷酸二酯键相连。

双螺旋结构是 DNA 的二级结构。双螺旋的 2 条链方向相反，其骨架由戊糖和磷酸基构成。2 条链之间的碱基互补配对，是遗传信息可靠传递、DNA 半保留复制的基础。基因是能够编码具有特定功能的蛋白质或 RNA、负载遗传信息的基本单位。

RNA 有 rRNA、mRNA、tRNA、hnRNA 等多种类型，它们均与遗传信息的表达有关。rRNA 是蛋白质合成场所—核蛋白体的组成部分；mRNA 作为蛋白质合成的模板，决定合成的蛋白质中氨基酸的序列；tRNA 识别遗传密码子，将正确的氨基酸运送到核蛋白体上；不均一核 RNA 是 mRNA 的前体，含有内含子；小分子 RNA 的功能还有待于进一步研究。

DNA 在某些条件下可以发生双螺旋结构的破坏，2 条链解开，但是共价键没有断裂（变性）。不同的 DNA 有不同的 Tm，而 Tm 值的大小与 DNA 分子的大小和 G＋C 所占总碱基数的百分比呈正相关。变性的 DNA 可以复性，不同来源的变性核酸一起复性，有可能发生杂交，杂交是许多分子生物学技术的基础。

—————— [思考题] ——————

1. 比较 RNA 和 DNA 在结构上的异同点。

2. DNA 双螺旋结构模式的要点及其与 DNA 生物学功能的关系。

3. 简述 RNA 的种类及其生物学作用。

4. tRNA 分子结构的特点。

5. 什么是解链温度？影响解链温度的因素有哪些？

第四章

维生素

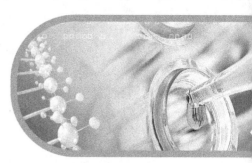

 学习目标 ▸▸▸

1. 掌握维生素的生物化学功用及缺乏病。
2. 熟悉维生素的化学本质及性质。
3. 了解维生素的来源。

维生素是机体维持正常功能所必需，但在体内不能合成或合成量很少、必须由食物供给的一组低分子量有机物质。维生素的每日需要量很少，它们既不构成机体组织的成分，又不是体内供能物质，然而在调节物质代谢和维持生理功能方面却发挥着重要作用。

维生素的命名方法有 3 种，一是根据发现的先后以拉丁字母顺序命名：如维生素 A、维生素 C 等；二是根据生理功能及相应缺乏病命名：如维生素 B_1 称为抗脚气病维生素，维生素 PP 称为抗癞皮病维生素，维生素 C 称为抗坏血酸等；三是根据化学结构特点命名：如维生素 A 称为视黄醇，维生素 B_1 称为硫胺素，维生素 B_{12} 称为钴胺素等。目前 3 类名称常常混用，但以第一类名称较为普遍。有些维生素在最初发现时是一种，后经证明是多种，成为一族，就在英文字母下方加标注数字 1、2、3 等进行区别，如维生素 B_1、维生素 B_2、维生素 B_6、维生素 B_{12} 等，均称为 B 族维生素。

按照溶解性不同，维生素可分为脂溶性和水溶性两大类。不溶于水、易溶于有机溶剂和脂类的维生素称为脂溶性维生素，主要包括维生素 A、维生素 D、维生素 K、维生素 E；易溶于水的维生素称为水溶性维生素，主要包括 B 族维生素和维生素 C 两大类。B 族维生素包括的种类较多，重要的有维生素 B_1、维生素 B_2、维生素 B_6、维生素 B_{12}、维生素 PP、叶酸、泛酸和生物素。

维生素在体内不断参与代谢或转变为其他物质，部分还会以原型形式排出，所以必须经常予以补充。若某种维生素较长时间不能满足需要，就可能导致相应缺乏病。导致维生素缺乏的主要原因如下。

1. 摄入量不足 食物中维生素固有含量不足，或食物储存和烹调方法不当造成较多维生素破坏或丢失。

2. 吸收功能障碍 某些慢性消化系统疾病可造成维生素的吸收、利用减少。如肠道梗阻或长期腹泻伴有维生素吸收障碍，胆管疾病患者可能引起脂溶性维生素吸收困难。

3. 需要量增加　某些特殊人群对维生素的需要量相对较高，若补充量不够，可能导致缺乏，如孕妇、儿童。

4. 长期使用肠道抗生素　肠道正常菌群可合成某些维生素，如维生素 K、维生素 PP、维生素 B$_6$、生物素和叶酸等，这是人体重要的维生素来源之一。长时间使用肠道抗生素会抑制肠道正常菌群生长，使其合成的维生素减少而导致缺乏。

若长期摄入维生素过多而超出体内利用能力，也会导致体内维生素堆积而发生中毒。脂溶性维生素大量摄入时，可导致体内积存过多而引起中毒症状。水溶性维生素摄入过多时，多以原型通过尿液排出体外，不易引起机体中毒，但非生理性剂量摄入有可能干扰其他营养素的代谢。

第一节　脂溶性维生素

脂溶性维生素溶于脂溶剂，可在体内尤其是肝脏内储存，所以不需要每天摄入；在肠道吸收时也与脂类吸收有关，排泄效率低，故摄入过多时可在体内蓄积，产生有害作用，甚至发生中毒。

一、维生素 A

维生素 A 又称视黄醇，其化学性质活泼，易被氧化剂和紫外线破坏，故应用棕色瓶避光保存。天然维生素 A 包括所有具有视黄醇生物的物质，含动物性食物中的维生素 A$_1$ 和维生素 A$_2$，维生素 A$_2$ 的生理效用仅为 A$_1$ 的 40％左右（图 4-1、图 4-2）。

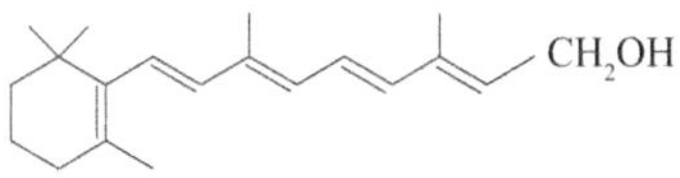

图 4-1　维生素 A$_1$ 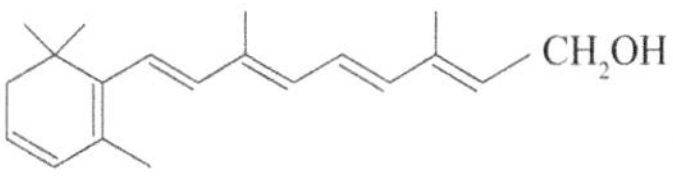　　　　　　图 4-2　维生素 A$_2$

（一）来源、化学本质及性质

维生素 A 主要来源于动物性食物，特别是各种动物肝脏、鱼肝油、鱼子、全奶及其制品、禽蛋等含量较高。植物性食物中不含维生素 A，但在红色、橙色及深绿色蔬菜水果（如胡萝卜、红辣椒、玉米、菠菜）中含有大量的类胡萝卜素和玉米黄素等维生素 A 的前体物质，被人体吸收后能转变成有活性的维生素 A，故被称为维生素 A 原，其中最主要的是 β 胡萝卜素。

（二）生物化学作用和缺乏病

1. 弱光敏感 与暗视觉有关，叫视紫红质，它是由视蛋白和来自维生素 A 的 11-顺视黄醛构成的复合蛋白质。人从光线充足处进入黑暗环境时因缺乏视紫红质，不能视物，须经一段时间合成足够的视紫红质后，才能在一定照度下视物，这一过程叫暗适应。暗适应时间的长短与视网膜中维生素 A 的储量有直接关系。若维生素 A 充足，视紫红质合成迅速，则暗适应时间短，视觉正常；若维生素 A 轻度缺乏，则表现为暗适应时间延长，若严重缺乏则出现夜盲症。

2. 维持上皮组织的生长和健全 维生素 A 能促进上皮细胞内糖蛋白的合成，参与维持上皮组织的正常生长和分化，保持上皮细胞分泌功能的健全。维生素 A 缺乏时，上皮细胞分泌黏液能力丧失，腺体分泌减少，如泪腺分泌减少出现角膜干燥和角化，引起眼干燥症。

3. 促进生长发育 维生素 A 参与类固醇激素合成，从而促进蛋白质合成，促进生长发育，故维生素 A 对儿童的生长发育尤为重要。缺乏时可造成生长停滞，发育不良。

4. 具有抑癌作用 维生素 A 及其衍生物具有抗启动基因的活性，该基因能阻止肿瘤形成，能促进上皮正常分化；能促进纤维黏蛋白合成，维持上皮细胞的正常识别与粘连功能，故有抑癌防癌作用。

5. 具有抗氧化作用 类胡萝卜素分子中有多个双键，容易与自由基反应，从而能有效清除体内不断产生的自由基，提高机体抗氧化能力，防止自由基过多对机体造成损害。

6. 维持正常免疫功能 免疫球蛋白是免疫系统的重要成员，化学本质为糖蛋白，其生成与维生素 A 有关。维生素 A 缺乏时可因免疫球蛋白生成减少而使机体抵抗力下降。

维生素 A 进入机体排泄效率不高，长期过量摄入可在体内蓄积导致中毒。主要症状为畏食、易怒、长骨末端外周疼痛、肢体活动受限、头发稀疏、肝大、肌肉僵硬、皮肤瘙痒、头痛头晕等，停止摄入维生素 A 后症状可很快消失。

二、维生素 D

（一）来源、化学本质及性质

维生素 D 又称抗佝偻病维生素，属类固醇衍生物。目前发现 6 种，其中维生素 D_2（麦角钙化醇）和维生素 D_3（胆钙化醇）较为重要，前者在酵母中含量较高，后者主要存在于动物性食品如鱼油、蛋黄、肝、奶制品等。

皮肤中的胆固醇脱氢生成 7-脱氢胆固醇后，在紫外线的照射下可转变成维生素 D_3，7-脱氢胆固醇被称为维生素 D_3 原。

维生素 D_3 对人体最有意义，但它本身无活性（图 4-3）。维生素 D_3 被吸收后，首先在肝中 25-羟化酶系的作用下生成 25-羟基维生素 D_3，然后随血液循环到肾脏，在肾的 1-羟化酶系作用下生成 1,25-（OH）$_2$-维生素 D$_3$，这是维生素 D$_3$ 在体内的活性形式。

1,25-（OH）$_2$-维生素 D$_3$ 通过促进小肠黏膜上皮细胞钙结合蛋白的形成增进小肠对钙、磷的吸收；另外，它还能促进肾远曲小管对钙和磷的重吸收，所以能提高血中钙和磷的浓度；1,25-（OH）$_2$-维生素 D$_3$ 还能促进新骨的生成和钙化（成骨作用）及旧骨的溶解（溶骨作用），从而有利于骨的更新。

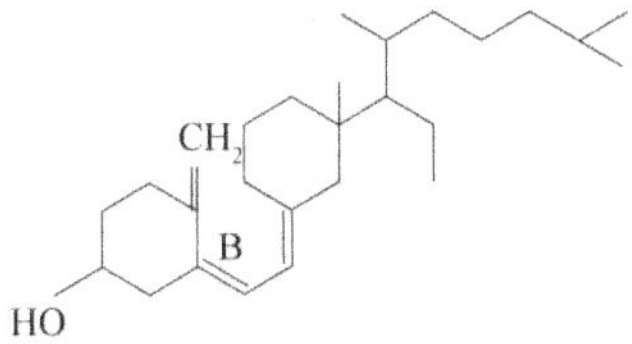

图 4-3　维生素 D$_3$

（二）生化作用及缺乏症

具有生物活性的 1,25-（OH）$_2$-维生素 D$_3$ 的靶细胞是小肠黏膜、肾及肾小管。主要作用是促进钙及磷的吸收，有利于新骨的生成、钙化。当缺乏维生素 D 时，儿童可发生佝偻病，成年人则引起软骨病。

服用过量的维生素 D 可引起中毒，出现高钙血症、高钙尿症及软组织钙化等。表现为头痛、畏食、恶心、口渴、多尿、低热、嗜睡，严重时甚至导致肾衰竭、高血压等。停止摄入数周后可恢复正常。

三、维生素 E

（一）来源、化学本质及性质

维生素 E 又称生育酚，根据其化学结构分为生育酚和生育三烯酚两大类，均为苯骈二氢吡喃的衍生物（图 4-4、图 4-5）。每类又可根据甲基的数目、位置不同而分成 α、β、γ 和 δ 四种。自然界中以 α 分布最广。维生素 E 主要存在于植物油、油性种子和麦芽中。维生素 E 为微带黏性的淡黄色油状物，还原性强，易被氧化。

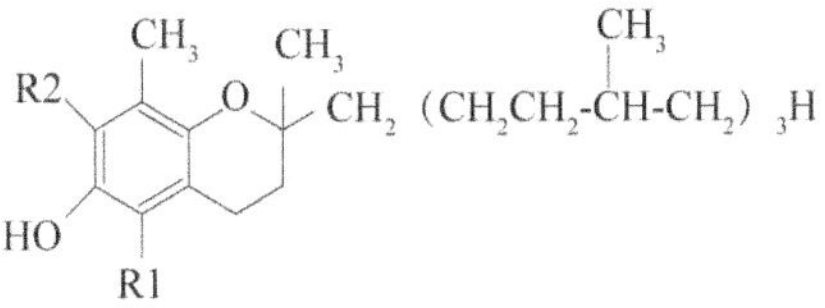

图 4-4　维生素 E

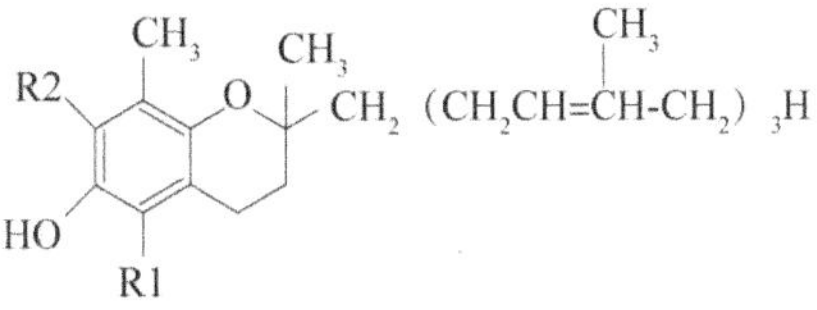

图 4-5　生育三烯酚

（二）生化作用及缺乏症

1. 维生素 E 是体内最重要的抗氧化剂，对抗生物膜上脂质过氧化所产生的自由基，保护生物膜的结构和功能。机体内的自由基具有强氧化性，如超氧阴离子自由基、过氧化物自由基及羟基自由基等。维生素 E 可捕捉自由基形成生育酚自由基，后者又可进一步与另一自由基反应生成非自由基产物——生育醌。

2. 最早维生素 E 的功能与哺乳动物的生殖有关，常用来治疗习惯性流产和先兆性流产。

3. 促进血红素代谢。新生儿缺乏维生素 E 时可引起贫血，这可能与血红蛋白合成减少及红细胞寿命缩短有关。维生素 E 能提高血红素合成过程中的 δ 氨基 γ 酮戊酸合成酶及脱水酶的活性，促进血红素合成。所以妊娠期、哺乳期妇女及新生儿应注意补充维生素 E。

4. 近些年的研究发现，维生素 E 还具有调节基因表达的作用，在维持机体正常免疫功能、预防和治疗冠状动脉硬化性心脏病、肿瘤和延缓衰老方面都具有一定作用。

维生素 E 一般不易缺乏，严重的脂类吸收障碍和肝严重损伤可引起缺乏。早产儿缺乏维生素 E 会产生溶血性贫血，成年人会导致红细胞寿命短，但不致贫血。

四、维生素 K

（一）来源、化学本质及性质

维生素 K 又称凝血维生素，在肝、鱼、肉和绿叶蔬菜中含量丰富。维生素 K 包括维生素 K_1、维生素 K_2、维生素 K_3 和维生素 K_4。在自然界主要以维生素 K_1 和维生素 K_2 两种形式存在（图 4-6、图 4-7）。维生素 K_3 和维生素 K_4 为人工合成，能溶于水，可口服及注射，现被应用于临床。维生素 K 化学性质较稳定，能耐热耐酸，但易被碱和紫外线分解，故应避光保存。

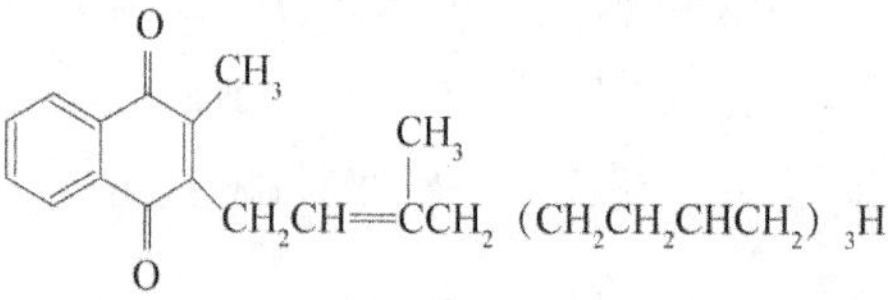

图 4-6 维生素 K_1 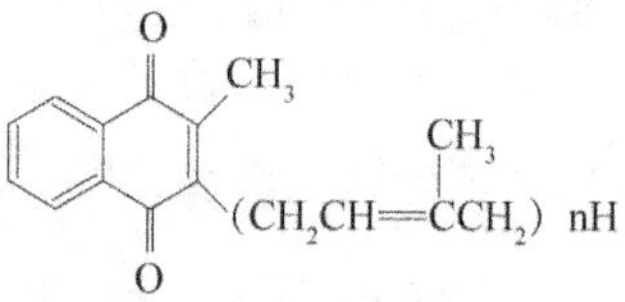   图 4-7 维生素 K_2

（二）生化作用及缺乏症

维生素 K 的主要功能是促进凝血因子的合成，参与凝血作用。维生素 K 是肝内凝血因子 Ⅱ、Ⅶ、Ⅸ、Ⅹ 合成所需的 γ-谷氨酰羧化酶的辅酶，可促进 4 种凝血因子的合成，从而加速血液凝固。当维生素 K 缺乏时，凝血因子合成障碍，凝血时间延长，易引起凝血障碍和发生皮下、肌肉及内脏出血。维生素 K 是目前常用的止血剂之一。

成年人每日对维生素 K 的需要量为 $60 \sim 80 \, \mu g$，维生素 K 在绿色植物中含量丰富，且体内肠道菌群也能合成，故一般不易缺乏。但维生素 K 不能通过胎盘，新生儿出生后肠内还未建立正常菌群，故新生儿有可能缺乏维生素 K，具有出血倾向，尤其是颅内出血，应注意补充。另外，长期应用抗生素及肠道抗生素等均可能引起维生素 K 缺乏。

第二节　水溶性维生素

水溶性维生素包括 B 族维生素和维生素 C，它们溶于水，可随尿排出体外，很少在体内蓄积，少有中毒现象。水溶性维生素在体内的主要作用是构成酶的辅基或辅酶。参加体内多种代谢反应。

一、B 族维生素

（一）维生素 B_1

维生素 B_1 又名硫铵素，主要存在于谷类和豆类的种皮（如米糠）、酵母、干果、胚芽及瘦肉中。在有氧化剂存在时易被氧化产生脱氢硫胺素，后者在有紫外光照射时呈蓝色荧光，可利用这一性质进行定性和定量分析。

在人体内维生素 B_1 与焦磷酸结合形成其活性形式硫胺素焦磷酸（thiamine pyrophosphate，TPP），TPP 的主要功能是作为 α-酮酸脱氢酶复合体的辅酶，参与 α-酮酸的氧化脱羧反应，例如 TPP 可作为丙酮酸脱氢酶复合体及 α-酮戊二酸脱氢酶复合体的辅酶参与葡萄糖的分解代谢。机体缺乏维生素 B_1 可导致葡萄糖氧化分解障碍，神经组织能量缺乏而引发脚气病，轻者表现为食欲缺乏、发生末梢神经炎而皮肤麻木，重者出现下肢水肿、四肢无力、神经肌肉变性、心力衰竭等。

脚气病主要发生在高糖饮食及食用高精度精细加工的米和面时，此外慢性乙醇中毒者在影响其他食物吸收的同时也产生了维生素 B_1 的吸收障碍，也可发生脚气病。正常人维生素 B_1 的需要量为每天 $1.0 \sim 1.5 \, mg$。

（二）维生素 B_2

维生素 B_2 又称核黄素，广泛存在于动植物中。动物肝脏、蛋黄、肉类、奶与奶制品等都是维生素 B_2 的丰富来源。维生素 B_2 具有可逆的氧化还原性，可耐短时间高压加热，在碱性环境中易被分解破坏。

维生素 B_2 活性形式为黄素单核苷酸和黄素腺嘌呤二核苷酸，二者是黄素酶的辅基，在多种物质代谢中起递氢的作用。

维生素 B_2 缺乏时可引起口角炎、阴囊皮炎、眼睑炎、畏光、舌炎、唇炎等。成年人每日需要量为 1.2～1.5 mg。常用红细胞中的谷胱甘肽还原酶活性来检查体内维生素 B_2 的含量。

（三）维生素 PP

维生素 PP 又称抗癞皮病因子，包括烟酸和烟酰胺，二者能互相转化。维生素 PP 广泛存在于动植物食物中，尤以肉、鱼、酵母、谷类以及花生中含量丰富；人体可利用色氨酸合成少量的维生素 PP，但转化效率较低，不能满足人体需要。维生素 PP 较稳定，高温以及酸碱都不会对它造成太多破坏。

维生素 PP 在体内转变为烟酰胺腺嘌呤二核苷酸（nicotinamide adenine dinucleotide，NAD^+）和烟酰胺腺嘌呤二核苷酸磷酸（nicotinamide adenine dinucleotide phosphate，$NADP^+$）发挥作用。NAD^+、$NADP^+$ 是多种不需氧脱氢酶的辅酶，其分子中的烟酰胺部分能可逆性加氢和脱氢，在物质代谢中起递氢的作用。

1. 缺乏维生素 PP 可导致 3D 综合征，主要表现为皮炎、腹泻、痴呆。皮炎常呈对称性出现于暴露部位；痴呆是神经组织变性的结果。

2. 抗结核药异烟肼 异烟肼与维生素 PP 结构相似，二者有拮抗作用，故长期服用异烟肼应注意补充维生素 PP。

3. 烟酸降低胆固醇 烟酸能抑制脂肪组织分解，从而抑制脂肪动员，可使肝中极低密度脂蛋白的合成下降，从而起到降低胆固醇的作用。

服用过量烟酸时很快会引起血管扩张、脸颊潮红、痤疮及胃肠不适等症状。

（四）维生素 B_6

维生素 B_6 是吡啶的衍生物，包括吡哆醇、吡哆醛和吡哆胺，其活性形式为磷酸吡哆醛与磷酸吡哆胺。

磷酸吡哆醛主要作为转氨酶和某些脱羧酶的辅酶，参与体内氨基酸的代谢，能促进谷氨酸脱羧，增进 γ-氨基丁酸的生成。γ-氨基丁酸是一种抑制性神经递质，临床上常用维生素 B_6 对小儿惊厥及妊娠呕吐进行治疗。

异烟肼能与磷酸吡哆醛结合形成异烟腙而使其失去辅酶作用，故在服用异烟肼时应注意补充维生素 B_6。此外，人类尚未发现维生素 B_6 缺乏的典型病例。

（五）泛酸

泛酸又称遍多酸，其活性形式为辅酶 A（coenzyme A，HSCoA or CoA），可作为酰基转移酶的辅酶，在代谢中起着酰基载体的作用。HSCoA 分子中的巯基（-SH）是酰基结合的部位。

在体内 CoA 及酰基载体蛋白构成酰基转移酶的辅酶，广泛参与糖、脂类、蛋白质代谢及肝的生物转化作用。因泛酸存在广泛，罕见缺乏症。但在第二次世界大战时期曾出现"脚灼综合征"，为泛酸缺乏所致。

（六）生物素

生物素是羧化酶的辅酶，参与体内的羧化酶反应。因生物素来源广泛，人体肠道细菌又能合成，很少出现缺乏症。生鸡蛋清中有一种抗生物素蛋白，能与生物素结合使其失去活性并妨碍其吸收。

（七）叶酸

叶酸主要来自绿叶蔬菜，由蝶啶、对氨基苯甲酸和谷氨酸构成。在人和动物体内，叶酸被二氢叶酸（dihydrofolic acid，FH_2）还原酶催化，相继转化为 FH_2 和四氢叶酸（tetrahydrofolic acid，FH_4）。

FH_4 是一碳单位转移酶的辅酶，其 N^5、N^{10} 原子是结合一碳单位的部位。由四氢叶酸所转运的一碳单位可作为生物体内合成嘌呤和嘧啶核苷酸的原料，故叶酸在核酸的生物合成中起重要作用。叶酸缺乏时导致 DNA 合成障碍，骨髓幼红细胞分裂速度减慢，细胞体积增大，细胞核内染色质疏松，造成巨幼红细胞性贫血。孕妇及哺乳期妇女因细胞分裂增强，应适当补充叶酸。最近研究发现，增加叶酸的摄入可降低胃癌、结肠癌的发病率，还可用于预防心血管疾病。

🔍 知识拓展

叶酸对孕妇及胎儿的重要性

孕妇对叶酸的需求量比正常人高，妊娠早期是胎儿器官系统分化、胎盘形成的关键时期，细胞生长、分裂十分旺盛。此时叶酸缺乏可导致胎儿畸形，包括无脑儿、脊柱裂等。另外还可能引起早期的自然流产。到了妊娠中晚期，除了胎儿生长发育外，母体的血容量、乳房、胎盘的发育使得叶酸的需要量大增。叶酸不足，孕妇易发生胎盘早剥、妊娠高血压综合征、巨幼红细胞性贫血；胎儿易发生宫内发育迟缓、早产和出生低体重，而且这样的胎儿出生后生长发育都会受到影响。所以，应在妊娠前就开始每天服用 400 μg 的叶酸。

（八）维生素 B_{12}

维生素 B_{12} 又称钴胺素，是唯一含金属元素钴的维生素，广泛存在于动物性食品中。甲基钴胺素、羟钴胺素和 5′-脱氧腺苷钴胺素是维生素 B_{12} 的活性形式。食物中的维生素 B_{12} 常与蛋白质结合而存在，在胃中要经胃酸或在肠内经胰蛋白酶作用与蛋白分开，然后需胃黏膜细胞分泌的内因子协助在回肠吸收。

甲基钴胺素是甲基转移酶的辅酶，能促进 FH_4 的再利用。维生素 B_{12} 缺乏时，FH_4 的利用率下降，核酸合成受阻，红细胞分裂障碍，导致巨幼红细胞性贫血。食用正常膳食者，很难发生维生素 B_{12} 缺乏症，但偶见严重吸收障碍疾病患者及长期素食者。

二、维生素 C

(一) 来源、化学本质及性质

维生素 C 又称 L-抗坏血酸，是一种含 6 个碳原子的不饱和酸性多羧基内酯化合物，维生素 C 既有较强的酸性，又有较强的还原性。维生素 C 化学性质较活泼，易被氧化，遇热、光照和重金属离子更易氧化分解，故应于避光阴凉处保存。

维生素 C 广泛存在于新鲜的蔬菜和水果中，尤以鲜枣、番茄、柑橘类、山楂等含量丰富。植物中的抗坏血酸氧化酶能将维生素 C 氧化灭活为二酮古洛糖酸，所以久存水果和蔬菜中的维生素 C 含量会大量减少。

(二) 生化功能及缺乏症

1. 在体内作为羧化酶的辅酶，参与体内多种羧化反应

(1) 促进胶原蛋白的合成：维生素 C 是胶原合成中脯氨酸羟化酶、赖氨酸羟化酶的辅助因子，可促进胶原蛋白的合成，是维持结缔组织、骨及毛细血管壁结构所必需。当维生素 C 缺乏时，胶原蛋白合成不足，伤口愈合较慢，牙龈疼痛出血，牙齿易松动，易骨折，微血管的通透性和脆性增加，易出现皮下出血，大片青肿，严重时可致内脏出血和心力衰竭，此一系列症状称为维生素 C 缺乏症。正常状态下因体内可储存维生素 C，维生素 C 缺乏症的症状在维生素 C 缺乏后 3～4 个月才能出现。

(2) 参与胆固醇的转化：维生素 C 是胆固醇转化为胆汁酸过程的限速酶 7α-羟化酶的辅酶，其参与芳香族氨基酸的代谢，苯丙氨酸羟化生成酪氨酸，酪氨酸羟化、脱羧生成对羟苯丙酮酸的反应及形成黑尿酸的反应均需维生素 C 的参与。

2. 维生素 C 是一种强有力的抗氧化剂，参与体内氧化还原反应

(1) 保护巯基作用：维生素 C 作为供氢体能使蛋白质分子及巯基酶中的-SH 维持还原状态，也能使氧化型谷胱甘肽还原为还原型谷胱甘肽 (reduced glutathione，GSH)；GSH 可与重金属离子结合排出体外。故所以维生素 C 常用于防治铅、汞、砷、苯的慢性中毒。GSH 可使脂质过氧化物还原而起到保护细胞膜的作用。

(2) 维生素 C 可使红细胞高铁血红蛋白还原为血红蛋白，使其恢复对氧的运输能力。

(3) 维生素 C 能保护维生素 A、维生素 E 及维生素 B 免遭氧化，促进叶酸转变为 FH_4。

3. 抗病毒、抗癌作用

(1) 维生素 C 能增加淋巴细胞的生成，提高吞噬细胞的吞噬能力，促进免疫球蛋白的合成，提高机体的免疫力。

(2) 维生素 C 具有较好的抗癌作用，可能与其阻断强致癌物亚硝胺的形成、抗自由基、胶原蛋白防癌扩散等因素有关。

知识拓展

　　15 世纪欧洲的航海事业发展十分迅速，但长期航海的船员们常得一种奇怪的疾病，先是全身无力、牙龈出血，而后牙齿松动、脱落，甚至内脏出血，导致大批船员相继死去，这种疾病被称作坏血病，人们一直不明其原因。到了 18 世纪，有一名年轻的船医，他发现坏血病都发生在一般船员身上，而包括他自己在内的船上的头目们却没人得坏血病。原来一般船员平时只有面包和腌肉可以吃，而头目们却有马铃薯和其他蔬菜可以吃。船医认为新鲜果蔬或许可以治疗坏血病，后来他们遇上了满载柳橙与柠檬的荷兰货船，船医就买了柳橙与柠檬来治疗坏血病患者，疗效非常好。

　　各种维生素与辅酶之间的关系见表 4-1。

表 4-1　维生素、辅酶与相关酶之间的关系

维生素	活性形式（辅助因子形式）	相关酶
B_1	焦磷酸硫胺素	α-酮酸脱氢酶复合体
B_2	黄素单核苷酸 黄素腺嘌呤二核苷酸	黄素酶
PP	烟酰胺腺嘌呤二核苷酸 烟酰胺腺嘌呤二核苷酸磷酸	不需氧脱氢酶
B_6	磷酸吡哆醛、磷酸吡哆胺	转氨酶、脱羧酶
泛酸	辅酶 A	酰基转移酶
生物素	生物素	羧化酶
叶酸	四氢叶酸	一碳单位转移酶
B_{12}	甲基 B_{12}	甲基转移酶
C	L-抗坏血酸	羟化酶

———— [小结] ————

　　维生素是人体必需的小分子有机物，在体内不能合成或合成不足，必须由食物提供，一旦缺乏会导致维生素缺乏症。维生素分为脂溶性维生素和水溶性维生素，脂溶性维生素包括维生素 A、D、K、E。缺乏维生素 A 易导致夜盲症和眼干燥症，缺乏维生素 D 会导致佝偻病及软骨病。维生素 E 是体内重要的抗氧化剂，维生素 K 促进多重凝血因子形成。水溶性维生素包括 B 族维生素和维生素 C 两大类。缺乏维生素 B_1 会导致脚气病，缺乏维生素 B_2 可引起口角炎等，缺乏维生素 PP 易导致癞皮病。维生素 B_6 构成转氨酶的辅酶磷酸吡哆醛，生物素是羧化酶辅酶，泛酸构成的 HSCoA 是酰基转移

酶辅酶，叶酸是一碳单位的载体，维生素 B_{12} 是甲基转移酶辅酶，缺乏叶酸和 B_{12} 都会导致巨幼红细胞性贫血。维生素 C 是羟化酶辅酶，参与胶原蛋白形成及体内多种氧化还原反应，缺乏维生素 C 导致坏血病。

———— [思考题] ————

1. 导致维生素缺乏的主要原因有哪些？

2. 日常生活中食用精米精面与食用粗面杂粮相比哪种饮食更科学健康？给予合理解释。

3. 服用抗结核药异烟肼应当注意哪些维生素的补充？

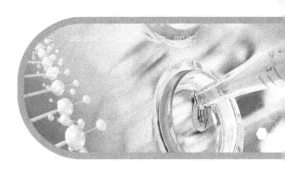

第五章

酶

 学习目标

1. 掌握酶的分子组成与活性中心，酶促反应特点。
2. 熟悉酶促反应动力学，酶的调节。
3. 了解酶的命名与分类，酶与医学的关系。

生物体为维持生长和繁殖而进行的全部理化过程均称为新陈代谢，其代谢过程是通过各种有序的化学反应来进行的。生物体内这些反应能在极为温和的条件下高效和特异地进行，主要依赖于生物体内一类极为重要的生物催化剂——酶。生物体内几乎所有的化学反应都是在酶的催化下进行的。酶与医学的关系非常密切，酶的异常是导致许多疾病发生的原因，在疾病的诊断和治疗上也有酶的应用。

第一节 概述

一、酶的相关概念

酶是由活细胞产生的具有高度特异性和高效催化作用的蛋白质，又称为生物催化剂。近年发现少数核酸也具有酶的作用，称为核酶。核酶也是由活细胞产生的，具有催化作用的 RNA。

二、酶促反应特点

酶作为蛋白质，既有一般催化剂的基本特点，又有其自身反应特点。

（一）高效性

酶的催化效率通常比非催化反应高 $10^8 \sim 10^{20}$ 倍，比一般催化剂高 $10^7 \sim 10^{13}$ 倍。例如，脲酶催化尿素的水解速度是 H^+ 催化作用的 7×10^{12} 倍；α-胰凝乳蛋白酶对苯酰

胺的水解速度是 H^+ 的 6×10^6 倍。

（二）高度特异性

酶对其所催化的底物具有较严格的选择性。即一种酶仅作用于一种或一类化合物，或作用于一定的化学键，催化一定的化学变化并得到一定的产物，这种特性称为酶的特异性或专一性。根据酶对其底物选择的严格程度不同，酶的特异性可大致分为以下 2 种类型。

1. 绝对特异性 有些酶只作用于一种底物，催化一种化学反应，生成一种产物，这种特异性称为绝对特异性。例如，脲酶只能催化尿素水解生成 NH_3 和 CO_2。

有些具有绝对专一性的酶可以区分光学异构体和立体异构体，只能催化一种光学异构体或立体异构体进行反应。例如，乳酸脱氢酶仅催化 L-乳酸脱氢生成丙酮酸，而对 D-乳酸无作用；延胡索酸酶仅催化反-丁烯二酸（延胡索酸）加水产生苹果酸，而对顺-丁烯二酸（马来酸）无作用。

2. 相对特异性 有些酶可作用于一类化合物或一种化学键，这种特异性称为相对特异性。例如，磷酸酶可水解磷酸酯键。

（三）可调节性

体内酶的催化活性可受多种因素调节，如变构调节、化学修饰调节、激素和神经体液调节，以及对细胞内酶含量的调节。

（四）不稳定性

由于酶的本质是蛋白质，酶对一些理化因素（如温度、pH 等）非常敏感，极易受这些因素的影响而变性失活。

第二节　酶的分子结构及功能

一、酶的分子组成

酶根据其催化反应是否需要辅助因子参与而分为单纯酶和结合酶。单纯酶是仅由蛋白质构成的酶，如蛋白酶、淀粉酶、脂酶、核糖核酸酶等均属于此类。结合酶由蛋白质和非蛋白质两部分组成，蛋白质部分称为酶蛋白，非蛋白质部分称为辅助因子。辅助因子由金属离子和小分子有机化合物组成。

辅助因子按其与酶蛋白结合的紧密程度不同可分为辅酶与辅基。辅酶与酶蛋白的结合松散，可以用透析或超滤的方法除去；辅基与酶蛋白结合紧密，不能通过透析或超滤方法除去。如 NAD$^+$ 和 NADP$^+$ 是不需氧脱氢酶类的辅酶，FAD 和 FMN 是黄素酶类的辅基，它们在反应过程中起到递氢体的作用。

对于结合酶而言，一种酶蛋白必须与某一特定的辅酶（辅基）结合，才能成为有活性的全酶，只有全酶才有催化作用。但一种辅酶可与多种不同酶蛋白结合，组成具有不同特异性的全酶。例如，NAD$^+$ 可以与不同的酶蛋白结合，组成乳酸脱氢酶、苹果酸脱氢酶和 3-磷酸甘油醛脱氢酶等。可见，酶蛋白决定反应的特异性，辅酶或辅基决定了反应的种类和类型。

二、必需基团与活性中心

由酶催化的反应称为酶促反应，酶促反应的反应物称为酶的底物（S）。酶促反应是酶蛋白通过活性中心对底物分子起催化作用。

酶分子中存在的与酶的活性密切相关、不可或缺的化学基团称为酶的必需基团。如组氨酸残基的咪唑基、丝氨酸残基的羟基、半胱氨酸残基的巯基以及谷氨酸残基的 γ-羧基是常见的必需基团。必需基团在一级结构上可能相距很远，但在空间结构上彼此靠近，组成具有特定空间结构的区域，能与底物特异结合并将底物转化为产物，这一区域称为酶的活性中心，又称活性部位，是酶分子结构中可以结合底物并催化底物反应生成产物的部位。

酶活性中心内的必需基团有两类：一类是结合基团，其作用是与底物相结合；另一类是催化基团，其作用是催化底物发生化学反应并将其转变成产物。活性中心内的有些必需基团可同时具有这两方面的功能。还有一些必需基团虽然不直接参加活性中心的组成，但为维持酶活性中心应有的空间构象所必需，这些基团叫作酶活性中心以外的必需基团，如图 5-1。

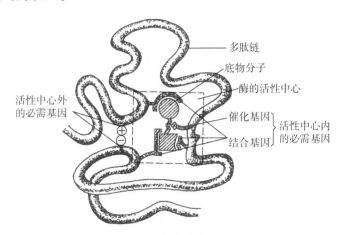

图 5-1　酶的活性中心

三、酶原及其激活

有些酶在细胞内合成及初分泌时处于无活性状态，这种无活性酶的前体称为酶原。酶原在一定条件下可转变成有活性的酶，称为酶原的激活。酶原的激活是在一定条件下，酶原水解开一处或几处肽键，使酶分子构象改变，从而形成并暴露酶的活性中心的过程。例如，胰蛋白酶原进入小肠后，在肠激酶的作用下，水解掉氨基末端一个六肽，致使分子构象发生改变，形成并暴露出酶的活性中心，成为有活性的胰蛋白酶（图 5-2）。

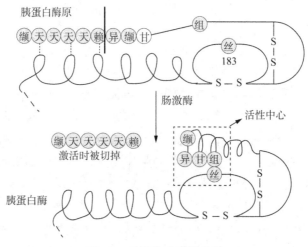

图 5-2　胰蛋白酶原的激活

酶原的存在和激活具有重要的生理意义。酶原可以避免细胞产生的酶对自身组织细胞进行消化，并使之在特定部位发挥作用。出血性胰腺炎的发生就是胰腺分泌的蛋白酶原在进入小肠前被激活而水解自身的胰腺细胞，导致胰腺出血、肿胀。此外，酶原还可以被视为酶的贮存形式。如凝血和纤溶系统以酶原的形式存在血液循环中（如凝血因子Ⅱ），一旦需要即转化为有活性的酶，发挥其对机体的保护作用。

四、同工酶

同工酶是指催化的化学反应相同，但酶蛋白的分子结构、理化性质乃至免疫学性质均不同的一组酶。同工酶存在于同一种属或同一个体的不同组织或同一细胞的不同亚细胞结构中，是生物进化过程中基因趋异的产物。

现已发现百余种酶具有同工酶。研究较多的如 L-乳酸脱氢酶（L-lactate dehydrogenase，LDH）。该酶是由 H 亚基（心肌型）和 M 亚基（骨骼肌型）组成的四聚体。这 2 种亚基以不同比例组成 5 种不同的同工酶：LDH_1（H_4）、LDH_2（H_3M_1）、LDH_3（H_2M_2）、LDH_4（H_1M_3）、LDH_5（M_4），见图 5-3。各种不同类型的 LDH 同工酶在不同组织器官中的比例是不同的，LDH_1 在心肌含量最高而 LDH_5 在肝脏含量最高，见表 5-1。

表 5-1　人体各组织器官 LDH 同工酶谱（活性％）

组织器官	同工酶				
	LDH_1	LDH_2	LDH_3	LDH_4	LDH_5
心肌	73	24	3	0	0
肾	43	44	12	1	0
肝	2	4	11	27	56
骨骼肌	0	0	5	16	79
红细胞	43	44	12	1	0
白细胞	12	49	33	6	0
肺	14	34	35	5	12
脾	10	25	40	20	5
血清	27	34.7	20.9	11.7	5.7

当组织细胞存在病变时，该组织细胞特异性的同工酶可释放入血。因此，临床上检测血清中同工酶活性、分析同工酶谱有助于疾病的诊断和预后判断。例如，心肌受损患者血清 LDH_1 含量上升，肝细胞受损者血清 LDH_5 含量增高。

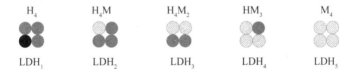

图 5-3　乳酸脱氢酶的同工酶

第三节　酶促反应速度及其影响因素

研究酶促反应速度以及各种因素对酶促反应速度影响机制的科学称为酶促反应动力学。在探讨各种因素对酶促反应速度的影响时，通常测定其初速度来代表酶促反应速度，即底物转化量＜5％时的反应速度。在研究某种影响因素时，其他因素应保持不变，单独改变待研究的因素。酶促反应速度可受多种因素影响，如酶浓度、底物浓度、pH、温度、抑制剂和激活剂等。

一、酶浓度对酶促反应速度的影响

当反应系统中 [S] ＞ [E] 时，酶促反应速度与 [E] 成正比（图 5-4、图 5-5），

即 $V=K[E]$。即 $[E]$ 越大，V 越大，两者成正比关系。在细胞内，通过改变 $[E]$ 来调节酶促反应速度，是细胞调节代谢的一个途径。

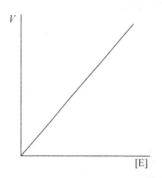

图 5-4　酶浓度对酶促反应速度的影响

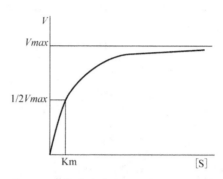

图 5-5　底物浓度对酶促反应速度的影响

二、底物浓度对酶促反应速度的影响

酶促反应中，V 和 $[S]$ 之间的关系是一种矩形双曲线图形（图 5-5）。此曲线表明，在酶浓度及其他反应条件不变的情况下，当底物浓度 $[S]$ 较低时，反应速度 V 随 $[S]$ 的增加而升高，二者成正比关系，反应可近似为一级反应。随着 $[S]$ 的继续增加，反应速度不再与底物浓度成正比，而是缓慢增加。如果继续加大 $[S]$，V 不再增加，这时 V 已到达极限，称最大反应速度，此时酶的活性中心已被底物饱和，反应视为零级反应。所有的酶均有此饱和现象，只是达到饱和时所需的 $[S]$ 不同而已。

（一）米-曼氏方程式

解释酶促反应中底物浓度和反应速度关系的最合理学说是上述的酶－底物中间产物学说，反应式如下：

$$E+S \underset{K2}{\overset{K1}{\rightleftharpoons}} ES \overset{K3}{\longrightarrow} E+P$$

1913 年 L. Michaelis 和 M. L. Menten 根据酶－底物中间产物学说进行数学推导，得出了 V 和 $[S]$ 关系的公式，即著名的米－曼氏方程式，简称米氏方程：

$$V=\frac{Vm[S]}{Km+[S]}$$

式中 Km 是米氏常数，$Km=(k2+k3)/k1$。

（二）米氏常数的意义

1. Km 值等于酶反应速度为最大速度一半时的底物浓度。

2. Km 值是酶的特征性常数，可以反映酶的种类。不同酶的 Km 值不同。Km 值与酶的结构、底物结构、反应体系的 pH、温度和离子强度有关，与酶的浓度无关。

3.Km 值反映酶与底物的亲和力。Km 值越小，酶与底物的亲和力越大。这表示不需要很高的底物浓度就可以达到最大反应速度。反之，Km 值越大，说明酶与底物的亲和力越小。一种酶有几种底物，就有几个 Km 值，其中 Km 值最小者是对酶亲和力最大的底物，一般称为天然底物或最适底物。

三、温度对酶促反应速度的影响

由于酶的本质是蛋白质，因此，温度对酶促反应速度具有双重影响。随着反应体系温度的升高，一方面可以增加活化分子数目，加快酶促反应速度；另一方面当温度超过一定临界值时，温度升高可使酶变性，酶促反应速度下降（图 5-6）。我们把酶促反应速度达到最大值的温度称为该酶促反应的最适温度。酶的最适温度不是酶的特征性参数，它与反应时间有关。

人体内多数酶的最适温度为 37～40℃，不同来源的酶，最适温度也不同。从一种栖热水生菌 YT1 株中提取到的 Taq DNA 聚合酶的最适温度为 72℃，此酶作为工具酶已被应用于 DNA 的体外扩增。

反应系统的温度低于最适温度时，温度每升高 10℃，反应速度可加大 1～2 倍；如降低温度，酶的活性可随温度下降而降低。但低温不会使酶破坏，温度回升时，酶活性又可恢复。临床上低温麻醉就是利用酶的这一性质，减慢组织细胞代谢速度，提高机体对氧和营养物质缺乏的耐受性，对机体有保护作用。低温保存动物细胞、菌种/酶等生物制剂也是利用酶的这一性质。

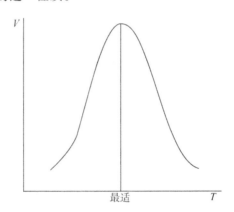

图 5-6 温度对酶促反应速度的影响

四、pH 对酶促反应速度的影响

酶分子中极性基团在不同 pH 条件下的解离状态不同。酶活性中心的某些必需基团往往需要处在特定的解离状态才容易同底物结合，并具有最大催化活性。许多底物及辅助因子（如 ATP、NAD$^+$、辅酶 A 等）的解离状态也受 pH 的影响。因此 pH 的改变既影响酶对底物的结合，又影响酶的催化能力。另外，过酸或过碱条件下酶蛋白容易快速变性失去活性。pH 对酶必需基团及底物解离状态的影响以及对酶蛋白稳定性的影响，造成酶活性随 pH 变化，酶只有在特定的 pH 时活性才达到最大，过酸或过碱则酶活性都降低（图 5-7）。酶催化活性最大时，反应体系的 pH 称为酶促反应的最适 pH。

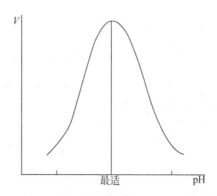

图 5-7　pH 对酶促反应速度的影响

最适 pH 不是酶特征性常数。不同酶的最适 pH 一般不同，它受底物种类与浓度、缓冲离子种类与浓度、酶的纯度等因素的影响。因此，不同来源的酶最适 pH 通常很接近于其生理环境的 pH。如来源于细胞液中的酶，大多数最适 pH 接近中性；来源于动物组织的胃蛋白酶最适 pH 为 1.8。

五、激活剂对酶促反应速度的影响

使酶由无活性变为有活性或使酶活性增加的物质称为酶的激活剂。激活剂大多为金属离子，如 Mg^{2+}、K^+、Mn^{2+} 等，少数为阴离子，如 Cl^- 等。也有许多有机化合物激活剂，如胆汁酸盐等。按其对酶促反应速度影响的程度，可将激活剂分为两大类。

（一）必需激活剂

使酶由无活性变为有活性的激活剂称为必需激活剂。必需激活剂对酶促反应是不可缺少的。必需激活剂大多为金属离子，例如 Mg^{2+} 是己糖激酶的必需激活剂。

（二）非必需激活剂

有些酶在激活剂不存在时仍有一定的催化活性，但催化效率较低，加入激活剂后，酶的催化活性显著提高，这类激活剂称为非必需激活剂。许多有机化合物类激活剂属于此类，如胆汁酸盐是胰脂肪酶的非必需激活剂，Cl^- 是唾液淀粉酶的非必需激活剂。

六、抑制剂对酶促反应速度的影响

凡能使酶活性下降而不引起酶蛋白变性的物质统称为酶的抑制剂。抑制剂多与酶的活性中心内、外必需基团相结合，从而抑制酶的活性。去除抑制剂后，可使酶的活性恢复。加热、强酸等因素使酶发生不可逆的破坏而变性失活，不属于抑制作用的范畴。根据抑制剂与酶结合的紧密程度，抑制作用通常分为可逆性抑制与不可逆性抑制两类。

（一）不可逆抑制作用

抑制剂与酶活性中心的必需基因以共价键结合，使酶活性丧失，而不能用透析、超滤或凝胶过滤等物理方法除去抑制剂而使酶恢复活性的，称为不可逆抑制作用。这种抑制可以通过其他化学反应，将抑制剂从酶分子上除去。常见的有羟基酶抑制剂和巯基酶抑制剂。

1. 羟基酶抑制剂 有机磷化合物如有机磷杀虫剂，能与某些酶活性中心丝氨酸的羟基共价结合，从而抑制这类酶的活性，称为羟基酶抑制剂。有机磷杀虫剂对胆碱酯酶的抑制作用如下。

有机磷杀虫剂　　胆碱酯酶（活）　　磷酰化胆碱酯酶（失活）

胆碱酯酶是催化乙酰胆碱水解的羟基酶。该酶失活导致乙酰胆碱在体内堆积，引起胆碱能神经兴奋性的一系列症状（如恶心、呕吐、心跳变慢、瞳孔缩小、流涎、多汗和呼吸困难、警觉等）。

解救有机磷中毒，需早期使用胆碱酯酶复活剂解磷定（pyridine aldoxime methyliodide，PAM），同时使用乙酰胆碱拮抗剂阿托品减轻中毒症状。

解磷定　　　　被有机磷抑制的酶　　　　解磷定–有机磷复合物　　恢复活性的酶

2. 巯基酶抑制剂 有些抑制剂与酶分子活性中心的必需基团巯基不可逆结合而使酶失活，这些抑制剂称为巯基酶抑制剂。如重金属离子 Ag^+、Hg^{2+}、As^{3+} 等能与酶蛋白上的巯基不可逆共价结合使酶失活。氯乙烯-二氯砷是一种含砷化合物，能不可逆的抑制体内巯基酶活性，从而引起神经系统、皮肤黏膜、血管等病变。

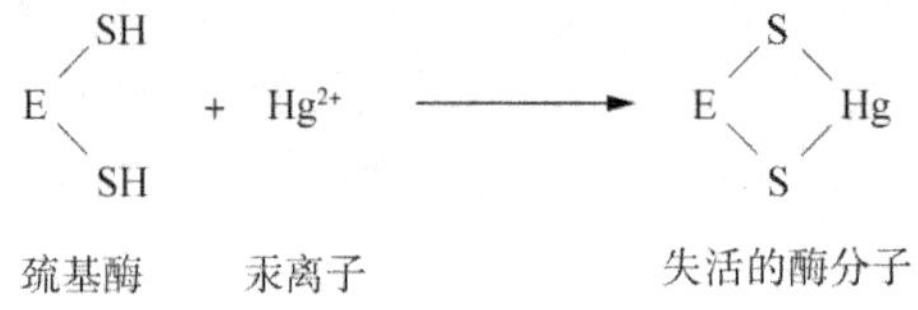

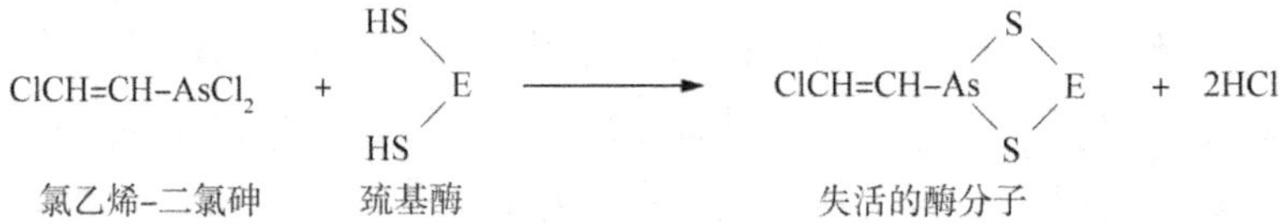

二硫基丙醇可解除重金属离子对巯基酶的抑制作用。

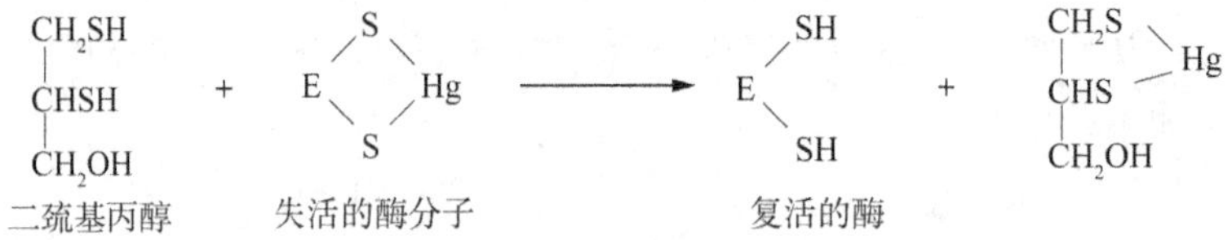

（二）可逆性抑制作用

抑制剂通常以非共价键与酶或酶-底物复合物结合，使酶活性降低或丧失，采用透析或超滤的方法可将抑制剂除去，使酶恢复活性，因此称为可逆性抑制作用。根据抑制剂作用方式的不同，可逆性抑制作用又分为竞争性抑制作用、非竞争性抑制作用和反竞争性抑制作用3种类型。

1. 竞争性抑制作用 抑制剂与底物结构相似，两者竞争与酶的活性中心结合，从而干扰了酶与底物的结合，使酶的催化活性降低，这种作用就称为竞争性抑制作用。其反应过程如图5-8。

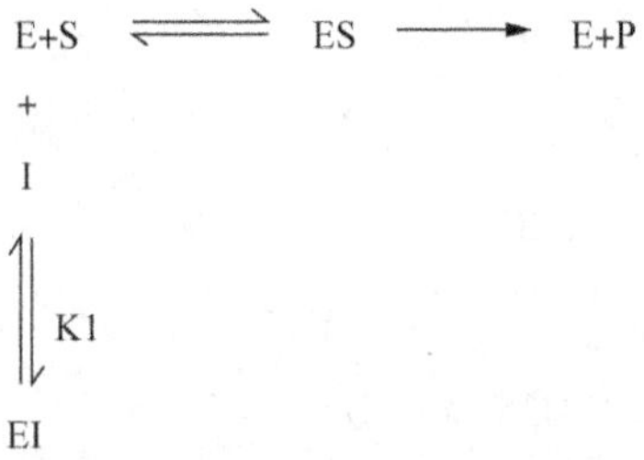

图 5-8　竞争性抑制作用

由上式可知酶与抑制剂形成EI后成为反应的死端，但生成的EI在E和I之间很快达到平衡，此时增加底物浓度就增加了底物和酶形成ES的可能性。只要反应系统中加入的底物浓度足够高，就可能使全部EI解离为E和I，E和S形成ES，从而恢复酶的全部活性。

竞争性抑制作用特点：①抑制剂和底物竞争性的和酶的活性中心结合；②抑制作用的程度取决于抑制剂和底物的相对浓度。

丙二酸对琥珀酸脱氢酶的抑制作用是竞争性抑制作用的典型代表。丙二酸对酶活性中心的亲和力远高于琥珀酸与酶的亲和力，当丙二酸的浓度仅为琥珀酸浓度的 1/50 时，酶活性就可被抑制 50%；在相同丙二酸浓度下，若增大琥珀酸的浓度，此抑制作用可减轻。

磺胺类药物抑菌的机制也是竞争性抑制作用的典型代表。有些细菌生长繁殖时，在体内 FH_2 合成酶的催化下，由对氨基苯甲酸、二氢蝶呤及谷氨酸合成 FH_2，FH_2 再还原成 FH_4，FH_4 是细菌合成核苷酸不可缺少的辅酶。磺胺类药物的化学结构与对氨基苯甲酸很相似，是 FH_2 合成酶的竞争性抑制剂，抑制 FH_2 的合成，进而减少 FH_4 的生成，使核酸合成受阻而影响细菌的生长繁殖。人类能直接利用食物中的叶酸，所以人类核酸合成不受磺胺类药物的干扰。根据竞争性抑制的特点，服用磺胺类药物时必须保持血液中药物的高浓度，以发挥其有效的竞争性抑菌作用。许多抗代谢物和抗癌药物如氨甲蝶呤、5-氟尿嘧啶、6-巯基嘌呤等均为竞争性抑制剂，它们分别抑制 FH_4、脱氧胸苷酸及嘌呤核苷酸的合成，以抑制肿瘤的生长。

2. 非竞争性抑制作用 抑制剂与酶活性中心以外的必需基团结合，使酶的构象改变而失去活性，称为非竞争性抑制作用。非竞争性抑制剂不影响酶与底物的结合，酶与底物的结合也不影响酶与抑制剂的结合，底物与抑制剂之间无竞争关系。但 EIS 不能进一步释放出产物。因此，增加底物浓度不能解除抑制剂对酶的抑制作用。非竞争性抑制剂的酶促反应表示如下。

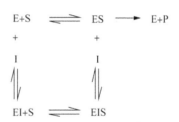

在非竞争性抑制作用中，I 的结合不影响 S 与 E 亲和力，故 Km 不变，但 EIS 不能释放出产物，故 $Vmax$ 下降。

非竞争性抑制特点：①底物和抑制剂分别与酶的不同部位相结合；②抑制的程度取决于抑制剂的相对浓度。

麦芽糖对 α 淀粉酶的抑制属于非竞争性抑制。

3. 反竞争性抑制作用 此类抑制剂仅与 ES 结合，使酶失去催化活性。抑制剂与 ES 结合后，减弱了 ES 解离成 E 和 P 的趋势，更加有利于底物和酶的结合，这种现象恰好与竞争性抑制作用相反，故称为反竞争性抑制作用。EIS 形成后，使中间产物 ES 量下降，这样减少了从中间产物转化产物的量，其抑制作用的反应过程如下。

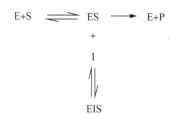

反竞争性抑制作用特点：①抑制剂只和 ES 结合，必须有底物存在，抑制剂才能对酶产生抑制作用；②抑制剂对酶的抑制程度随底物浓度和抑制剂同酶的亲和力增加而加强。

反竞争性抑制剂在自然界很少见。

第四节　酶活性的调节

细胞内许多酶的活性是可以调节的。通过适当的调节，可以使酶在有活性和无活性、高活性和低活性之间转变。对细胞内酶的调节，都是对代谢过程中的关键酶进行调节。

一、变构调节

（一）变构调节概念

某些代谢物能与酶分子活性中心以外的某一部位特异结合，引起酶蛋白分子构象变化，从而改变酶的活性，这种调节称为酶的变构调节或别构调节。使酶发生这种变构调节的物质称为变构效应剂。引起酶活性增加的物质称为变构激活剂；引起酶活性降低的物质称为变构抑制剂。能发生变构调节的酶称为变构酶。

各代谢途径中的关键酶多属于变构酶。而关键酶的底物、代谢途径的终产物或某些中间产物以及 ATP、ADP、AMP 等一些小分子化合物，常可以作为变构效应剂。

（二）变构调节机制

变构酶常由多亚基构成。有的亚基专门负责与底物结合而起催化作用的称为催化亚基；有的亚基专门负责与变构剂特异结合，引起调节作用的称为调节亚基。另外有些酶，底物和变构剂均与同一个亚基结合，只是结合部位不同，可分别称为催化部位和调节部位。变构酶有 2 种构象状态，即亚基的解聚和聚合。这 2 种构象状态，一种是适宜与底物结合的高活性状态，另一种则相反，是低活性或无活性状态。变构剂通过以非共价键与酶的调节亚基结合或分离引发酶的 2 种构象的互变，从而起到快速调节酶活性的作用。变构剂一般以反馈方式对代谢途径的起始关键酶进行调节，常见为负反馈调节。

(三) 变构调节的生理意义

1. 防止代谢终产物积累 例如，长链脂酰 CoA 可反馈抑制乙酰辅酶 A 羧化酶，从而抑制脂肪酸的合成。这样可使代谢物的生成不致过多（见脂代谢）。

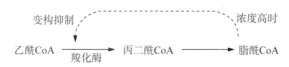

2. 使代谢物得到合理调配和有效利用 变构效应剂可以对一种酶有变构抑制作用，同时对另一种酶有变构激活作用，使不同代谢途径相互协调，代谢物根据需要进入不同代谢途径。如当机体的糖供应充足，消耗能量又较少时，在肝细胞内 6-磷酸葡萄糖会有一定积累，6-磷酸葡萄糖可变构抑制糖原磷酸化酶，同时又变构激活糖原合成酶。这样一方面减少从糖原再分解产生葡萄糖，另一方面使 6-磷酸葡萄糖主要进入糖原合成途径（见糖代谢）。

二、共价修饰调节

(一) 共价修饰调节概念

酶蛋白肽链上的一些基团可在另一种酶的催化下，与某些化学基团共价结合，从而改变酶的活性，这种调节方式称为共价修饰调节，也称化学修饰调节。酶的共价修饰包括磷酸化与脱磷酸化、乙酰化与脱乙酰化、甲基化与脱甲基化、腺苷化与脱腺苷化等，其中以磷酸化和脱磷酸化修饰为最常见。

酶的共价修饰是体内快速调节的又一种重要方式。

糖原磷酸化酶是典型的酶共价修饰调节的实例。此酶有 2 种形式，即无活性的磷酸化酶 b 与有活性的磷酸化酶 a。前者肽链上特定丝氨酸残基上的－OH，在磷酸化酶 b 激酶的催化下，消耗 ATP 使之磷酸化而转变为高活性的磷酸化酶 a 二聚体，二分子二聚体还可以再聚合成有活性的磷酸化酶 a 四聚体。该活性酶蛋白分子经磷蛋白磷酸酶催化水解脱去磷酸即可使酶活性丧失。

(二) 共价修饰调节的特点及生理意义

1. 绝大多数属于这类调节方式的酶都具有 2 种形式，即无活性（或低活性）和有活性（或高活性）2 种。它们的互变反应中，正反两个方向都是由不同的酶所催化的，这些酶受激素等调节因素的调控。

2. 磷酸化修饰虽是以 ATP 供给磷酸基团，但其耗能远小于合成酶蛋白所消耗的 ATP，因此是体内经济有效的快速调节方式。

3. 和变构调节不同，共价修饰有共价键的变化。

4. 整个共价修饰过程是一个级联反应，故有放大效应。催化效率常较变构调节高。

第五节 酶的分类和命名

一、酶的命名

(一) 习惯命名

1. 多数采用底物名称加反应类型，如苹果酸脱氢酶、磷酸己糖异构酶等。

2. 命名水解酶类，可省略反应类型，如蛋白酶、蔗糖酶等。

3. 有时在底物名称前加上酶的来源，如唾液淀粉酶等。

习惯命名法命名简单，使用方便，但有时会出现"一酶数名"或"一名数酶"的混乱现象。

(二) 系统命名

1961 年国际酶学委员会 (International Enzyme Committee，IUBMB) 提出系统命名法，规定每一种酶均有一个系统名称，它标明酶的所有底物与反应性质，底物名称之间以"："分隔。由于许多酶促反应是双底物或多底物反应，且底物的化学名称很长，结果使酶的系统名称过长和过于复杂。为了应用方便，国际酶学委员会又从每种酶的多个习惯名称中选定一个简便实用的推荐名称。例如，催化 L-天冬氨酸和 α-酮戊二酸反应的酶，系统命名为 L-天冬氨酸；α-酮戊二酸转氨酶的推荐名称为天冬氨酸转氨酶。

二、酶的分类

按国际酶学委员会规定，根据酶促反应的性质，将酶分为 6 大类。

1. 氧化还原酶类 催化氧化还原反应的酶类。包括氧化酶和脱氢酶，催化传递电子、氢及需氧参加的酶。如乳酸脱氢酶、琥珀酸脱氢酶、细胞色素氧化酶、过氧化氢酶等。

2. 转移酶类 催化底物之间基团转移或交换的酶类。如甲基转移酶、氨基转移酶、乙酰转移酶、己糖激酶等。

3. 水解酶类 催化底物发生水解反应的酶类。实际上是需要水为底物的酶，如淀粉酶、蛋白酶、磷酸酶等。

4. 裂解酶类（或裂合酶类）　这是一类催化一种化合物裂解成 2 种化合物或将 2 种化合物逆向合成一种化合物的酶，如碳酸酐酶、醛缩酶等。

5. 异构酶类　催化各种同分异构体之间相互转化的酶类，如磷酸丙糖异构酶、消旋酶等。

6. 合成酶类（或连接酶类）　催化 2 分子底物合成 1 分子化合物，同时耦联 ATP 的磷酸键断裂释能的酶类，如谷氨酰胺合成酶、氨基酸-tRNA 连接酶等。

国际系统分类法除按上述 6 类将酶依次编号外，还根据酶所催化的化学键的特点和参加反应的基团的不同，将每一大类又进一步分类。每种酶的分类编号均由 4 个数字组成，数字前冠以 EC。编号中的第 1 个数字表示该酶属于 6 大类中的哪一类；第 2 个数字表示该酶属于哪一亚类；第 3 个数字表示亚-亚类；第 4 个数字是该酶在亚-亚类中的排序。例如，乳酸：NAD^+ 氧化还原酶为 EC1.1.1.27。

第六节　酶在医学上的应用

随着酶学研究和医学研究的迅速进展，酶在医学上的重要性越来越引起人们的注意。酶不但涉及疾病的发生和发展，而且酶活性的测定已成为临床辅助诊断的重要手段。随着酶提纯技术的发展，用于治疗的酶也越来越多，并且酶可作为试剂用于科学研究。所以，酶与医学的关系非常密切。

一、酶与疾病发生的关系

体内的化学反应几乎都是在酶的催化下进行的，酶的质和量及酶的活性异常是导致某些疾病的基本原因。

（一）酶先天性缺陷所致的疾病

通常酶的先天性缺乏导致了代谢缺陷，当某编码重要酶的基因突变时，常导致这些酶蛋白的合成能力缺乏或酶分子丧失正常的催化能力，从而产生疾病。由于这类突变是遗传性的，因此称为遗传性代谢性疾病。如酪氨酸酶缺陷引起的白化病，6-磷酸葡萄糖脱氢酶缺陷所致的蚕豆病，苯丙氨酸羟化酶缺乏导致的苯丙酮酸尿症，肝细胞中葡糖 6-磷酸酶缺陷引起的糖原贮积症。

（二）酶活性异常所致疾病

许多疾病引起酶的异常，这种异常又使病情加重。如急性胰腺炎时，胰蛋白酶原在胰腺中被激活，造成胰腺组织被水解破坏。

许多中毒性疾病实际上就是体内某些酶活性被抑制所引起的。如有机磷农药抑制胆碱酯酶活性，重金属离子抑制巯基酶活性，氰化物抑制细胞色素氧化酶活性等。

二、酶在疾病诊断上的应用

某些组织或器官损伤可使其组织特异性的酶释放，如临床进行体液检查时，某些酶含量就会升高，这也是疾病诊断、病情监测、疗效观察、预后及预防的重要指标。例如，测定血或尿中淀粉酶的活性可用于急性胰腺炎的鉴别诊断；测定血中丙氨酸氨基转移酶活性是诊断肝炎或肝炎活动情况的重要指征；测定血中磷酸肌酸激酶和天冬氨酸氨基转移酶活性，是诊断急性心肌梗死的重要指标。

三、酶在疾病治疗上的应用

酶作为药物用于临床治疗

1. 消化酶类 用以治疗消化功能失调，消化液分泌不足或其他原因引起的消化系统疾病。如淀粉酶、胃蛋白酶、糜蛋白酶、胰蛋白酶、胰酶、多酶片等。

2. 抗炎清创酶类 能将炎症部位的纤维蛋白或脓液中的黏蛋白分解，既可抗炎消肿，又可清洁创口，排除脓液，以利于药物的渗透及创口愈合等。属于这类酶的主要有胰蛋白酶、胰凝乳蛋白酶、链激酶、尿激酶、纤溶酶、木瓜蛋白酶、菠萝蛋白酶等蛋白水解酶。

3. 抗栓酶类 这类酶有明显的降低血浆纤维蛋白原、血液黏度及聚集血小板的作用，可溶栓扩张血管、增加病灶血液供应、改善微循环，还能促进胆固醇转变成胆酸，加速胆汁排泄，防止胆固醇在血管壁上沉积，改善脂肪酸过多所造成的异常，对动脉硬化及血栓形成有预防及治疗作用。属于这类酶的有蝮蛇抗栓酶、尿激酶、链激酶及弹性蛋白酶。

4. 抗氧化酶类 在正常情况下，体内氧自由基的产生和消除是平衡的。一旦氧自由基产生过多或抗氧化体系出现障碍，体内氧自由基代谢就会出现失衡，从而导致细胞损伤，引起心脏病、癌症和衰老等。能清除体内氧自由基的酶有超氧化物歧化酶、过氧化氢酶等。

5. 抗肿瘤细胞生长的酶类 现在肿瘤已成为严重威胁人们生命的主要疾病之一，化疗是治疗肿瘤的重要手段之一，其中属于这一类的酶有天冬酰胺酶、谷氨酰胺酶及神经氨酸苷酶，它们的作用机制主要是干扰蛋白质的合成，以抑制肿瘤细胞的生长。

四、其他方面

酶还作为工具酶、固定化酶等广泛应用于科学研究和生产，限制性核酸内切酶和

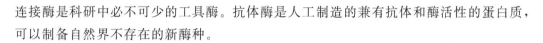

连接酶是科研中必不可少的工具酶。抗体酶是人工制造的兼有抗体和酶活性的蛋白质，可以制备自然界不存在的新酶种。

——————[小结]——————

　　酶是由活细胞产生的具有特异性和高效催化作用的蛋白质，又称为生物催化剂。酶促反应的特点：对底物具有高度的催化效率、高度的特异性、可调节性和不稳定性。

　　结合酶由酶蛋白和辅助因子构成，只有全酶才具有催化作用。酶的活性中心是酶分子中能与底物特异性地结合并催化底物转变为产物的特定区域。酶原是无活性的酶前体。酶原激活的实质是酶的活性中心形成或暴露的过程。同工酶是指催化相同的化学反应，但酶蛋白的分子结构、理化性质乃至免疫学性质不同的一组酶。

　　酶促反应速率受多种因素影响，如底物浓度、酶浓度、温度、pH、抑制剂和激活剂等。

　　酶活性的调节包括变构调节和化学修饰调节。

——————[思考题]——————

1. 同工酶在医学中有何应用？
2. 试用竞争性抑制作用的原理说明磺胺类药物的作用机制？
3. 酶原和酶原的激活有何生理学意义？
4. 酶催化作用的特点？
5. 何谓竞争性抑制和非竞争性抑制？二者有何异同？

第六章

生物氧化

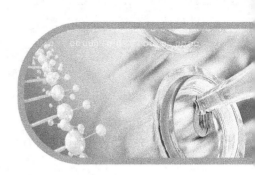

 学习目标

1. 掌握生物氧化的概念、特点，H_2O 和 CO_2 的生成机制，呼吸链的概念、组成及 2 条重要的呼吸链。

2. 熟悉 ATP 的功能、生成方式，影响氧化磷酸化的因素。

3. 了解非线粒体氧化体系的主要种类。

第一节　概述

一、生物氧化的概念

食物中的糖、脂肪与蛋白质在体内氧化分解，生成 CO_2 和 H_2O 并逐步释放能量的过程称为生物氧化。由于这一过程是在组织细胞内进行并伴随有氧的消耗和 CO_2 的产生，故生物氧化又称为组织呼吸或细胞呼吸。

二、生物氧化的特点

1. 氧化环境温和　物质在体外氧化（燃烧）时反应条件剧烈，而生物氧化反应是在细胞内 37℃、近似中性的条件下进行的。

2. 能量逐步释放　物质在体外氧化能量是骤然释放的，在体内是由一系列酶催化逐步进行的，能量是逐步释放的。释放的能量有相当一部分以化学能的形式使 ADP 磷酸化生成 ATP，作为机体各种生理活动需要的直接能源。

3. 脱氢与脱羧　生物氧化中 H_2O 的生成是由物质脱下的氢经过一系列酶和辅酶逐步传递给氧生成的，CO_2 则由有机酸脱羧产生。体外氧化产生的 CO_2、H_2O 是由物质中的碳和氢直接与氧结合生成。

三、生物氧化有关的酶类

生物氧化有关的酶类众多，主要有氧化酶和脱氢酶两类，脱氢酶尤为重要。

1. 氧化酶类　氧化酶为含铜或铁的蛋白质，能激活分子氧，促进氧对代谢物的直接氧化，只能以氧为受氢体生成水。重要的有细胞色素氧化酶，可使还原型氧化成氧化型，亦可将氢放出的电子传递给分子氧使其活化，心肌中含量甚多。此外还有过氧化物酶、过氧化氢酶等。

2. 脱氢酶类　脱氢酶类可分为需氧脱氢酶和不需氧脱氢酶。前者可激活代谢物分子中的氢，与分子氧结合，产生过氧化氢。在无分子氧时，可利用亚甲蓝为受氢体。需氧脱氢酶皆以 FMN 或 FAD 为辅酶。不需氧脱氢酶可激活代谢物分子中的氢，使脱出的氢转移给递氢体或非分子氧。一般在无氧或低氧环境下促进代谢物氧化。大部分以 NAD 或 NADP 为辅酶。

四、生物氧化中二氧化碳的生成

体内 CO_2 的生成是代谢中间物（有机酸）经脱羧反应而生成的。按照羧基所连接的位置不同，可将有机酸的脱羧作用分为 α-脱羧和 β-脱羧；按照脱羧时是否伴有氧化作用，可将有机酸的脱羧作用分为单纯脱羧和氧化脱羧。

4 种脱羧方式如下。

1. α-单纯脱羧　脱去 α 碳原子上的羧基，如 α-氨基酸的脱羧作用。

$$R\text{-}CHCOOH \xrightarrow{\text{氨基酸脱羧酶}} R\text{-}CH_2\text{-}NH_3 + CO_2$$
$$\underset{NH_2}{|}$$

2. β-单纯脱羧　脱去 β 碳原子上的羧基，如草酰乙酸的脱羧作用。

$$\underset{\text{草酰乙酸}}{HOOCCH_2COCOOH} \xrightarrow{\text{草酰乙酸脱羧酶}} \underset{\text{丙酮酸}}{CH_3COCOOH + CO_2}$$

3. α-氧化脱羧　α 碳原子上的羧基脱落的同时伴有氧化反应，如丙酮酸的脱氢与脱羧作用。

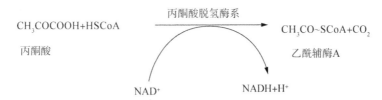

4. β-氧化脱羧　β 碳原子上羧基脱落的同时伴有氧化反应，如异柠檬酸的脱氢与脱羧作用。

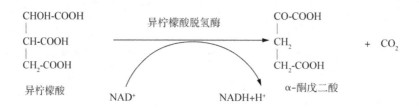

第二节 线粒体氧化体系

一、呼吸链的概念和组成

线粒体内的生物氧化依赖于内膜上多种酶和辅酶的作用，这些酶和辅酶组成具有电子传递功能的酶复合体，按一定顺序排列在线粒体内膜上，传递氢、电子。代谢物脱下的 2H（$2H^+ + 2e$）通过酶复合体催化的连锁反应逐步传递，最终与氧结合生成水，此过程与细胞摄取氧的呼吸有关，所以将此传递链称为呼吸链。呼吸链中不论递氢体还是电子传递体都起着传递电子的作用，又称电子传递链。

呼吸链由 4 种具有电子传递功能的蛋白复合体组成（表 6-1），每个复合体又含有几个电子载体。复合体 I、复合体 III、复合体 IV 镶嵌在线粒体内膜中，复合体 II 位于内膜内侧，这些复合体由 2 个小的电子传递体（泛醌和细胞色素 c）连接起来，电子可沿这些复合体有序地传递。

表 6-1 人线粒体呼吸链复合体

复合体	酶名称	辅基	多肽链数
复合体 I	NADH-泛醌还原酶	FMN，Fe-S	39
复合体 II	琥珀酸-泛醌还原酶	FAD，Fe-S	4
复合体 III	泛醌-细胞色素 c 还原酶	铁卟啉，Fe-S	10
复合体 IV	细胞色素 c 氧化酶	铁卟啉，Cu	13

呼吸链组分的排列顺序主要由以下的实验结果确定。

1. 根据呼吸链各组分的标准氧化还原电位，由低到高排列。氧化-还原电位（E）低的组分容易失去电子，还原性强，处于呼吸链的前面；氧化-还原电位高的组分容易得到电子，氧化性强，处于呼吸链的后面。呼吸链中 $NAD^+/NADH$ 的 $E^{0'}$ 最小，O_2/H_2O 的 $E^{0'}$ 最大，表明电子的传递方向是从 NAD^+ 到分子氧。

2. 在体外将呼吸链进行拆开和重组，鉴定它们的组成与排列。另外，还可利用呼吸链特异的抑制剂和各组分特征性的吸收光谱分析呼吸链的排列顺序。

根据实验结果分析呼吸链各组分的排列顺序，可知上述 4 个复合体的电子传递顺序为：由复合体Ⅰ或复合体Ⅱ开始，经泛醌到复合体Ⅲ，再经 Cyt c 到复合体Ⅳ，最后复合体Ⅳ利用电子催化氧与质子结合成水（图 6-1）。复合体Ⅰ、复合体Ⅲ、复合体Ⅳ具有质子泵的功能，电子通过呼吸链传递的同时伴有质子从线粒体基质流向膜间隙，产生跨膜质子电化学梯度贮存能量，促使 ATP 的生成。

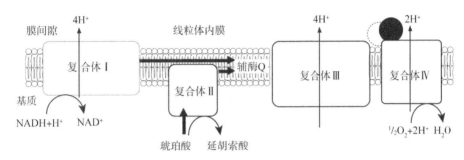

图 6-1　呼吸链 4 个复合体传递顺序

二、体内重要的呼吸链

目前认为线粒体内的氧化呼吸链有 2 条，一条是电子从 NADH 开始传递到 H_2O 生成，称为 NADH 氧化呼吸链；另一条是电子从 $FADH_2$ 开始传递到 H_2O 生成，称为琥珀酸氧化呼吸链。

（一）NADH 氧化呼吸链

生物氧化过程中大多数脱氢酶的辅酶是 NAD^+，NADH 氧化呼吸链是细胞内最主要的呼吸链。NAD^+ 接受代谢物脱下的 2H（$2H^+ + 2e$）生成 NADH＋H^+，经复合体Ⅰ的 FMN 传递给泛醌生成 QH_2，QH_2 中的 2H 解离成 $2H^+$ 和 2e，$2H^+$ 游离于膜间隙中，2e 则由 Cyt b 接受，沿着 $b \to c_1 \to c \to aa_3 \to O_2$ 的顺序逐步传递，最后 Cyt aa_3 将 2 个电子传递给氧原子生成 O_2-，与基质中的 $2H^+$ 结合生成 H_2O。传递过程中释放的能量可驱动 ADP 生成 2.5 分子 ATP。其组成顺序如下：

$$NADH \to 复合体Ⅰ \to Q \to 复合体Ⅲ \to Cyt\ c \to 复合体Ⅳ \to O_2$$

（二）琥珀酸氧化呼吸链（又称 $FADH_2$ 氧化呼吸链）

琥珀酸脱氢酶、α-磷酸甘油脱氢酶及脂酰 CoA 脱氢酶等的辅基是 FAD，催化底物脱下 2H 直接由复合体Ⅱ FAD 接受还原生成 $FADH_2$，传递给泛醌形成二氢泛醌，以后的传递过程与 NADH 氧化呼吸链相同。每 2H 通过此呼吸链可产生 1.5 分子 ATP。其组成如下：

$$FADH_2 \to 复合体Ⅱ \to Q \to 复合体Ⅲ \to Cyt\ c \to 复合体Ⅳ \to O_2$$

三、ATP 的生成

ATP 是生物界普遍使用的供能物质，有"通用货币"之称。体内的 ATP 有 2 种生成方式：底物水平磷酸化和氧化磷酸化。

（一）底物水平磷酸化

代谢物氧化分解过程中，底物的脱氢或脱水引起分子内能量重新分布形成高能键，随后高能键直接将能量转移至 ADP（或 GDP）生成 ATP（或 GTP），这种 ADP（或 GDP）磷酸化作用与底物的脱氢作用直接耦联生成 ATP（或 GTP）的反应称为底物水平磷酸化。目前已知体内有 3 个底物水平磷酸化反应：

$$1,3\text{-}二磷酸甘油酸＋ADP \longrightarrow 3\text{-}磷酸甘油酸＋ATP$$
$$磷酸烯醇式丙酮酸＋ADP \longrightarrow 烯醇式丙酮酸＋ATP$$
$$琥珀酰\ CoA＋H_3PO_4＋GDP \longrightarrow 琥珀酸＋CoA\text{-}SH＋GTP$$

（二）氧化磷酸化

在生物氧化过程中，代谢物氧化脱下的氢经呼吸链传递与氧结合生成水（氧化），同时释放的能量推动 ATP 合酶催化 ADP 磷酸化生成为 ATP。代谢物脱下的氢经呼吸链传递电子释放能量，紧密耦联驱动 ADP 磷酸化反应，故称为氧化磷酸化（图 6-2）。它是体内生成 ATP 的最主要方式。

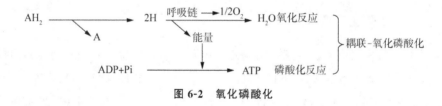

图 6-2　氧化磷酸化

1. 氧化磷酸化的耦联部位　根据下述实验数据可大致确定氧化磷酸化的耦联部位，即 ATP 产生的部位。

（1）P/O 比值：P/O 比值测定是研究氧化磷酸化最常用的方法，氧化磷酸化过程中，无机磷原子消耗的摩尔数与氧原子消耗的摩尔数之比称 P/O 比值。由于无机磷酸用于 ADP 磷酸化生成 ATP，因此，从 P/O 比值可反映物质氧化时每消耗 1 摩尔氧原子生成的 ATP 数。在离体线粒体内，通过测定不同物质氧化时的 P/O 比值可大致推导出氧化磷酸化的耦联部位。丙酮酸氧化时的 P/O 比值接近 3，已知丙酮酸脱下的 2H 通过 NADH 呼吸链氧化，说明该呼吸链存在 3 个 ATP 生成部位。而琥珀酸氧化脱下的 2H 通过琥珀酸氧化呼吸链氧化，测得 P/O 比值约为 2，说明该呼吸链存在 2 个 ATP 生成部位。由于前者从 NADH 传递给泛醌，而后者经 FAD 传递给泛醌，这表明在 NADH 至泛醌之间存在一个耦联部位。维生素 C 和还原型 Cyt c 氧化时的 P/O 比值都接近 1，推测 Cyt c 和 O_2 之间应存在 ATP 生成部位。而另一处 ATP 生成部位在泛醌和 Cyt c 之间。因此，NADH 氧化呼吸链存在 3 个耦联部位，琥珀酸氧化呼吸链只有 2 个耦联部位。

（2）自由能变化：经测定，呼吸链中有 3 个部位存在较大的氧化还原电位差，NAD^+ 到 Q 段的电位差约 0.36 V，Q 到 Cyt c 的电位差为 0.19 V，Cyt aa_3 到分子氧的电位差为 0.55 V。

pH 7.0 时标准自由能变化（$\Delta G^{0'}$）与电位变化（$\Delta E^{0'}$）之间存在以下关系：

$$\Delta G^{0'} = -nF\Delta E^{0'}$$

n 为传递电子数，F 为法拉第常数 [96.5 kJ/（mol·V）]。通过计算，它们相应的 $\Delta G^{0'}$ 分别约为 -69.5 kJ/mol、-36.7 kJ/mol、-112 kJ/mol，生成 1 mol ATP 需要能量约 30.5 kJ，可见以上 3 处足够提供合成 ATP 所需的能量，ATP 的耦联部位应该位于复合体 Ⅰ、复合体 Ⅲ、复合体 Ⅳ（图 6-3）。

由于复合体 Ⅰ、复合体 Ⅲ、复合体 Ⅳ 是产生 ATP 的耦联部位，普遍认为代谢物脱下的一对氢，经 NADH 呼吸链传递可生成 3 分子 ATP，经琥珀酸氧化呼吸链传递只能生成 2 分子 ATP。

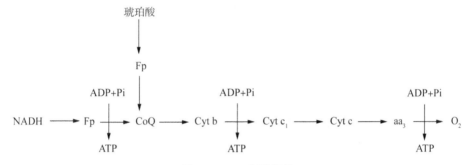

图 6-3 ATP 耦联部位

2. 氧化磷酸化耦联机制

（1）化学渗透假说：氧化磷酸化耦联机制有 3 种假设：化学耦联假说、构象耦联假说、化学渗透假说。化学渗透假说由英国生物化学家 Peter Mitchell 于 1961 年提出，目前得到普遍的承认。许多实验结果表明化学渗透假说确实是氧化磷酸化进行的方式，其基本要点是：电子经呼吸链传递释放的能量可驱动 H^+ 从线粒体内膜的基质侧转移到胞质侧（膜间隙），由于线粒体内膜对物质的转运有选择性，不允许质子自由回流，因此形成跨内膜的质子电化学梯度，用以贮存能量，当质子顺浓度梯度回流时，蕴含的能量驱动 ADP 和 Pi 生成 ATP。

在电子传递链中，递氢体和电子传递体交替排列，其中 3 个阶段有较大的自由能变化，足够将 H^+ 从线粒体基质内泵出，实验结果证实，复合体 Ⅰ、复合体 Ⅲ、复合体 Ⅳ 确有质子泵的作用。呼吸链每传递 2 个电子，复合体 Ⅰ、复合体 Ⅲ、复合体 Ⅳ 分别向膜间隙泵出 $4H^+$、$4H^+$、$2H^+$。

（2）ATP合酶：分离线粒体内膜得到4种呼吸链复合体时还可得到复合体Ⅴ，即ATP合酶，可催化ADP生成ATP。ATP合酶由亲水性的F_1和疏水性的F_0两部分组成。F_1在线粒体内膜的基质侧形成颗粒状突起，主要由5种亚基组成，以$\alpha_3\beta_3\gamma\delta\varepsilon$形式存在，功能是催化ATP生成，$F_1$的催化部位在$\beta$亚基中，但$\beta$亚基必须与$\alpha$亚基结合才有活性，$\alpha_3\beta_3$亚基间隔排列形成六聚体，构成ATP合酶的催化中心。动物细胞线粒体F_1还含有寡霉素敏感蛋白。F_0镶嵌在线粒体内膜中，它由疏水的a、b_2、$c_{9\sim12}$亚基组成，$9\sim12$个c亚基形成对称的跨膜环状结构（c环），a亚基位于环外侧，与c亚基之间形成跨内膜质子通道。F_1与F_0间中心部位由$\gamma\varepsilon$亚基相连，外侧由b和δ亚基相连。γ亚基与$\alpha_3\beta_3$结合较松而与F_0结合紧密，部分γ亚基（不对称结构）插入$\alpha_3\beta_3$六聚体中央，通过旋转改变α和β亚基的构象。

当c环在质子电化学梯度的驱动下旋转时，H^+顺浓度梯度经F_0ac亚基间的质子通道回流，由于c环与γ亚基紧密相连，c环旋转会带动γ亚基在$\alpha_3\beta_3$中央相对转动，使3个β亚基的构象发生改变。1979年P. Boyer提出了ATP合成的结合变构机制，β亚基有3种独立的状态：①紧密状态T，ATP的生成部位，与ATP紧密连接；②松弛状态L，与ADP及无机磷酸结合；③开放状态O，释放出ATP。当ADP和Pi结合到L态β亚基，质子回流引起的构象变化使L状态转换为T状态，ATP生成，同时相邻的β亚基由T状态转换为O状态，使生成的ATP释出，第3个β亚基又由O状态转换为L状态，使ADP结合上来，用以进行下一轮的ATP合成。目前认为每4个H^+回流可生成1分子ATP。

3. 影响氧化磷酸化的因素

（1）ADP的调节作用：正常机体呼吸链的电子传递与ATP的合成紧密耦联，即ATP的合成必须有呼吸链的电子传递保证质子梯度，同时必须有ADP磷酸化生成ATP才能推动电子的传递。氧化磷酸化的速率主要受ADP的调节，实际速度由ADP的提供情况决定，ADP具有关键的调节作用。离体线粒体实验证明，只加入底物，线粒体的耗氧量变化不大，加入ADP时，线粒体的耗氧量和速度上升，电子沿呼吸链传递，直至全部ADP转变成ATP，氧的利用速度随之下降，这一过程称为呼吸控制。这种控制机制可保证ATP的生成速度适应生理需要，只有当机体需要ATP时，电子才会沿呼吸链传递，如果机体的ATP水平很高、ADP不足，则使氧化磷酸化速度减慢；反之，ADP浓度增高，转运入线粒体后使氧化磷酸化速度加快。因此，ADP或ADP/ATP比率是调节氧化磷酸化的重要因素。

（2）甲状腺激素的影响：甲状腺激素是调节氧化磷酸化的重要激素。目前认为甲状腺激素可诱导细胞膜上Na^+，K^+-ATP酶的生成，使ATP分解为ADP和Pi的速度加快。ADP增多可促进氧化磷酸化，使ATP的合成增加。同时，甲状腺激素使解耦联蛋白基因的表达上调，物质代谢释出的能量以热能散发的比例增加，因而甲状腺激素引起机体耗氧和产热均增加，基础代谢率提高。甲状腺功能亢进的患者甲状腺激素分泌增多，常表现为基础代谢率增高，喜冷怕热，易出汗等。

（3）抑制剂的影响：机体生命活动所需的大部分能量（ATP）由氧化磷酸化提供，抑制氧化磷酸化会对机体造成严重后果，氧化磷酸化的抑制剂有 3 类。①呼吸链抑制剂，如麻醉药异戊巴比妥、抗霉素、粉蝶霉素 A、氰化物及一氧化碳等。此类抑制剂能阻断呼吸链中某些部位的电子传递，使代谢物脱下的氢氧化受阻，继而磷酸化也无法进行，ATP 不能生成。例如，鱼藤酮、粉蝶霉素 A 及异戊巴比妥等可与复合体 I 中的铁硫蛋白结合阻断电子传递。萎锈灵、噻吩甲酰三氟丙酮、丙二酸是复合体 II 的抑制剂。抗霉素 A、二巯丙醇抑制复合体 III 中 Cyt b 与 Cyt c_1 间的电子传递。CO、CN^-、N_3^- 及 H_2S 抑制细胞色素 c 氧化酶，使电子不能传给氧。这类抑制剂阻断电子的传递使细胞不能利用氧，细胞内呼吸停止，ATP 不能生成，相关的生命活动停止，严重时机体迅速死亡。苦杏仁、银杏以及一些工业粉尘中含有氰化物，大量误食和吸入会引起中毒，煤炭、天然气燃烧不完全可释放大量的 CO，通风不良时大量吸入也会造成 CO 中毒。②解耦联剂，如二硝基苯酚。解耦联剂的作用机制是电子传递过程中泵出的 H^+ 不经 ATP 合酶的 F_0 回流，而是通过内膜中其他途径返回基质，从而破坏内膜两侧的质子电化学梯度，使储存的能量以热能形式释放而不生成 ATP。解耦联剂使氧化与磷酸化耦联过程分离，但不影响电子的传递，氢原子经呼吸链可以氧化但 ADP 不能磷酸化生成 ATP。脂溶性物质二硝基苯酚是一种解耦联剂，在线粒体内膜中可自由移动往返运输 H^+，当其在胞质侧时结合膜间隙中的 H^+，运输至基质侧释出，从而破坏质子电化学梯度。新生儿和一些哺乳动物体内存在棕色脂肪组织，该组织含有丰富的线粒体，内膜中有一种解耦联蛋白，由 2 个 32 kDa 亚基组成，在内膜上形成质子通道，H^+ 可经此通道返回线粒体基质中，同时释放热能，因此棕色脂肪组织是产热御寒组织，新生儿体温调节机制不完善，主要通过体内大量的棕色脂肪组织产热维持体温。早产儿、低体重儿体内棕色脂肪组织缺乏，保暖措施不当时难以维持正常体温，使皮下脂肪凝固，易患新生儿硬肿症。动物冬眠时也主要通过棕色脂肪组织产热维持体温。某些细菌、病毒感染人体时，可产生解耦联剂使体内的能量较多的以热能形式散发，导致体温升高，出现发热的症状。③氧化磷酸化抑制剂，如寡霉素。这类抑制剂对电子传递及 ADP 磷酸化均有抑制作用。例如，寡霉素和寡霉素敏感蛋白结合可阻止质子从 F_0 质子通道回流，抑制 ATP 生成，同时由于线粒体内膜两侧质子电化学梯度增高影响呼吸链向膜间隙泵出质子，电子传递也被抑制。

四、能量的转移和利用

电子传递过程中释放的能量约 40% 生成 ATP，用于满足生命活动的需求，ATP 在能量的捕获、转移、储存和直接利用过程中起核心作用。

（一）ATP 与高能磷酸化合物

在体外标准状态（pH7.0，25℃）下水解时释出自由能＞20 kJ/mol 的化合物称高能化合物。有一类特殊的有机磷酸化合物（多为酸酐类），如 ATP、ADP、磷酸肌酸、1,3-二磷酸甘油酸等，其磷酸酯键水解时释放的能量为 30～60 kJ/mol，称为高能磷酸化合物，其所含的磷酸键称为高能磷酸键，以～P 表示。实际上高能磷酸键水解时释放的自由能是化合物整个分子释放的能量，并不存在键能特别高的化学键，但为了叙述方便，目前仍被采用。体内还存在其他一些高能化合物，如高能硫酯键化合物乙酰 CoA、琥珀酰 CoA 等。几种常见的高能化合物及其水解时能量的释放情况见表 6-2。

表 6-2　几种常见的高能化合物

化合物	释放能量（pH 7.0，25℃）	
	kJ/mol	kcal/mol
磷酸肌酸	−43.1	−10.3
磷酸烯醇式丙酮酸	−61.9	−14.8
1,3-二磷酸甘油酸	−49.3	−11.8
ATP，GTP，UTP，CTP	−30.5	−7.3
乙酰 CoA	−31.5	−7.5

ATP 是生物体内最重要的高能化合物，ATP 的 β、γ 磷酸键水解时释放的能量都约为 30.5 kJ/mol，均属高能磷酸键，可水解利用，最常见的是末端磷酸键的水解供能或转移。

（二）ATP 的转换、贮存和利用

ATP 是生命活动所需能量的直接供给者，糖、脂类等物质的分解代谢产生的能量大多转化成 ATP 的形式被利用。

1. 代谢物的磷酸化或活化　代谢过程中底物的磷酸化或活化需要能量，大多直接或间接地由 ATP 磷酸酐键水解供能，常伴有 ATP 末端磷酸基的转移。如：

$$ATP＋6\text{-}磷酸果糖 \rightarrow 1,6\text{-}二磷酸果糖＋ADP$$
$$ATP＋脂肪酸＋HSCoA \rightarrow 脂肪酰 CoA＋AMP＋PPi$$

2. 参与糖、脂类及蛋白质的生物合成过程　糖、脂类、蛋白质的生物合成均需 ATP 供能，除直接水解供能外，糖原、磷脂、蛋白质合成中需要的 UTP、CTP、GTP 一般不能直接从物质氧化过程产生，它们的生成和补充都依赖于 ATP，由核苷二磷酸激酶催化各种二磷酸核苷从 ATP 获得～P 生成：

$$ATP+UDP \longrightarrow ADP+UTP$$
$$ATP+CDP \longrightarrow ADP+CTP$$
$$ATP+GDP \longrightarrow ADP+GTP$$

3. 转变为磷酸肌酸储存能量　磷酸肌酸存在于骨骼肌、心肌和脑中。当体内 ATP 充足时，肌酸在肌酸激酶的催化下，由 ATP 提供～P 生成磷酸肌酸。磷酸肌酸是肌肉和脑中能量的一种贮存形式，但不能直接供能。当肌肉剧烈收缩大量消耗能量而体内 ATP 不足时，磷酸肌酸必须先将～P 转移给 ADP 生成 ATP，再为生理活动提供能量。

由上述可见，生物体内能量的储存和利用都以 ATP 为中心（图 6-4）。

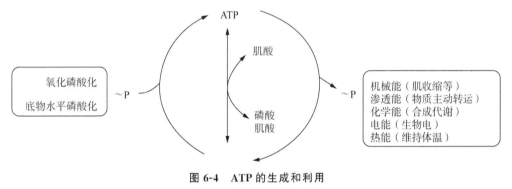

图 6-4　ATP 的生成和利用

五、胞质中 NADH 的氧化

线粒体内膜和外膜将基质和胞质隔开，线粒体外膜对物质的通透性较高，大多数小分子化合物和离子可以自由通过进入膜间隙。内膜则依赖不同的跨膜转运蛋白对各种物质进行严格的选择性转运，以保证生物氧化的顺利进行。

线粒体内生成的 NADH 可直接进入呼吸链氧化，由于线粒体内膜对物质的选择性转运，NADH 不能自由穿过内膜进入线粒体。而某些代谢物的脱氢反应只能在胞浆中进行，如糖酵解过程中 3-磷酸甘油醛的脱氢，生成的 NADH 必须通过膜的穿梭作用进入线粒体进行氧化。膜的穿梭作用主要有 α-磷酸甘油穿梭和苹果酸-天冬氨酸穿梭。

（一）α-磷酸甘油穿梭

该穿梭作用主要存在于脑和骨骼肌中。胞液中的 NADH 在磷酸甘油脱氢酶催化下，使磷酸二羟丙酮还原成 α-磷酸甘油，α-磷酸甘油扩散穿过线粒体外膜，由线粒体内膜近胞质侧的磷酸甘油脱氢酶（辅基为 FAD）催化生成磷酸二羟丙酮和 $FADH_2$，磷酸二羟丙酮穿出线粒体进行下一次穿梭，$FADH_2$ 则进入琥珀酸氧化呼吸链氧化生成 1.5 分子 ATP（图 6-5）。因此，脑和骨骼肌内糖分解过程 3-磷酸甘油醛脱氢产生的 $NADH+H^+$ 通过 α-磷酸甘油穿梭进入线粒体，1 分子葡萄糖彻底氧化可生成 30 分子 ATP。

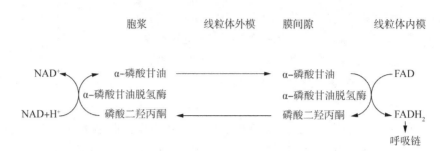

图 6-5　α-磷酸甘油穿梭

（二）苹果酸-天冬氨酸穿梭

苹果酸-天冬氨酸穿梭又称苹果酸穿梭，主要存在于心肌和肝组织中。胞质中的 NADH 在苹果酸脱氢酶的作用下，使草酰乙酸还原成苹果酸，后者通过线粒体内膜上的 α-酮戊二酸转运蛋白进入线粒体，在基质中苹果酸脱氢酶（辅酶为 NAD$^+$）的作用下重新生成草酰乙酸和 NADH。NADH 进入 NADH 氧化呼吸链氧化生成 2.5 分子 ATP。基质中的草酰乙酸不易穿过内膜，需经谷草转氨酶的作用生成天冬氨酸，由酸性氨基酸转运蛋白转运出线粒体，天冬氨酸在胞质中通过转氨基作用再转变成草酰乙酸继续进行穿梭。因此，肝和心肌组织糖分解过程中 3-磷酸甘油醛脱氢产生的 NADH＋H$^+$通过苹果酸-天冬氨酸穿梭进入线粒体，1 分子葡萄糖彻底氧化可生成 32 分子 ATP。

第三节　非线粒体氧化体系

一、微粒体中的氧化酶类

微粒体细胞色素 P450 单加氧酶，又称为混合功能氧化酶或羟化酶，该酶可催化氧分子中的 1 个氧原子加到底物分子上，另 1 个氧原子被氢还原成水。此酶参与类固醇激素、胆汁酸及胆色素等的生成，以及药物或毒物在体内的生物转化过程。其反应式如下：

$$RH＋NADPH＋H^+＋O_2 \longrightarrow ROH＋NADP^+＋H_2O$$

二、过氧化物酶

谷胱甘肽过氧化物酶是体内防止活性氧损伤的重要酶。在细胞质、线粒体及过氧化物酶体中，谷胱甘肽过氧化物酶通过还原型的谷胱甘肽将 H_2O_2 还原成 H_2O，以及将 ROOH 转变成醇，同时产生氧化型的谷胱甘肽。氧化型 GS-SG 经谷胱甘肽还原酶催化，由 NADPH＋H$^+$ 提供 2H，再转变成还原型谷胱甘肽（GSH）。还原型的 GSH 可发挥抗氧化作用，抵抗活性氧对蛋白质中巯基—SH 的氧化。

它催化的反应如下：

$$H_2O_2 + 2GSH \longrightarrow 2H_2O + GS\text{-}SG$$

$$2GSH + ROOH \longrightarrow GS\text{-}SG + H_2O + ROH$$

三、超氧化物歧化酶

超氧化物歧化酶是生物体内重要的抗氧化酶，该酶可催化 1 分子的 $\cdot O_2^-$ 氧化生成 O_2，另 1 分子 $\cdot O_2^-$ 还原生成 H_2O_2，此反应中 2 个相同的底物歧化产生了 2 个不同的产物，其反应式如下：

$$2 \cdot O_2^- + 2H^+ \longrightarrow H_2O + O_2$$

—————— [小结] ——————

糖、脂肪、蛋白质等营养物质在生物体内氧化分解生成 H_2O 和 CO_2 并逐步释放能量的过程称为生物氧化。生物氧化主要在线粒体内进行，部分能量可使 ADP 磷酸化生成 ATP，生物体中能量的捕获、转移、储存和直接利用过程都以 ATP 为核心。

氧化磷酸化是体内生成 ATP 的主要方式，指营养物质分解途径产生的氢、电子经呼吸链传递的氧化释能与 ADP 磷酸化生成 ATP 耦联的过程。线粒体内膜上 4 种具有电子传递功能的酶复合体（复合体Ⅰ、复合体Ⅱ、复合体Ⅲ、复合体Ⅳ）和 2 个小的电子传递体（泛醌和细胞色素 c）按一定顺序排列形成呼吸链，代谢物脱下的氢通过呼吸链逐步传递，最终与氧结合生成水，并释放能量生成 ATP。线粒体内有 2 条氧化呼吸链：NADH 氧化呼吸链和琥珀酸氧化呼吸链。

复合体Ⅰ、复合体Ⅲ、复合体Ⅳ有质子泵的功能，利用电子传递释放的能量可驱动 H^+ 从线粒体内膜的基质侧转移到膜间隙，形成跨内膜的质子电化学梯度贮存能量，当质子顺浓度梯度回流时，释出的能量驱动 ATP 合酶催化 ADP 和 Pi 生成 ATP。氧化磷酸化受多种因素影响，常见的抑制剂有呼吸链抑制剂、解耦联剂、氧化磷酸化抑制剂，与临床疾病的发生密切相关。同时，氧化磷酸化受 ADP 和甲状腺激素等调控。

线粒体内膜则依赖不同的跨膜转运蛋白对各种物质进行严格的选择性转运，以保证生物氧化的顺利进行，NADH 不能自由穿过内膜进入线粒体，必须通过 α-磷酸甘油穿梭和苹果酸-天冬氨酸穿梭进入线粒体才能进行彻底氧化。

—————— [思考题] ——————

1. 什么是氧化磷酸化作用？NADH 呼吸链中有几个氧化磷酸化耦联部位？

2. 体内主要的呼吸链有几条，其组分及顺序是什么？

3. 影响氧化磷酸化的因素主要有哪些？

第七章

糖代谢

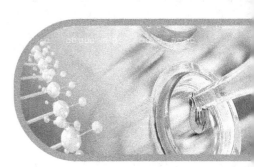

　　1. 掌握糖代谢的主要途径，糖的无氧氧化、有氧氧化、磷酸戊糖途径、糖原的合成与分解、糖异生途径及调节。

　　2. 熟悉血糖浓度、血糖的来源、去路和调节，血糖恒定的生理意义。

　　3. 了解糖代谢异常，糖尿病的预防。

　　糖是一大类有机化合物，也叫碳水化合物，广泛分布于自然界，几乎所有的生物体都含有糖。植物体中糖含量最丰富，占其干重的 $85\%\sim95\%$。

第一节　物质代谢概述

一、物质代谢概况

　　物质在体内的消化、吸收、运转、分解等与生理有关的化学过程称为物质代谢。物质代谢既有合成代谢又有分解代谢，即同化作用和异化作用。

　　食物在消化道内被分解成可以被吸收利用的小分子物质，如水、无机盐和维生素等，这些小分子物质通过肠、胃的黏膜上皮细胞而进入血液和淋巴，此过程称为营养物质的吸收。胃中只吸收少量的水、无机盐和乙醇，小肠才是吸收的主要场所，绝大部分的营养物质在小肠被吸收。小肠具有的环状皱襞、小肠绒毛、微绒毛等结构特点增大了小肠消化和吸收的表面积。小肠绒毛内分布有丰富的毛细血管和毛细淋巴管，有利于营养物质的消化和吸收。小肠吸收的方式主要是主动转运，如氨基酸、葡萄糖、离子等的吸收。大肠吸收水和无机盐，形成粪便，排出体外。大肠许多寄生菌分解有机残渣，合成少量的维生素 A 和维生素 B。

二、代谢途径与关键酶

　　机体从环境中摄取的食物，以糖、脂类和蛋白质为主。进入体内后，各自进入其代谢途径，包括合成代谢途径和分解代谢途径。一个代谢途径是由许多化学反应有组织、有次序地一个接一个的发生和完成，绝大多数的反应都是在较温和的温度、pH 及离子浓度条件下，以非常高的速度进行。各酶促反应几乎都是由特异的酶所催化，而许多酶还有其必需的辅助因子。

体内酶活性大小受 pH、温度等条件影响，但一般机体平时的体温、pH 改变很小，体内酶活性的调节主要是通过限速酶与关键酶来完成。限速酶是代谢途径中催化活性很低，即催化反应速度最慢的酶，它起着限速反应作用，所以称为限速酶。而决定多酶体系代谢反应（速度最慢）方向的酶称为关键酶。代谢方向调节主要通过调节关键酶活性的高低，而关键酶往往又是限速酶。

第二节　糖代谢概况

一、糖类的概念和分类

（一）糖的概念

糖为多羟基醛或多羟基酮及其脱水缩合的多聚物，广泛分布于自然界，几乎所有生物体内都含有糖。

（二）糖的分类

糖常按其化学组成分为单糖、双糖、多糖。单糖是最简单的糖，包括葡萄糖、果糖和半乳糖等；双糖是由 2 个分子单糖缩合而成，包括乳糖（葡萄糖-半乳糖）、麦芽糖（葡萄糖-葡萄糖）及蔗糖（葡萄糖-果糖）等；多糖是由多个单糖分子缩合而成，包括植物中的淀粉、纤维素和动物组织中的糖原、糖复合物等。

二、糖的生理功能

糖是人体所需三大供能营养物质之一，具有十分重要的生理功能。

1. 提供能量是糖最主要的生理功能　食物中的糖类在消化道消化后，主要以葡萄糖的形式被吸收利用。每摩尔葡萄糖彻底氧化分解可提供 2840 kJ 的能量。我国以淀粉类食物为主食，人体内每日总热能的 $60\%\sim70\%$ 来自食物中的糖类，主要由谷类等含有淀粉的食物供给。

2. 构成机体组织结构的重要成分　如糖蛋白是细胞膜的重要成分，黏蛋白是结缔组织的重要成分，糖脂是神经组织的重要成分。

3. 参与组成特殊功能的糖蛋白　如激素、酶、血浆蛋白、免疫球蛋白及血型物质等。

4. 糖衍生物形成许多重要的生物活性物质　如 NAD^+、FAD、DNA、RNA、ATP 等。

5. 解毒作用 保持肝脏含有丰富的糖原，人体对某些细菌毒素的抵抗力会相应增强。亦可提高肝脏的正常解毒功能。

6. 节约蛋白质 用糖供给热能可节省蛋白质，使蛋白质主要用于组织的构建和再生。

7. 抗酮作用 当人体内糖不足或机体不能利用糖时，所需能量大部分由脂肪供给。脂肪在肝脏中分解产生的酮体增加，可导致酸中毒甚至引起酮性昏迷，故糖有抗酮作用。

8. 防治便秘 多糖中纤维素类能促进肠道蠕动，防治便秘。

9. 维持免疫球蛋白功能 糖作为免疫球蛋白的组成成分，对维持免疫球蛋白的结构和功能具有重要意义。

综上所述，糖是人体营养和临床治疗中最常见的重要物质。

三、糖代谢概况

人类食物多为糖类，糖主要有植物淀粉、动物糖原，以及麦芽糖、蔗糖、乳糖、葡萄糖、果糖等，以淀粉为主。唾液和胰液中都含有α淀粉酶，可以水解淀粉中α-1, 4糖苷键，而淀粉的消化和吸收主要是在小肠完成。在胰液的α淀粉酶作用下，淀粉水解成麦芽糖、麦芽三糖、α临界糊精等寡糖，在小肠黏膜刷状缘继续被α-葡萄糖苷酶和α临界糊精酶进一步水解成葡萄糖。肠黏膜细胞还存在水解蔗糖和乳糖的酶，有些人由于乳糖酶缺乏，会在食用牛奶后发生乳糖消化吸收障碍，从而引起腹胀、腹泻等症状。

糖被消化成葡萄糖等单糖后在小肠被吸收，经门静脉入肝。小肠黏膜细胞对葡萄糖的吸收是一个主动耗能的过程，同时伴随有 Na^+ 的转运，这需要小肠黏膜细胞上的 Na^+ 依赖型葡萄糖转运体来实现。

糖代谢主要是指葡萄糖在体内的一系列复杂的化学反应。糖在不同类型细胞中的代谢途径有所不同，其分解代谢方式受氧供应状况的影响：在氧气充足条件下，葡萄糖进行有氧氧化彻底分解氧化成 CO_2 和 H_2O 并释放大量能量；在低氧条件下，进行糖酵解生成乳酸和少量 ATP。另外，葡萄糖也可进入磷酸戊糖途径进行代谢，以发挥不同的生理作用。葡萄糖也可经合成代谢合成为糖原，储存在肝脏和肌组织中，以备组织所需。乳酸、氨基酸、甘油等非糖物质还可经糖异生途径转变为葡萄糖或糖原。

血液中的葡萄糖称为血糖，血糖是体内糖运输的形式。体内糖的贮存形式是糖原，分为肝糖原和肌糖原。肝糖原可分解为葡萄糖释放入血供其他组织细胞利用，肌糖原不能直接分解为葡萄糖，主要经糖无氧酵解转化为乳酸，并获得少量能量。乳酸大部分经血液循环运送到肝，再转变成葡萄糖或肝糖原，葡萄糖又可经血液循环到肌组织中合成糖原，这种肝脏与肌肉之间的葡萄糖和乳酸的运输和转变过程称为乳酸循环。

第三节　糖的分解代谢

糖的分解代谢是机体获能的方式，其过程是复杂的，也是高效率的。糖在体内的分解代谢途径主要有 3 条。

1. 在无氧情况下，葡萄糖（糖原）经酵解生成乳酸。

2. 氧供应充足情况下，葡萄糖（糖原）经三羧酸循环彻底氧化为 H_2O 和 CO_2，并释放大量能量。

3. 葡萄糖（糖原）经磷酸戊糖途径生成磷酸戊糖中间代谢物。

一、糖的无氧氧化

葡萄糖或糖原在缺氧条件下分解生成乳酸并产生少量能量的过程称为糖的无氧分解，这一代谢过程常见于运动时的骨骼肌。因其与酵母菌使葡萄糖生醇发酵的过程非常相似，故又称为糖酵解。糖酵解和生醇发酵都使葡萄糖氧化分解成丙酮酸，但糖酵解时丙酮酸直接还原成乳酸，而生醇发酵时，丙酮酸先脱羧成乙醛，然后还原成乙醇。

$$\text{葡萄糖} \longrightarrow \text{丙酮酸} \Big\langle \begin{array}{l} \text{乙酸} \longrightarrow \text{乙醇（生醇发酵）} \\ \text{乳酸（糖酵解）} \end{array}$$

（一）无氧氧化的反应过程

糖的无氧氧化过程均在细胞液中进行，其过程分为 2 个阶段。第一阶段是由葡萄糖或糖原分解生成丙酮酸，称为糖酵解途径；第二阶段是由丙酮酸还原生成乳酸。

第一阶段：葡萄糖或糖原分解生成丙酮酸。

此阶段分 3 个环节：①由葡萄糖或糖原转变为磷酸己糖；②1 分子二磷酸果糖裂解为 2 分子磷酸丙糖；③磷酸丙糖经一系列反应生成丙酮酸。

1. 葡萄糖磷酸化成为 6-磷酸葡萄糖　葡萄糖在己糖激酶或葡萄糖激酶（glucokinase，GK）的催化下，由 ATP 提供所需能量和磷酸基团，磷酸化生成 6-磷酸葡萄糖。这一步使葡萄糖活化，需要 Mg^{2+} 参与，便于参与各种代谢，还能捕获并利用进入细胞内的葡萄糖。

己糖激酶是糖酵解途径的第一个关键酶，催化的反应不可逆，是整个无氧分解过程中的关键酶之一。该酶专一性不高，可作用于多种己糖，如葡萄糖、果糖、甘露糖等。它有 Ⅰ～Ⅳ型 4 种己糖激酶的同工酶，Ⅰ～Ⅲ型主要存在于肝外组织，对葡萄糖亲和力较强；Ⅳ型己糖激酶即 GK，主要存在于肝细胞，只能作用于葡萄糖的磷酸化，与葡萄糖的亲和力低，受激素调控，其作用是在餐后血糖浓度较高时将血液中的葡萄糖转移进入肝脏代谢，在维持血糖水平和糖代谢中起着重要生理作用。

$$葡萄糖 \xrightarrow[\text{ATP} \quad \text{ADP}]{\text{己糖激酶}} 6\text{-磷酸葡萄糖}$$

2. 6-磷酸葡萄糖转化为 6-磷酸果糖　此反应在磷酸己糖异构酶催化下进行，为可逆反应，需要 Mg^{2+} 参与。

$$6\text{-磷酸葡萄糖} \xrightleftharpoons{\text{磷酸己糖异构酶}} 6\text{-磷酸果糖}$$

3. 6-磷酸果糖生成 1,6-二磷酸果糖　这是第 2 次磷酸化反应，由 6-磷酸果糖激酶-1 催化，需要 ATP 和 Mg^{2+}，反应过程不可逆。6-磷酸果糖激酶-1 是整个无氧氧化过程中的第 2 个关键酶，也是最重要的限速酶，其催化活性的强弱直接影响着糖酵解的速度和方向。此酶为变构酶，ATP、柠檬酸为变构抑制剂，ADP、AMP 为变构激活剂，胰岛素可诱导其生成。

$$6\text{-磷酸果糖} \xrightarrow[\text{ATP} \quad \text{ADP}]{\text{6-磷酸果糖激酶-1}} 1,6\text{-二磷酸果糖}$$

4. 在醛缩酶作用下，1,6-二磷酸果糖分解为 2 分子磷酸丙糖　1,6-二磷酸果糖裂解为 2 分子的磷酸丙糖，即磷酸二羟丙酮和 3-磷酸甘油醛，二者互为同分异构体，可在磷酸丙糖异构酶的作用下相互转变。由于 3-磷酸甘油醛在糖代谢中继续氧化分解，故 1 分子葡萄糖可以看作相当于生成了 2 分子的 3-磷酸甘油醛。此反应是可逆的。

至此，经过 2 次磷酸化作用，消耗了 2 分子 ATP，1 分子葡萄糖转化成 2 分子磷酸丙糖，以上反应是糖酵解途径中的耗能反应阶段。

$$1,6\text{-二磷酸果糖} \xleftarrow{\text{醛缩酶}} \begin{array}{l} \text{磷酸二羟丙酮} \\ \text{3-磷酸甘油醛} \end{array}$$

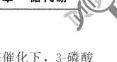

5.3-磷酸甘油醛氧化为 1,3-二磷酸甘油酸 在 3-磷酸甘油醛脱氢酶催化下，3-磷酸甘油醛脱氢氧化生成含有高能磷酸键的 1,3-二磷酸甘油酸，反应中脱去一对 H^+，由 NAD^+ 接受生成 $NADH+H^+$，为糖酵解中唯一的氧化反应。

$$
\begin{array}{c}
CHO \\
| \\
CHOH \\
| \\
CH_2O\sim\textcircled{P}
\end{array}
\xrightarrow[\text{Pi}]{\text{3-磷酸甘油醛脱氢酶}}
\begin{array}{c}
COO\sim\textcircled{P} \\
| \\
CHOH \\
| \\
CH_2O\sim\textcircled{P}
\end{array}
$$

3-磷酸甘油醛　　　NAD^+　　$NADH+H^+$　　1,3-二磷酸甘油酸

6.1,3-二磷酸甘油酸转化为 3-磷酸甘油酸 1,3-二磷酸甘油酸在磷酸甘油酸激酶的催化下，将底物的高能磷酸基团转移给 ADP，使之磷酸化生成 ATP，其本身转变为 3-磷酸甘油酸。这种伴随高能键断裂，同时 ADP 磷酸化生成 ATP 的产能方式称为底物水平磷酸化，该反应是糖酵解途径中第 1 次生成 ATP 的反应。

$$
\begin{array}{c}
COO\sim\textcircled{P} \\
| \\
CHOH \\
| \\
CH_2O\sim\textcircled{P}
\end{array}
\xrightarrow[\text{Mg}^{2+}]{\text{磷酸甘油酸激酶}}
\begin{array}{c}
COOH \\
| \\
CHOH \\
| \\
CH_2O\sim\textcircled{P}
\end{array}
$$

1,3-二磷酸甘油酸　　ADP　　ATP　　3-磷酸甘油酸

7.3-磷酸甘油酸转变为 2-磷酸甘油酸 3-磷酸甘油酸在磷酸甘油酸变位酶的催化下，将 C_3 位上的磷酸基转移到 C_2 位，生成 2-磷酸甘油酸，反应需要 Mg^{2+} 参与。

$$
\begin{array}{c}
COOH \\
| \\
CHOH \\
| \\
CH_2O\sim\textcircled{P}
\end{array}
\xrightarrow{\text{磷酸甘油酸变位酶}}
\begin{array}{c}
COOH \\
| \\
CHO\sim\textcircled{P} \\
| \\
CH_2OH
\end{array}
$$

3-磷酸甘油酸　　　　　　2-磷酸甘油酸

8.2-磷酸甘油酸脱水生成磷酸烯醇式丙酮酸 在烯醇化酶的作用下进行脱水反应，2-磷酸甘油酸分子内发生电子重排和能量重新分布，生成含有高能磷酸键的磷酸烯醇式丙酮酸。

$$
\begin{array}{c}
COOH \\
| \\
CHO\sim\textcircled{P} \\
| \\
CH_2OH
\end{array}
\xrightleftharpoons{\text{烯醇化酶}}
\begin{array}{c}
COOH \\
| \\
C-O\sim\textcircled{P} \\
\| \\
CH_2
\end{array} + H_2O
$$

2-磷酸甘油酸　　　　　磷酸烯醇式丙酮酸

9. 丙酮酸的生成 由丙酮酸激酶催化，磷酸烯醇式丙酮酸的高能磷酸基团转移给 ADP 生成 ATP，自身转变为烯醇式丙酮酸，并自动转变为丙酮酸。此为不可逆反应，这是糖酵解途径的第 2 次底物水平磷酸化，丙酮酸激酶是糖酵解途径的第 3 个关键酶，也具有变构酶性质。ATP、长链脂肪酸为其变构抑制剂，ADP、AMP、1,6-二磷酸果糖等为变构激活剂，胰岛素可诱导其合成。

$$\underset{\text{磷酸烯醇式丙酮酸}}{\overset{\text{COOH}}{\underset{\text{CH}_2}{\overset{|}{\underset{|}{C-O\sim \textcircled{P}}}}}} \xrightarrow[\underset{\text{ADP}}{Mg^{2+}} \text{ATP}]{\text{丙酮酸激酶}} \underset{\text{烯醇式丙酮酸}}{\overset{\text{COOH}}{\underset{\text{CH}_2}{\overset{|}{\underset{|}{C-OH}}}}} \longrightarrow \underset{\text{丙酮酸}}{\overset{\text{COOH}}{\underset{\text{CH}_3}{\overset{|}{\underset{|}{C=O}}}}}$$

第二阶段：丙酮酸还原生成乳酸。

在无氧条件下，丙酮酸在乳酸脱氢酶催化下还原生成乳酸，反应所需的氢由 3-磷酸甘油醛脱氢生成的 $NADH+H^+$ 提供。

$$\underset{\text{丙酮酸}}{\overset{\text{COOH}}{\underset{\text{CH}_3}{\overset{|}{\underset{|}{C=O}}}}} \underset{NADH+H^+ \quad NAD^+}{\overset{\text{乳酸脱氢酶}}{\rightleftharpoons}} \underset{\text{乳酸}}{\overset{\text{COOH}}{\underset{\text{CH}_3}{\overset{|}{\underset{|}{CHOH}}}}}$$

糖酵解反应的全过程如图 7-1 所示。

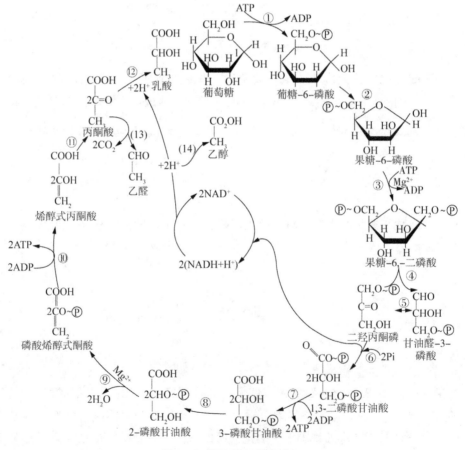

图 7-1　糖酵解和发酵过程

（二）糖无氧氧化的生理意义

1. 糖酵解是机体在低氧条件下快速供能的重要方式 糖酵解是不需氧的产能过程，产能方式为底物水平磷酸化，1分子葡萄糖经无氧氧化净生成2分子ATP，如果从糖原开始则1分子葡萄糖单位净生成3分子ATP。机体低氧或剧烈运动导致肌肉局部血流量不足时，必须通过糖酵解以补充所需的能量。此时即使氧不缺乏，但葡萄糖进行有氧氧化反应过程比糖酵解长，来不及满足所需能量，通过糖酵解可以迅速获得ATP。在病理性低氧情况下，如呼吸困难、循环功能障碍、严重贫血、大量失血及严重创伤等造成机体低氧时，也通过糖酵解供能。

2. 糖酵解是某些组织细胞在生理情况下供能的主要途径 由于成熟红细胞缺乏线粒体，不能进行糖的有氧氧化，完全依靠糖酵解为其提供能量。

机体某些代谢旺盛的组织细胞如神经、骨髓肌细胞、汗腺细胞、阴道黏膜细胞、视网膜、白细胞、肿瘤细胞、睾丸等，即使非低氧也主要靠糖酵解提供能量。

知识链接

乳酸性酸中毒

乳酸是葡萄糖代谢中间产物。葡萄糖的分解分为有氧氧化和无氧酵解。有氧氧化是体内糖分解产生能量的主要途径。葡萄糖在无氧条件下分解成为乳酸，这虽然不是产生能量的主要途径，但是具有重要的病理和生理意义。在正常情况下，糖酵解所产生的丙酮酸在脂肪、肌肉、脑等组织内大部分三羧酸循环氧化，而少部分在丙酮酸羧化酶的催化下经草酰乙酸进入糖异生，在肝及肾再生成糖。丙酮酸进入三羧酸循环需要丙酮酸脱氢酶及辅酶（NAD^+）催化，当糖尿病和饥饿时丙酮酸脱氢酶受抑制，NAD^+也不足，则丙酮酸还原为乳酸增多，加之ATP不足，丙酮酸羧化酶催化受限，故糖原异生也减少，则丙酮酸转化为乳酸，以致血乳酸浓度急剧上升而中毒。本病临床表现常被各种原发疾病所掩盖。起病较急，有不明原因的深大呼吸、低血压、神志模糊、嗜睡及昏迷等症状，有时伴恶心、呕吐、腹痛，偶有腹泻，体温可下降。

3. 糖酵解的终产物是乳酸 在剧烈运动后积累在肌肉中的乳酸可由血液循环运送至肝转变为葡萄糖。在某些病理情况下，如严重贫血、大量失血、呼吸及循环功能障碍等，均因低氧而使糖酵解过程加强，糖酵解过度则生成大量乳酸，乳酸具有自净保健作用，但乳酸生成过多时可引起乳酸性酸中毒。

二、糖的有氧氧化

有氧氧化是糖氧化的主要方式，大多数组织通过有氧氧化获得能量。肌组织等进行糖酵解生成的乳酸，最终仍需在有氧条件下彻底氧化成 H_2O 和 CO_2。

（一）概念

葡萄糖或糖原在氧气参与的条件下彻底氧化分解生成 CO_2 和 H_2O 并生成大量 ATP 的过程称为糖的有氧氧化。

（二）组织细胞定位

糖有氧氧化的酶系广泛存在于组织细胞液和线粒体基质中，有线粒体的组织细胞都能有效地利用葡萄糖氧化供能。

（三）有氧氧化反应过程

糖的有氧氧化过程分为 3 个阶段（图 7-2）：①葡萄糖或糖原经过糖酵解途径生成丙酮酸，在细胞液中进行；②丙酮酸进入线粒体氧化脱羧并生成乙酰辅酶 A；③乙酰辅酶 A 进入三羧酸循环，彻底氧化分解生成 CO_2 和 H_2O 并释放较多能量。

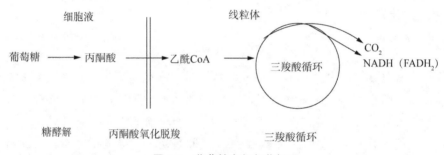

图 7-2　葡萄糖有氧氧化概况

1. 葡萄糖在细胞液中转化为丙酮酸　此阶段反应与糖酵解途径相似，不同的是 3-磷酸甘油醛脱氢生成的 $NADH+H^+$ 并不用于还原丙酮酸，而是通过不同的穿梭途径进入线粒体呼吸链，与氧结合生成水，同时释放能量。

2. 丙酮酸氧化脱羧并生成乙酰辅酶 A　在细胞液中生成的丙酮酸通过线粒体内膜上的特异载体转运至线粒体内，在丙酮酸脱氢酶复合体的作用下进行氧化脱羧，并与辅酶 A 结合生成含有高能键的乙酰辅酶 A。此为不可逆反应，反应如下：

丙酮酸脱氢酶复合体属于多酶复合体，存在于线粒体中，由 3 种酶蛋白和 5 种辅酶（或辅基）按照不同比例组成（表 7-1）。

表 7-1 丙酮酸脱氢酶复合体的组成

酶	辅酶（辅基）	所含维生素
丙酮酸脱氢酶（E_1）	TPP	维生素 B_1
二氢硫辛酸乙酰转移酶（E_2）	硫辛酸，辅酶 A	硫辛酸，泛酸
二氢硫辛酸脱氢酶（E_3）	FAD，NAD^+	维生素 B_2，维生素 PP

3. 乙酰辅酶 A 彻底氧化分解（三羧酸循环、氧化磷酸化） 三羧酸循环亦称柠檬酸循环，因第一步反应是乙酰辅酶 A 与草酰乙酸缩合生成含有 3 个羧基的柠檬酸而得名。

经过 4 次脱氢、2 次脱羧等一系列反应，最终彻底氧化，释放的大量能量用于生成 ATP，以草酰乙酸的再生成而结束，此过程是由含有 3 个羧基的柠檬酸作为第一个反应产物的循环反应，因而将其称为三羧酸循环或柠檬酸循环。由于该学说由德国科学家 Hans Krebs 正式提出，故又称为 Krebs 循环。三羧酸循环是在线粒体内进行的一系列反应，反应过程如下。

（1）乙酰辅酶 A 与草酰乙酸缩合生成柠檬酸：乙酰辅酶 A 与草酰乙酸在柠檬酸合酶的催化下缩合生成含有 3 个羧基的柠檬酸，所需能量由乙酰辅酶 A 中的高能硫酯键提供。此反应是三羧酸循环的关键反应之一，柠檬酸合酶是三羧酸循环的第 1 个关键酶，其催化反应不可逆。

乙酰辅酶A　　　　　　　草酰乙酸　　　　　　　柠檬酸

（2）柠檬酸异构生成异柠檬酸：柠檬酸在顺乌头酸酶催化下脱水生成顺乌头酸，再加水生成异柠檬酸，使羟基由 C_2 移位至 C_3，为进一步氧化脱羧做准备。

柠檬酸　　　　　　　　顺乌头酸　　　　　　　异柠檬酸

（3）异柠檬酸氧化脱羧生成 α-酮戊二酸：异柠檬酸在异柠檬酸脱氢酶催化下氧化脱羧生成 α-酮戊二酸，反应脱下的氢由 NAD^+ 接受，生成的 $NADH+H^+$ 进入 NADH 氧化呼吸链氧化。此反应是三羧酸循环中第 1 次氧化脱羧生成 CO_2 的反应。

异柠檬酸脱氢酶是三羧酸循环的第 2 个关键酶（限速酶），此反应为不可逆反应。异柠檬酸脱氢酶是变构酶，变构激活剂为 ADP，变构抑制剂是 ATP。

$$\text{CH}_2-\text{COOH}\quad\text{CH}-\text{COOH}\quad\text{CHOH}-\text{COOH}\xrightarrow[\text{NAD}^+\quad\text{NADH+H}^+]{\text{异柠檬酸脱氢酶}}\begin{array}{l}\text{COOH}\\\text{CH}_2\\\text{CH}_2\\\text{C}=\text{O}\\\text{COOH}\end{array}+\text{CO}_2$$

异柠檬酸   α-酮戊二酸

（4）α-酮戊二酸氧化脱羧生成琥珀酰辅酶 A：α-酮戊二酸在 α-酮戊二酸脱氢酶复合体催化下氧化脱羧生成琥珀酰辅酶 A，该复合体与丙酮酸脱氢酶复合体极为相似，也是含有 3 种酶蛋白、5 种辅酶（或辅基），是三羧酸循环的第 3 个关键酶，反应不可逆。结果使 α-酮戊二酸转化为含有高能硫酯键的琥珀酰辅酶 A。此反应是三羧酸循环中第 2 次氧化脱羧生成 CO_2 的反应。

$$\begin{array}{l}\text{COOH}\\\text{CH}_2\\\text{CH}_2\\\text{C}=\text{O}\\\text{COOH}\end{array}+\text{HSCoA}\xrightarrow[\text{NAD}^+\quad\text{NADH+H}^+]{\alpha\text{-酮戊二酸脱氢酶复合体}}\begin{array}{l}\text{COOH}\\\text{CH}_2\\\text{CH}_2\\\text{CO}\sim\text{SCoA}\end{array}+\text{CO}_2$$

α-酮戊二酸   琥珀酰辅酶A

（5）琥珀酰辅酶 A 生成琥珀酸：琥珀酰辅酶 A 含有高能硫酯键，是高能化合物，在琥珀酰辅酶 A 合成酶催化下，其高能键断裂释放能量，释放的能量转移给 GDP 磷酸化生成 GTP，生成的 GTP 可以将其高能磷酸基团交给 ADP 生成 ATP。这是三羧酸循环中唯一一次底物水平磷酸化生成的 ATP。

$$\begin{array}{l}\text{COOH}\\\text{CH}_2\\\text{CH}_2\\\text{CO}\sim\text{SCoA}\end{array}\xrightleftharpoons[\text{GDP}\quad\text{GTP}]{\text{琥珀酰CoA合成酶}\quad\text{Pi}}\begin{array}{l}\text{COOH}\\\text{CH}_2\\\text{CH}_2\\\text{COOH}\end{array}+\text{HSCoA}$$

琥珀酰辅酶A   琥珀酸

（6）琥珀酸脱氢生成延胡索酸：琥珀酸在琥珀酸脱氢酶催化下脱氢生成延胡索酸，脱下的一对 H^+ 由 FAD 接受生成 $FADH_2$。生成的 $FADH_2$ 进入琥珀酸氧化呼吸链氧化。辅基为 FAD，同时含有铁硫中心，来自琥珀酸的电子经过电子传递链被氧化，只能生成 1.5 分子 ATP。

$$\begin{array}{l}\text{CH}_2-\text{COOH}\\\text{CH}_2-\text{COOH}\end{array}\xrightarrow[\text{FAD}\quad\text{FADH}_2]{\text{琥珀酸脱氢酶}}\begin{array}{l}\text{CH}-\text{COOH}\\\text{HOOC}-\text{CH}\end{array}$$

琥珀酸   延胡索酸

（7）延胡索酸加水生成苹果酸：延胡索酸在延胡索酸酶催化下，加水生成苹果酸。

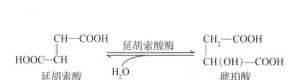

（8）苹果酸脱氢生成草酰乙酸：苹果酸在苹果酸脱氢酶催化下脱氢生成草酰乙酸，脱下的 2 个 H^+ 由 NAD^+ 传递，生成的 $NADH+H^+$ 进入 NADH 氧化呼吸链氧化，来自苹果酸的电子经过电子传递链被氧化，可生成 2.5 分子 ATP。生成的草酰乙酸不断地被用于柠檬酸合成，故此可逆反应向生成草酰乙酸的方向进行。

三羧酸循环的反应过程见图 7-3。

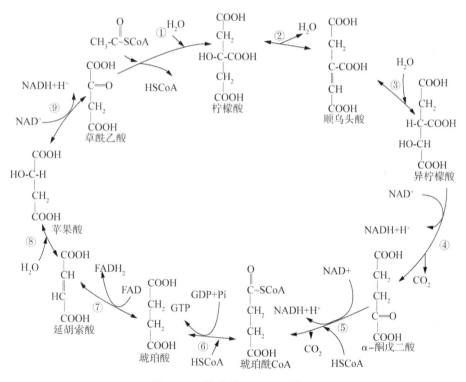

图 7-3　三羧酸循环（TCA 循环）

（四）三羧酸循环的特点

1. 三羧酸循环是单向不可逆反应体系　三羧酸循环反应在线粒体中进行，有 3 个关键酶，分别是柠檬酸合酶、异柠檬酸脱氢酶、α-酮戊二酸脱氢酶复合体，所催化的反应为不可逆反应，故三羧酸循环是单向不可逆反应体系。

2. 三羧酸循环反应 从 2 碳的乙酰辅酶 A 与 4 碳的草酰乙酸缩合生成 6 碳的柠檬酸开始，经 2 次脱羧生成 2 分子 CO_2，这是体内 CO_2 的主要来源。

3. 三羧酸循环是机体在有氧条件下产能的主要途径 在氧供应充足的情况下，每次三羧酸循环有 4 次脱氢反应，可生成 3 分子 $NADH+H^+$ 和 1 分子 $FADH_2$，$NADH+H^+$ 进入 NADH 氧化呼吸链可生成 2.5 分子 ATP；$FADH_2$ 进入琥珀酸氧化呼吸链生成 1.5 分子 ATP，加上一次底物水平磷酸化生成 1 分子 ATP，共可生成 10 分子 ATP。

4. 三羧酸循环必须不断补充中间产物 三羧酸循环每循环一次只消耗 1 分子乙酰基，其中间产物可以循环使用。但是体内的各种代谢途径相互交汇、彼此联系，有些中间产物随时可能移出循环而参与其他反应或转化为其他物质，如 α-酮戊二酸可转变为谷氨酸而参与蛋白质合成，琥珀酰辅酶 A 可以用于血红素的合成。为了保证三羧酸循环的不断进行，就必须不断补充循环中被消耗的中间产物。这种由其他物质转变为三羧酸循环中间产物的反应称之为回补反应。

（五）糖有氧氧化的生理意义

1. 糖的有氧氧化是机体获得能量的主要方式 1 分子葡萄糖经有氧氧化最终可生成 32（30）分子 ATP（表 7-2）。

表 7-2　葡萄糖有氧氧化生成的 ATP

有氧氧化	ATP 的生成方式	ATP 数量
葡萄糖→6-磷酸葡萄糖	—	−1
6-磷酸葡萄糖→1,6-二磷酸果糖	—	−1
3-磷酸甘油醛→1,3-二磷酸甘油酸	NADH（FADH）呼吸链氧化磷酸化	2.5（1.5）×2*
1,3-二磷酸甘油酸→3-磷酸甘油酸	底物水平磷酸化	1×2**
磷酸烯醇式丙酮酸→烯醇式丙酮酸	底物水平磷酸化	1×2
丙酮酸→乙酰辅酶 A	NADH 呼吸链氧化磷酸化	2.5×2
异柠檬酸→α-酮戊二酸	NADH 呼吸链氧化磷酸化	2.5×2
α-酮戊二酸→琥珀酰辅酶 A	NADH 呼吸链氧化磷酸化	2.5×2
琥珀酰辅酶 A→琥珀酸	底物水平磷酸化	1×2
琥珀酸→延胡索酸	FADH 呼吸链氧化磷酸化	1.5×2
苹果酸→草酰乙酸	NADH 呼吸链氧化磷酸化	2.5×2
1 分子葡萄糖共获得	—	32（或 30）

注：* 根据 $NADH+H^+$ 进入线粒体的方式不同，如经苹果酸穿梭系统，可产生 2.5 分子 ATP；如经 α-磷酸甘油穿梭经电子传递链只产生 1.5 分子 ATP；** 1 分子葡萄糖生成 2 分子 3-磷酸甘油醛，故×2。

2. 三羧酸循环是体内三大营养物质分解产能的共同通路 糖、脂肪、蛋白质等营养物质在体内分解代谢，最终都可生成乙酰辅酶 A 或三羧酸循环的中间产物，然后进入三羧酸循环，进一步完全氧化分解为 CO_2 和 H_2O，并释放大量能量。因此，三羧酸循环是三大营养物质分解产能的共同通路。

3. 三羧酸循环是体内物质代谢相互联系的枢纽 其他代谢途径的物质通过三羧酸循环在一定程度上相互转变。如三羧酸循环的中间产物 α-酮戊二酸、草酰乙酸等可转变为天冬氨酸、谷氨酸等非必需氨基酸；某些氨基酸也可转变为三羧酸循环的中间产物，经糖异生途径再转变为糖（参见糖异生）；饱食时糖可以转变为脂肪；各物质代谢生成的乙酰辅酶 A 可作为合成脂肪酸和胆固醇的原料（参见脂肪酸和胆固醇的合成）；所以说三羧酸循环是体内物质代谢相互联系的枢纽。

三、磷酸戊糖途径

葡萄糖在细胞内除通过无氧氧化和有氧氧化分解产能外，还存在其他不产能的分解代谢途径，如磷酸戊糖途径。磷酸戊糖途径是指从糖酵解的中间产物 6-磷酸葡萄糖开始形成旁路，生成 5-磷酸核糖和 $NADPH+H^+$，前者经过进一步反应生成 3-磷酸甘油醛和 6-磷酸果糖，从而返回糖酵解的代谢途径，亦称为磷酸戊糖旁路。该反应途径主要发生在肝脏、脂肪组织、肾上腺皮质、哺乳期的乳腺、性腺、骨髓及红细胞等组织细胞。

（一）磷酸戊糖途径反应过程

磷酸戊糖途径在胞液中进行，分为 2 个阶段。第一阶段为不可逆的氧化反应，生成磷酸核糖、NADPH 和 CO_2；第二阶段为可逆的基团转移反应，最终生成 3-磷酸甘油醛和 6-磷酸果糖。

1. 氧化反应阶段 1 分子 6-磷酸葡萄糖由 6-磷酸葡萄糖脱氢酶催化生成 6-磷酸葡萄糖酸，由 $NADP^+$ 作为 H 的接受体，需要 Mg^{2+} 参与。然后在 6-磷酸葡萄糖酸脱氢酶催化下脱氢脱羧生成 5-磷酸核酮糖，并生成 NADPH 和 CO_2。在磷酸戊糖异构酶作用下，5-磷酸核酮糖转变为 5-磷酸核糖，或在差向异构酶催化下转变为 5-磷酸木酮糖。在第一个阶段中，1 分子 6-磷酸葡萄糖经过 2 次脱氢反应、1 次脱羧反应，生成 1 分子 5-磷酸核糖和 1 分子 CO_2，同时生成 2 分子 $NADPH+H^+$。

（此处为磷酸戊糖途径氧化反应阶段的结构式反应图，依次为：6-磷酸葡萄糖 —6-磷酸葡萄糖脱氢酶（H_2O、$NADP^+$、$NADPH+H^+$）→ 6-磷酸葡萄糖酸 —6-磷酸葡萄糖脱氢酶（$NADP^+$、$NADPH+H^+$、CO_2）→ 5-磷酸核酮糖 —磷酸戊糖异构酶→ 5-磷酸核糖）

2. 基团转移反应阶段 在一系列酶的作用下，通过此阶段的反应将 5-磷酸核酮糖转化为 5-磷酸核糖、6-磷酸果糖、3-磷酸甘油醛等（图 7-4）。5-磷酸核糖用于合成核苷酸，6-磷酸果糖和 3-磷酸甘油醛可进入糖酵解途径进行代谢。$NADPH+H^+$ 作为供氢体用于许多化合物合成，细胞中合成代谢对 $NADPH+H^+$ 的消耗量远大于磷酸戊糖，多余的戊糖需要通过此反应返回糖酵解的代谢途径再次利用。

反应可概括为：3 分子磷酸戊糖转变为 2 分子磷酸己糖和 1 分子磷酸丙糖。反应可分为两类，一类是转酮醇酶反应，反应需 TPP 作为辅酶并需 Mg^{2+} 参与；另一类是转醛醇酶反应，转移 3 碳单位。

磷酸戊糖途径总的反应为：

$$3×6\text{-磷酸葡萄糖}+6NADP^+ \rightarrow 2×6\text{-磷酸果糖}+3\text{-磷酸甘油醛}+6NADPH+6H^++3CO_2$$

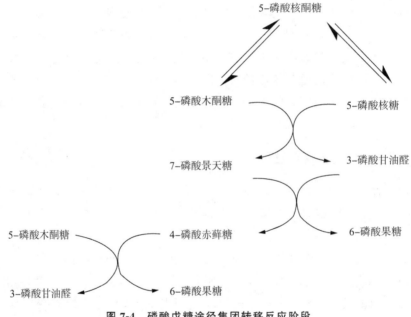

图 7-4　磷酸戊糖途径集团转移反应阶段

（二）磷酸戊糖途径的生理意义

1. 5-磷酸核糖为核苷酸及其衍生物的生物合成提供原料 磷酸戊糖途径是葡萄糖在体内生成 5-磷酸核糖的唯一途径。损伤后修复再生的组织和更新旺盛的组织，如肾上腺皮质及部分切除后的肝脏等，此代谢比较活跃。

2. $NADPH+H^+$ 作为供氢体参与体内许多代谢反应 磷酸戊糖途径是体内生成 NADPH 的主要途径，与 NADH 不同，NADPH 携带的氢并不通过电子传递链氧化释放能量，而是参与许多代谢反应，发挥不同的功能。

（1）NADPH 是体内许多物质代谢的供氢体：参与脂肪酸、胆固醇、类固醇激素、非必需氨基酸等化合物的合成。

（2）NADPH 参与体内羟化反应：体内的羟化反应常有 NADPH 参与。有的与生物合成有关，如从鲨烯合成胆固醇，以胆固醇为原料合成胆汁酸、类固醇激素等；有的则参与生物转化，如激素、药物、毒物的生物转化作用。

（3）NADPH 可维持谷胱甘肽的还原状态：还原型谷胱甘肽是体内重要的抗氧化剂，可以保护体内细胞膜上含巯基的蛋白质或酶免遭氧化剂尤其是过氧化物的损害。

对红细胞而言，还原型谷胱甘肽的作用更为重要，可保护红细胞膜的完整性（图7-5）。

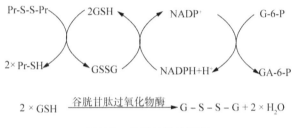

图 7-5 谷胱甘肽的转化

NADPH 也可以与体内的强氧化剂如 H_2O_2 作用而消除其氧化作用，对于维持血红蛋白的亚铁状态也起重要作用。先天缺乏磷酸戊糖途径关键酶 6-磷酸葡萄糖脱氢酶时，红细胞不能经过磷酸戊糖途径获得足够多的 NADPH，很难使谷胱甘肽维持还原状态。此时红细胞尤其是衰老的红细胞易于破裂，发生溶血性黄疸。这种溶血现象常在食用蚕豆后出现，故称之为蚕豆病。

第四节 糖原的合成与分解

糖原是由许多葡萄糖分子聚合而成的带有分支的高分子多糖类化合物，是体内糖的储存形式。糖原分子的直链部分借助 α-1,4-糖苷键而将葡萄糖残基连接起来，其支链部分则是借助 α-1,6-糖苷键而形成分支（图7-6）。糖原支链末端为非还原端，支链越多，非还原端越多；有利于增加糖原的溶解度，也为糖原分解提供了非还原端，增加了糖原代谢的速度。

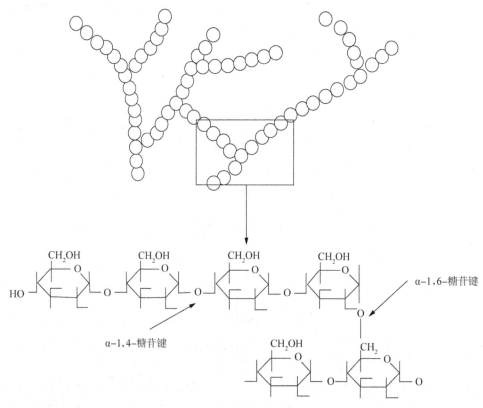

图 7-6　糖原结构示意

　　糖原的合成与分解有重要的意义，当机体需要葡萄糖时它可被迅速动用，而脂肪则不能。糖原主要储存于肝脏和肌肉组织中。肝脏组织中的糖原占肝重的 6%～8%，总量 70～100 g，肌糖原肌肉组织的 1%～2% 总量为 250～400 g。肝糖原和肌糖原的生理意义不同。肝糖原是血糖的主要来源，维持空腹状态下血糖浓度的相对稳定，这对于依赖葡萄糖供能的组织（如红细胞、脑）尤为重要。而肌糖原主要为肌肉收缩提供急需能量。

一、糖原的合成代谢

（一）概念

　　由单糖（主要是葡萄糖）合成糖原的过程称为糖原合成。肝糖原可以任何单糖为合成原料，而肌糖原只能以葡萄糖为合成原料。

（二）反应过程

　　由单糖（主要是葡萄糖）合成糖原的过程称为糖原合成。

　　1. 葡萄糖磷酸化生成 6-磷酸葡萄糖　此反应与糖酵解途径中葡萄糖转化为 6-磷酸葡萄糖的过程相同。

$$葡萄糖 \xrightarrow[\substack{ATP \quad\quad ADP}]{己糖激酶} 6-磷酸葡萄糖$$

葡萄糖   6-磷酸葡萄糖

2. 6-磷酸葡萄糖在变位酶的作用下转化为 1-磷酸葡萄糖 此步骤为可逆反应。

$$6-磷酸葡萄糖 \underset{}{\overset{磷酸葡萄糖变位酶}{\rightleftharpoons}} 1-磷酸葡萄糖$$

6- 磷酸葡萄糖   1- 磷酸葡萄糖

3. 尿苷二磷酸葡萄糖 6-磷酸葡萄糖生成的 1-磷酸葡萄糖与 UTP 在尿苷二磷酸葡萄糖焦磷酸化酶的作用下生成尿苷二磷酸葡萄糖（uridine diphosphate glucose，UDPG），释放焦磷酸，所以此步骤是耗能的反应，消耗了 1 分子高能磷酸键，UDPG又称为"活性葡萄糖"，是体内糖原合成时葡萄糖的供体。

$$1-磷酸葡萄糖 + (P)\sim(P)\sim(P)-尿苷 \xrightarrow[\quad PPi \quad]{UDPG焦磷酸化酶} UDPG$$

1-磷酸葡萄糖   UDPG

4. 糖原的合成 UDPG 是葡萄糖的活性形式，在糖原合酶的作用下，UDPG 中的葡萄糖单位通过 α-1,4-糖苷键连接到糖原引物的非还原端。游离状态的葡萄糖不能作为 UDPG 中葡萄糖基的受体，因此糖原合成过程中必须有糖原引物存在。糖原引物是指原有的细胞内较小的糖原分子。糖原合酶每催化一次反应，则糖原引物增加 1 个葡萄糖残基，使糖原分子的非还原端不断延长。

$$糖原（Gn*）+UDPG \xrightarrow{糖原合酶} 糖原（Gn+1）+UDP$$

注：*n 为糖原引物中糖基数目。

5. 分支酶的作用 糖原合酶是糖原合成过程中的关键酶，它只能使糖链不断延长，而不能形成分支。当糖链长度达 12～18 个葡萄糖基时，分支酶将一段糖链（6～7 个葡萄糖基）转移到邻近的糖链上，以 α-1,6-糖苷键相接，从而形成分支（图 7-7）。分支不仅可提高糖原的水溶性，更重要的是可增加非还原端数目，以便磷酸化酶迅速分解糖原。

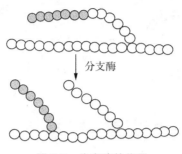

图 7-7　分支酶的作用

（三）糖原合成的特点

1. 糖原合成需要糖原引物　糖原合酶不能催化从头开始的 2 个葡萄糖分子相互连接，只能将葡萄糖通过 α-1,4-糖苷键连接在至少含有 4 个葡萄糖残基的葡聚糖分子上，含 4 个葡萄糖残基的分子被称为糖原引物。

2. 糖原合酶是糖原合成过程的限速酶　糖原合酶主要受共价修饰调节，胰岛素可以激活其活性，胰高血糖素、肾上腺素等能抑制该酶活性。

3. 糖原的合成是耗能过程　UDPG 在形成过程中需要 ATP 和 UTP 提供所需能量，糖原引物每延长 1 个葡萄糖单位，需要消耗 2 个高能磷酸键。

二、糖原的分解代谢

（一）概念

肝糖原分解为葡萄糖以补充血糖的过程称为糖原的分解。

（二）反应过程

1. 糖原分解为 1-磷酸葡萄糖，从糖原分子的非还原端开始，在糖原磷酸化酶催化作用下分解下一个葡萄糖基，生成 1-磷酸葡萄糖（图 7-8）。

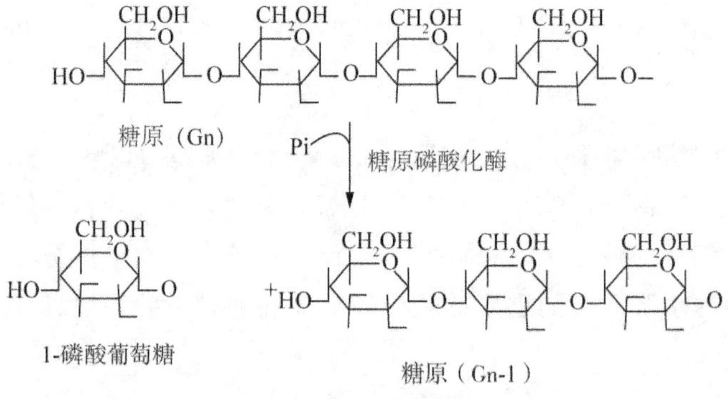

糖原（Gn）

Pi　糖原磷酸化酶

1-磷酸葡萄糖　　　　　　糖原（Gn-1）

图 7-8　糖原磷酸化酶作用示意

糖原磷酸化酶是催化糖原分解的限速酶，该酶只能分解 α-1,4-糖苷键断裂，对 α-1,6-糖苷键无作用，此时就需要脱支酶参与才能将糖原完全分解。脱支酶具有双重功能，一方面是葡聚糖转移酶活性，即将糖原上 4 个葡萄糖基分支链上的 3 个葡萄糖基转移到邻近糖链末端，以 α-1,4-糖苷键相连，结果使直链延长 3 个葡萄糖单位，可继续受该酶作用；另一方面是 α-1,6-葡萄糖苷酶活性，催化分支点的葡萄糖单位水解，生成游离葡萄糖，在糖原磷酸化酶与脱支酶共同作用下，糖原分支逐渐减少，形成约 85% 1-磷酸葡萄糖和约 15% 游离葡萄糖 (图 7-9)。

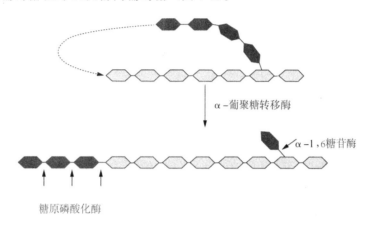

图 7-9 脱支酶的作用

2.1-磷酸葡萄糖在磷酸葡萄糖变位酶的催化下转变为 6-磷酸葡萄糖。

3.6-磷酸葡萄糖水解为葡萄糖，葡萄糖-6-磷酸酶催化此反应，该酶只存在于肝和肾中，但肌肉组织中没有，所以只有肝糖原可以分解为葡萄糖用来补充血糖，而肌糖原一般不能直接分解为葡萄糖，只能以 6-磷酸葡萄糖的形式进入糖酵解途径或有氧氧化。

$$CH_2O \sim \textcircled{P} \xrightarrow[\substack{H_2O \quad Pi}]{葡萄糖-6-磷酸酶} CH_2OH$$

6-磷酸葡萄糖   葡萄糖

(三) 糖原分解的特点

1. 糖原分解 是指肝糖原的分解，终产物是葡萄糖，在肝和肾脏，尤其肝糖原储量较多，糖原可以分解产生葡萄糖以补充血糖。而肌肉等组织因缺乏葡萄糖-6-磷酸酶，糖原分解产生的 6-磷酸葡萄糖不能直接分解为葡萄糖，只能进入糖酵解生成乳酸或进行糖的有氧氧化。

2. 糖原分解需要磷酸化酶和脱支酶协同起作用 糖原磷酸化酶只作用于 α-1,4-糖苷键，而脱支酶可水解 α-1,6-糖苷键。因此，在糖原分解代谢中，需要 2 种酶协同起作用，才能使糖链不断缩短，分支不断减少。

3. 糖原磷酸化酶是糖原分解的关键酶　此酶受到共价修饰调节和变构调节双重调节作用。肝糖原磷酸化酶有磷酸化和去磷酸化 2 种形式。当该酶 14 位丝氨酸被磷酸化时，活性很低的磷酸化酶（称为磷酸化酶 b）就转变为活性强的磷酸型磷酸化酶（称为磷酸化酶 a）。

磷酸化酶还受变构调节作用，葡萄糖是其变构调节剂。当血糖升高时，可降低肝糖原的分解。ATP 是糖原磷酸化酶的变构抑制剂，也可以使糖原分解减弱；而 AMP 是磷酸化酶的变构激活剂，可以促进糖原分解。

4. 水解反应在糖原的非还原端进行　为非耗能过程。

三、糖原代谢的生理意义

糖原的合成和分解是分别通过 2 条途径进行的，不是简单的可逆反应。当糖原合成途径活跃时，分解途径则被抑制，这样才能有效地合成糖原；反之亦然。进食后人体血液中葡萄糖丰富，肝细胞和肌细胞可利用葡萄糖大量合成糖原，防止血糖浓度过度升高。当血糖浓度降低时，肝糖原分解补充血糖浓度，有效地维持了血糖浓度的相对恒定。可见，糖原合成与分解的生理意义，就是在正常生理情况下维持血糖浓度相对恒定，保证依赖葡萄糖供能的组织（脑、红细胞）的能量供给。

四、糖原代谢过程的调节及特点

糖原合酶和糖原磷酸化酶分别是糖原合成和糖原分解 2 个阶段的限速酶，其活性决定不同途径的代谢速率，从而影响糖原代谢的方向。2 种酶都能受到共价修饰调节和变构调节，而且调节方向几乎完全相反，这种精细的调控避免了合成、分解 2 个途径同时进行所造成的 ATP 浪费。因此，当机体糖供应丰富（如进食后）和组织细胞能量供应充足时，合成糖原加强，将能量储存起来，以免血糖浓度过高；当机体糖供应不足（如空腹）或能量需求增加时，糖原分解加强，分解为葡萄糖以维持血糖浓度，提供能量。

第五节　糖异生作用

一、概念

体内糖原的储备是有限的，正常成年人每小时可由肝释放葡萄糖 210 mg/kg，如果没有继续补充能量，十多小时后肝糖原即被耗尽，血糖来源断绝。而事实上即使禁食 24 小时，血糖仍然保持正常范围。这主要依赖肝脏将氨基酸、甘油等转变成葡萄糖，不断补充血糖。这种由非糖物质转变为葡萄糖或糖原的过程称为糖异生作用。能进行糖异生的原料（非糖物质）主要有甘油、乳酸、丙酮酸、生糖氨基酸等。糖异生主要在肝脏进行，肾脏也有较弱的糖异生作用，肾在正常情况下的糖异生能力约为肝脏的十分之一，但是在长期饥饿或酸中毒时，肾糖异生作用可大大加强。

二、反应过程

糖异生途径基本上就是糖酵解途径的逆反应。糖酵解途径中大多数的酶促反应是可逆的，但己糖激酶（包括葡萄糖激酶）、磷酸果糖激酶及丙酮酸激酶催化的 3 个反应为不可逆的，每个反应有相当大的能量变化，这些反应的逆过程就需要绕过这些"能障"才能进行。因此糖异生需要另外不同的一组酶来催化这些逆反应，这些酶就是糖异生的关键酶。

1. 丙酮酸经丙酮酸羧化支路转化为磷酸烯醇式丙酮酸 丙酮酸不能直接逆转为磷酸烯醇式丙酮酸，需要先由丙酮酸羧化酶催化丙酮酸羧化为草酰乙酸，再由磷酸烯醇式丙酮酸羧激酶催化脱羧生成磷酸烯醇式丙酮酸，此过程称为丙酮酸羧化支路，由 ATP 和 GTP 提供反应所需能量。

此转化过程分两步反应进行，催化第一步反应的是丙酮酸羧化酶，其辅酶为生物素。CO_2 与生物素结合使 CO_2 活化，由 ATP 供能，活化的 CO_2 再与丙酮酸反应生成草酰乙酸。第二步反应，草酰乙酸在磷酸烯醇式丙酮酸羧激酶催化下，消耗 GTP，同时脱羧生成磷酸烯醇式丙酮酸。上述两步反应共消耗 2 分子 ATP。

丙酮酸羧化酶仅存在于线粒体内，故胞液中的丙酮酸必须进入线粒体才能羧化生成草酰乙酸。而磷酸烯醇式丙酮酸羧激酶在线粒体和胞液中都存在，因此草酰乙酸可以在线粒体中直接转变为磷酸烯醇式丙酮酸再进入胞液，也可先转运至胞液后再转变为磷酸烯醇式丙酮酸。

2. 1,6-二磷酸果糖转变为 6-磷酸果糖 此反应由果糖 1,6-二磷酸酶催化，使 1,6-二磷酸果糖（F-1,6-BP）分子 C_1 位上的磷酸酯水解掉，生成 6-磷酸果糖（F-6-P），该反应为放能反应，并不生成 ATP，所以反应易于进行。

$$F\text{-}1,6\text{-}BP + H_2O \longrightarrow F\text{-}6\text{-}P + Pi$$

3. 6-磷酸葡萄糖水解生成葡萄糖 此反应由葡萄糖-6-磷酸酶催化，6-磷酸葡萄糖水解生成葡萄糖，也是磷酸酯水解反应，而不是葡萄糖激酶催化反应的逆反应，在热力学上是可行的。此酶主要存在于肝肾细胞中。此步反应与糖原分解的反应相同。

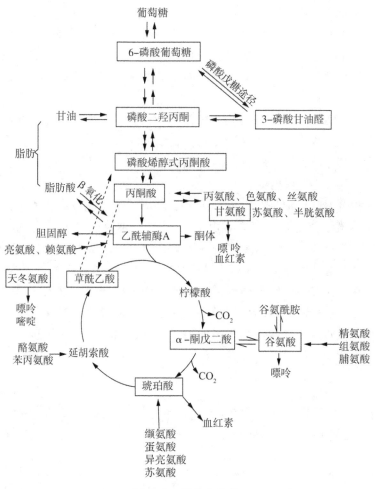

$$F\text{-}1,6\text{-}BP \xrightarrow[]{\text{果糖二磷酸酶-1}} F\text{-}6\text{-}P$$

$H_2O \rightarrow Pi$

综上所述，糖异生的4个关键酶是丙酮酸羧化酶、磷酸烯醇式丙酮酸羧激酶、果糖1,6-二磷酸酶、葡萄糖-6-磷酸酶。它们主要分布在肝脏和肾脏，其他组织不能进行糖异生作用。糖异生途径见图7-10。

图 7-10 糖异生途径

三、糖异生作用的生理意义

（一）维持血糖水平的恒定

糖异生最主要的作用就在于饥饿时维持机体血糖水平恒定，其主要原料为乳酸、生糖氨基酸和甘油。肝脏可通过糖异生途径将非糖物质转变为葡萄糖，使血糖浓度维持在相对恒定的水平。适当的血糖浓度对于维持机体重要器官（如脑、红细胞、骨髓等）的能量需求十分重要，当肝糖原基本分解殆尽后，机体主要通过糖异生作用补充血糖，这对于保证脑的正常能量供应十分必要。肌细胞内糖异生活性很低，因此肌糖原分解生成的乳酸不能在肌内重新合成糖，必须经血液转运至肝后才能异生成糖。

（二）补充或恢复肝糖原储备

糖异生是补充或恢复肝糖原储备的重要途径，这在饥饿后进食更为重要。长期以来，人们认为进食后丰富的肝糖原储备是葡萄糖经 UDPG 合成糖原的结果（直接途径），但后来发现并非如此。肝灌注和肝细胞培养实验表明，血糖升高时肝摄取葡萄糖，而血糖正常时肝只释放葡萄糖，这种摄取或释放主要由葡糖激酶的活性所决定，但此酶活性很高，导致肝对葡萄糖的摄取能力低。另外，如灌注液中加入糖异生所需原料，则肝糖原迅速增加，以核素标记的葡萄糖实验表明，相当一部分葡萄糖先分解成丙酮酸、乳酸等三碳化合物，后者再异生成糖原。此糖原合成途径称为三碳途径（间接途径）。三碳途径可解释即使肝摄取葡萄糖能力很低，但仍可合成糖原；也可解释为何进食 2～3 小时，肝糖异生的活性仍很高。

（三）有利于乳酸的再利用

乳酸是糖异生的重要原料，当进行剧烈运动或机体缺氧时，肌肉主要通过糖酵解产生大量的乳酸，这些乳酸随着血液循环转运至肝，通过糖异生作用将乳酸合成糖原或葡萄糖，葡萄糖随血液转运回肌肉进行再利用，如此形成乳酸循环，也称为 Cori 循环。有利于乳酸的再利用，同时也有利于糖原更新及补充肌肉消耗的糖原，防止乳酸性酸中毒（图 7-11）。

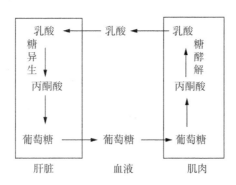

图 7-11　乳酸循环

（四）糖异生过度将对人体产生不利影响

当人体长期缺乏能源物质时，由于依赖糖异生消耗非糖物质保持血糖浓度，久之就会使脂肪和蛋白质消耗过多。这样不仅会导致人体抵抗力降低，还会因糖异生原料日益减少而最终导致人体能源物质耗竭，所以人体单纯依靠糖异生作用维持生命活动的能量供给是有限的。

四、糖异生途径的调节及特点

（一）糖异生途径的调节

糖异生的限速酶主要有 4 个：丙酮酸羧化酶、磷酸烯醇式丙酮酸羧化酶、果糖二磷酸酶和葡萄糖磷酸酶。

1. 激素对糖异生的调节　调节糖异生作用的激素主要有胰高血糖素、肾上腺素、糖皮质激素和胰岛素，前三者可加速糖异生，胰岛素则抑制糖异生。此外，肾上腺素能促进脂肪动员产生甘油，糖皮质激素可促进肝外蛋白质分解释放氨基酸，为糖异生增加原料来源而加速糖异生反应速度。

2. 代谢物对糖异生的调节　血浆中甘油、乳酸和氨基酸浓度增加时，使糖异生作用增强。例如，饥饿情况下，脂肪动员增加，组织蛋白质分解加强，血浆甘油和氨基酸增高；激烈运动时，血中乳酸含量剧增，也可促进糖异生作用。

乙酰辅酶 A 决定了丙酮酸代谢的方向，脂肪酸氧化分解产生大量的乙酰辅酶 A 可以抑制丙酮酸脱氢酶系，使丙酮酸大量蓄积，为糖异生提供原料，同时又可激活丙酮酸羧化酶，加速丙酮酸生成草酰乙酸，使糖异生作用增强。

（二）糖异生途径的特点

1. 人体在长期缺糖条件下，糖异生为血糖浓度的维持提供肝糖原以外的糖源，有利于人体在长期饥饿的条件下维持大脑皮质活动的血糖供给。

2. 肝脏是糖异生的主要器官。当肝脏功能受损时，体内糖异生作用减弱，血糖浓度将会降低。肾脏也有糖异生功能。

3. 糖异生需要 4 步关键反应酶催化并消耗能量才能完成整个过程。

第六节　血糖及糖代谢异常

一、血糖的概念

血糖主要是指血液中的葡萄糖。体内血糖浓度是反映机体内糖代谢状况的一项重要指标。正常成年人血糖水平相对较恒定，空腹血糖浓度为 $3.89 \sim 6.11$ mmol/L（葡萄糖氧化酶法），恒定的血糖浓度是机体对血糖的来源和去路进行精细调节而使之维持动态平衡的结果。

二、血糖的来源和去路

(一) 血糖的来源

1. 食物中消化吸收入血的糖类 在肠道中，食物中的淀粉或糖原在酶的作用下水解为葡萄糖和其他单糖，由肠黏膜上皮细胞主动吸收入血，这是血糖主要的来源。

2. 肝糖原分解 空腹时血糖浓度降低，肝糖原分解成葡萄糖释放入血，补充血糖。这是空腹时血糖的直接来源。

3. 糖异生作用 长期饥饿时，储备的肝糖原已不能满足维持血糖浓度，则糖异生作用增强，将大量非糖物质转变为糖，以维持血糖的正常水平。糖异生是长期饥饿时血糖的主要来源。

(二) 血糖的去路

1. 氧化分解提供能量 这是血糖最主要的去路。

2. 合成糖原 当血糖来源充足的时候，在肝脏、肌肉等组织合成糖原贮存起来。

3. 转变为其他物质 血糖可以转化为脂类、非必需氨基酸或其他糖类及其衍生物，如核糖、葡糖醛酸等。

4. 随尿排出 当血糖浓度＞8.89 mmol/L 时，超过肾小管对葡萄糖的最大重吸收能力，则从尿中排出，出现尿糖。此时的血糖值称为肾糖阈值。尿排糖是血糖的非正常去路，糖尿在病理情况下出现，常见于糖尿病患者（图 7-12）。

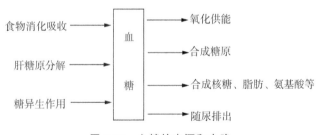

图 7-12 血糖的来源和去路

三、血糖水平的调节

一般情况下，机体能提供维持 1 天的葡萄糖，如果机体处于饥饿状态，那么必须由非糖物质转化成葡萄糖以供急需。或机体处于应激状态，如情绪压抑、精神紧张、剧烈运动时，也需要由非糖物质及时提供葡萄糖。机体除脑和红细胞需直接提供葡萄糖外，肾髓质、睾丸等组织也主要利用葡萄糖提供能量。机体必须将血糖维持在一定水平，才能使这些器官及时得到葡萄糖供应。血糖过高或过低都不利于机体健康。血糖水平主要通过以下几个方面来调节。

（一）器官水平的调节

肝脏是调节血糖浓度的主要器官，肝脏通过糖原的合成、分解和糖异生作用调节血糖浓度。饱食时肝糖原合成增加，可以有效降低血糖水平；空腹时肝糖原分解增加，补充血糖；长期饥饿时糖异生作用增强，以有效维持血糖浓度相对恒定。同时，肾脏、肌肉、肠道等器官也能调节血糖浓度。

（二）激素水平的调节

调节血糖的激素分为两类：一类是降血糖激素，如胰岛素；另一类是升糖激素，如肾上腺素、胰高血糖素、糖皮质激素和生长激素等。两类激素相互协调，相互影响，通过调节糖代谢途径中限速酶的活性，影响相应的代谢过程；既相互对立，又相互统一，共同调节血糖的正常水平（表7-3）。

表 7-3　激素对血糖水平的调节

降低血糖的激素	生化作用	升高血糖的激素	生化作用
胰岛素	1. 促进葡萄糖进入组织细胞 2. 加速糖原合成 3. 促进糖的有氧氧化 4. 促进糖转变为脂肪 5. 抑制糖异生 6. 抑制糖原分解	胰高血糖素	1. 抑制糖原合成 2. 促进糖异生
		肾上腺素	1. 促进糖原分解 2. 促进糖异生
		糖皮质激素	1. 促进糖异生 2. 促进蛋白质分解为氨基酸

（三）神经系统调节

神经系统对血糖的调节主要通过下丘脑和自主神经系统调节其所控激素的分泌，进而再影响血糖代谢中关键酶的活性，达到调节血糖浓度的作用。

四、糖代谢异常

（一）高血糖及糖尿

1. 概念　高血糖是指空腹血糖浓度＞7.1 mmol/L。如果血糖浓度＞8.9 mmol/L时，则超过了肾小管对糖的最大重吸收能力，这一血糖水平称为肾糖阈，就会出现糖尿。

2. 发生原因

（1）生理性高血糖：生理情况下，糖的来源增加可引起高血糖。如一次性进食大量糖或静脉输入大量葡萄糖时，血糖浓度急剧升高，称为饮食性高血糖；如情绪激动致交感神经兴奋，肾上腺素等激素分泌增加，肝糖原分解为葡萄糖释放入血，使血糖浓度升高，称为情感性高血糖。这些属于生理性高血糖，其高血糖和糖尿是暂时的，且空腹血糖正常。

（2）病理性高血糖：遗传性胰岛素受体缺陷；某些慢性肾炎、肾病综合征等使肾重吸收糖发生障碍。

临床上最常见的糖代谢紊乱疾病是糖尿病，即无论何时，血糖浓度≥11.1 mmol/L。主要病因是部分或完全胰岛素缺失。由于胰岛素分泌绝对或相对不足，导致葡萄糖不易进入细胞，糖原合成减少，糖原分解增加，糖异生作用增强，糖的分解代谢受阻。总之糖的来源增加而去路减少，出现持续性的高血糖。糖尿病的典型表现为多食、多饮、多尿和体重减轻的"三多一少"症状，严重时可出现酸中毒、继发感染，以及多器官的损坏、功能紊乱和衰竭等。

糖尿病的特征是高血糖和糖尿。临床上将糖尿病分为四型：胰岛素依赖型（1 型）、非胰岛素依赖型（2 型）、妊娠糖尿病（3 型）和特殊类型糖尿病（4 型）。1 型糖尿病多发生于青少年，因自身免疫而使胰岛 β 细胞功能缺陷，导致胰岛素分泌不足，"三多一少"症状明显，易发生酮症酸中毒，胰岛素治疗效果好。2 型糖尿病和肥胖关系密切，可能是由细胞膜上胰岛素受体功能缺陷所致，好发于中老年人，"三多一少"症状不明显。

（二）低血糖

1. 概念　低血糖是指各种原因引起的血糖浓度过低，一般以成年人空腹血糖浓度低于 3.0 mmol/L 为低血糖。脑细胞主要依赖葡萄糖氧化供能，因此血糖过低就会影响脑的正常功能，出现头晕、倦怠无力、心悸等，严重时发生昏迷，称为低血糖休克。如果不及时给患者通过静脉补充葡萄糖，可能会导致死亡。

2. 发生原因　出现低血糖的病因：①饥饿或不能进食者；②胰性（胰岛 β 细胞功能亢进、胰岛 α 细胞功能低下等）；③肝性疾病（肝癌、糖原贮积症等）；④内分泌异常（垂体功能低下、肾上腺皮质功能低下等）；⑤肿瘤（胃癌等）；⑥空腹饮酒等。

—————[小结]—————

本章主要内容包括糖分解代谢、糖原代谢、糖异生途径及血糖等知识。糖分解途径主要有糖酵解、糖有氧氧化、磷酸戊糖途径。葡萄糖或糖原在低氧条件下分解生成乳酸并产生少量能量的过程称为糖的无氧分解，其因与酵母菌使葡萄糖生醇发酵的过程非常相似，又称为糖酵解。糖酵解是机体在低氧条件下快速供能的重要方式。葡萄糖或糖原在氧气参与的条件下彻底氧化分解生成 CO_2 和 H_2O 并生成大量 ATP 的过程称为糖的有氧氧化，机体大多数组织通过有氧氧化获得能量。如果从糖酵解的中间产物 6-磷酸葡萄糖开始形成旁路，生成 5-磷酸核糖和 $NADPH+H^+$，此过程称为磷酸戊糖途径。糖原是体内糖的储存形式，包括肝糖原和肌糖原。由单糖（主要是葡萄糖）

合成糖原的过程称为糖原合成。肝糖原可以任何单糖为合成原料，而肌糖原只能以葡萄糖为合成原料。肝糖原分解为葡萄糖以补充血糖的过程称为糖原的分解。糖原合成与分解的生理意义就是在正常生理情况下维持血糖浓度相对恒定。由非糖物质转变为葡萄糖或糖原的过程称为糖异生作用，糖异生主要在肝脏进行，肾脏也有较弱的糖异生作用。血液中的葡萄糖即血糖，正常成年人血糖水平相对较为恒定，空腹血糖浓度为 3.89～6.11 mmol/L。激素对血糖水平具有调节作用，如果机体糖代谢发生紊乱，可发生高血糖与低血糖。

———— [思考题] ————

    1. 糖分解代谢的途径有哪些？

    2. 试述糖有氧氧化的过程。

    3. 糖异生有哪些生理意义？

    4. 试述血糖的来源与去路。

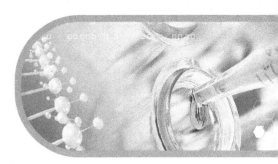

第八章

脂类代谢

 学习目标

1. 掌握甘油三酯的分解代谢，脂肪酸的β-氧化过程，酮体的概念、生成、利用特点及生理意义，胆固醇的来源、合成的原料及转化排泄，血浆脂蛋白的组成、分类和功能。

2. 熟悉脂肪动员的过程及其调节，甘油三酯合成的原料及部位，甘油的代谢。

3. 了解脂类的分布和功能，非必需脂肪酸的概念，脂肪酸的合成过程，甘油磷脂的分解代谢，高脂血症。

体内的脂类代谢障碍与肥胖、脂肪肝、高脂血症、动脉粥样氧化、冠心病等的发生密切相关。

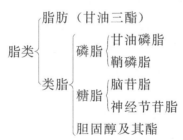

第一节　概述

一、脂类的概念及结构

脂类是脂肪和类脂及其多种衍生物的总称，是一大类不溶于水而易溶于乙醚、氯仿、丙酮等有机溶剂的化合物。脂肪又称为甘油三酯或三酰甘油，由1分子甘油和3分子脂肪酸通过酯键相连形成的酯。类脂包括磷脂、胆固醇及其酯和糖脂等。甘油三酯的分子结构见图8-1。

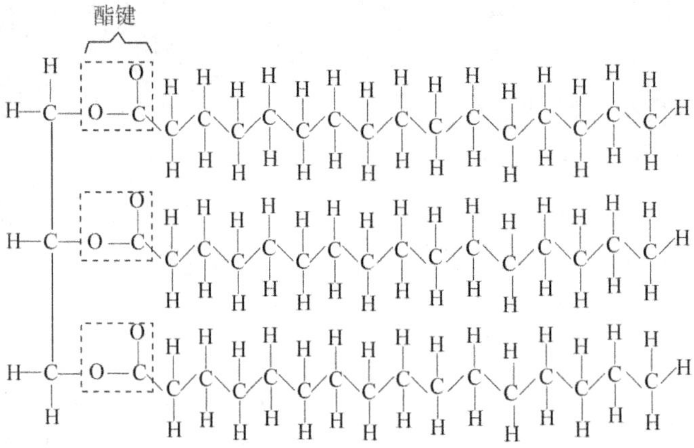

图 8-1　甘油三酯的分子结构

二、脂类的分布

（一）脂肪的分布

主要分布于人体的脂肪组织，如皮下、大网膜、肠系膜和一些脏器的外周，这些部位称为脂库，其中的脂肪称为储存脂。正常成年男性脂肪占体重的 $10\%\sim20\%$ ，女性稍高。个体间机体脂肪的含量差异很大，可随着年龄、营养和运动量等的变化而变化，所以脂肪也被称为可变脂。当脂肪的含量超过体重的 30% 时即为肥胖。

（二）类脂的分布

主要分布于生物膜和神经组织中，约占体重的 5% ，其含量不受营养状况和机体活动的影响，故类脂又称为固定脂或基本脂。在生物膜中，脂类分子呈双层结构排列，它约占膜干重的 40% ，其中磷脂占总脂量的 $50\%\sim70\%$ ，胆固醇占 $20\%\sim30\%$ 。

三、脂类的生理功能

（一）脂肪的生理功能

1. 提供能量和储存能量　这是脂肪在体内最主要的生理功能。1 g 脂肪在体内彻底氧化分解可释放 38.94 kJ 的能量，约比 1 g 糖和 1 g 蛋白质彻底氧化释放能量多 1 倍。由于脂肪具有疏水性质，含水量极少，储存 1 g 脂肪所占的体积仅为同量糖原（能量的另一种储存形式）所占体积的 1/4，有利于大量储存。正常情况下，人体每天所需能量的 $20\%\sim30\%$ 由脂肪提供，空腹时所需能量的 50% 以上由脂肪氧化提供，禁食 1～3 天时机体所需能量的 85% 可由脂肪提供，所以脂肪是空腹或饥饿时机体所需能量的主要来源。

2. 维持体温，保护脏器 脂肪是热的不良导体，可以防止体温散失，有助于御寒，起到保温作用。同时，内脏周围的脂肪具有软垫作用，可以缓冲机械冲击，可固定和保护脏器。

3. 促进脂溶性维生素的吸收 是脂溶性维生素的溶媒，可以促进其吸收，且本身就含有脂溶性维生素，如奶油、鱼肝油等，含有维生素 A、维生素 D 等。

（二）类脂的生理功能

1. 构成生物膜 生物膜包括细胞质膜、线粒体膜、核膜及神经髓鞘等。类脂中尤其是磷脂和胆固醇是构成生物膜的重要组成成分。生物膜也是能量转化和细胞内通信的重要部位，同时鞘磷脂还是神经髓鞘的重要组成部分。生物膜磷脂中的不饱和脂肪酸有利于膜的流动性，而胆固醇及饱和脂肪酸则降低膜的流动性。

2. 参与脂类的运输 磷脂和胆固醇是血浆脂蛋白的重要组成成分，参与脂类的运输。

3. 提供必需脂肪酸 在体内不能合成而必须从食物中摄取的脂肪酸，称为必需脂肪酸。如亚油酸、亚麻酸、花生四烯酸，人体不能合成，必须从植物油中补充。这些必需脂肪酸的衍生物，如二十碳五烯酸和二十二碳六烯酸等也是重要的不饱和脂肪酸，具有降低血脂、防止动脉硬化和抗血栓形成的作用。

4. 合成重要的生理活性物质 如胆固醇在体内可转变为胆汁酸、类固醇激素、维生素 D_3 等具有重要生理功能的活性物质。

5. 参与代谢调节 某些脂类衍生物参与组织细胞间信息的传递，并在机体代谢调节中发挥重要作用。如二软脂酰胆碱是肺的表面活性物质，磷脂酰肌醇二磷酸在细胞信号传导中起着重要作用，花生四烯酸在体内可衍生成前列腺素、血栓素及白三烯等，参与多种细胞的代谢调控，并且与炎症、免疫、过敏、心血管病等重要病理过程有关。

第二节 甘油三酯代谢

一、甘油三酯的分解代谢

（一）脂肪动员

1. 概念 脂肪组织中储存的甘油三酯在一系列酶的作用下逐步水解为甘油和脂肪酸，并将甘油和脂肪酸释放入血液供其他组织氧化利用，此过程为甘油三酯的分解，亦称为脂肪动员。

甘油三酯 —甘油三酯脂酶→ 甘油二酯 —甘油二酯脂酶→ 甘油一酯 —甘油一酯脂酶→ 甘油

H₂O 脂肪酸   H₂O 脂肪酸   H₂O 脂肪酸

2. 脂肪动员的调节 脂肪动员的产物为甘油和脂肪酸。脂肪动员过程中甘油三酯脂酶活性最低，是脂肪动员的限速酶，此酶对激素特别敏感，故又称激素敏感性甘油三酯脂酶。体内有些激素可以使甘油三酯脂酶的活性增高，从而促进脂肪动员，如胰高血糖素、肾上腺素、去甲肾上腺素、肾上腺皮质激素、甲状腺素等，这类激素称为脂解激素。当禁食、饥饿或交感神经兴奋时，以上激素分泌增加，从而促进脂肪分解。还有些激素可以使甘油三酯脂酶的活性降低从而抑制脂肪动员，如胰岛素、前列腺素 E_2 等抑制其活性，称为抗脂解激素。糖尿病患者因胰岛素合成和分泌不足，故脂肪分解增加，出现体重减轻的症状。机体对脂肪动员的调控主要是通过激素对甘油三酯脂酶的作用来实现的。

3. 脂肪动员的生理意义

（1）脂肪动员的结果是生成 3 分子的自由脂肪酸和 1 分子的甘油。生成的甘油溶于水，主要转运至肝，再磷酸化为 3-磷酸甘油后进入糖代谢。

（2）脂肪动员生成的游离脂肪酸进入血液后与血清白蛋白结合，运送至全身各组织被利用，主要是心、肝、骨骼肌等组织器官。

（二）甘油的代谢

脂肪动员产生的甘油可以在甘油磷酸激酶的作用下活化为 α-磷酸甘油，α-磷酸甘油一方面可以重新用来合成脂肪，另一方面也可以转变为磷酸二羟丙酮进入糖代谢。

有氧时，磷酸二羟丙酮进入有氧氧化途径彻底氧化分解为 CO_2 和 H_2O，无氧时，磷酸二羟丙酮进入糖酵解途径不完全氧化分解为乳酸，也可在肝内经糖异生转变为葡萄糖或糖原。甘油磷酸激酶主要存在于肝、肾及小肠黏膜细胞中，在骨骼肌及脂肪细胞中活性很低，故这些组织利用甘油较少。

CH₂—OH   CH₂—OH   CH₂—OH   糖代谢→ 糖酵解
                                                            有氧氧化
CH—OH —甘油磷酸激酶→ CH—OH —α-磷酸甘油脱氢酶→ CH=O ————→   糖异生
CH₂—OH ATP ADP CH₂—O~Ⓟ NAD⁺ NADH+H CH₂—O~Ⓟ 脂代谢→ 脂肪合成
甘油   α-磷酸甘油   磷酸二羟丙酮

（三）脂肪酸的氧化

脂肪酸是人体重要的能源物质，在氧供给充足的条件下，脂肪酸在体内可彻底氧化生成 CO_2 和 H_2O，并释放能量。除成熟的红细胞和脑组织外，机体大多数组织细胞都可以氧化分解脂肪酸，但以肝和肌肉组织最为活跃。脂肪酸的 β-氧化分为以下 4 个阶段。

1. 脂肪酸的活化 脂肪酸需活化为脂酰辅酶 A 以后才能被氧化分解，活化过程在细胞的胞液中进行。在脂酰辅酶 A 合成酶的作用下，1 分子脂肪酸结合 1 分子 ATP、Mg^{2+} 和辅酶 A（HSCoA）反应生成 1 分子脂酰辅酶 A（RCo～SCoA），同时需消耗 ATP 中的 2 个高能键。

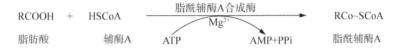

2. 脂酰 CoA 转入线粒体 脂酰辅酶 A 是脂肪酸的活化形式，同时脂酰辅酶 A 也溶于水，这使得脂酰辅酶 A 的活性远高于脂肪酸。但脂酰辅酶 A 是在细胞液中生成的，而氧化脂酰基的酶在线粒体中，所以脂酰辅酶 A 必须进入线粒体才能被氧化。

只有短链的脂酰辅酶 A 才可以自由透过选择性的线粒体内膜，机体内的脂肪酸大多是中长链脂肪酸。形成的活化形式的脂酰辅酶 A 也属于中长链的脂酰辅酶 A，不能自由透过线粒体内膜。但在线粒体内膜上有载体肉碱和肉碱脂酰转移酶Ⅰ及肉碱脂酰转移酶Ⅱ，肉碱可以携带着脂酰基来回游走于线粒体内膜的外侧壁和线粒体内膜的内侧壁之间，虽然线粒体内膜外侧壁和内测壁上均有肉碱脂酰转移酶Ⅰ和肉碱脂酰转移酶Ⅱ，但肉碱脂酰转移酶Ⅰ只在外侧壁上起作用，催化细胞液中的脂酰辅酶 A 和线粒体内膜上的肉碱反应，生成脂酰肉碱。肉碱脂酰转移酶Ⅱ只在内侧壁上起作用，催化脂酰肉碱和线粒体基质中的 HSCoA 反应，使脂酰基从肉碱上掉下来，这时肉碱就从线粒体内膜的内侧壁上移向线粒体内膜的外侧壁上继续转运脂酰基，生成的另一个产物脂酰辅酶 A 就进入了线粒体基质。这样相当于把细胞液中的脂酰辅酶 A 转运到了线粒体基质。这一过程中并没有能量的得失，如图 8-2 所示。

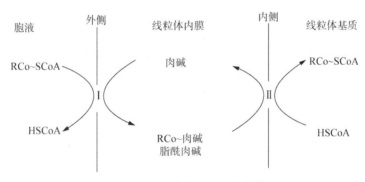

图 8-2 脂酰辅酶 A 进入线粒体

注：Ⅰ. 肉碱脂酰转移酶Ⅰ；Ⅱ. 肉碱脂酰转移酶Ⅱ。

知识链接

肉碱与减肥

肉碱，或音译卡尼汀，是一种类氨基酸，属于季铵阳离子复合物，可以通过生物合成的方法由赖氨酸及蛋氨酸 2 种氨基酸合成产生。它与脂肪分解代谢生成能量有关，当长链脂肪酸透过线粒体膜时是以脂酰肉碱形态被搬运的。即长链脂肪酸在线粒体膜上的转移酶（肉碱脂酰转移酶）的作用下，从脂酰辅酶 A 转移到肉碱生成脂酰肉碱。脂酰肉碱在线粒体内再次转移给辅酶 A 成为脂酰辅酶 A，生成的脂酰辅酶 A 进入 β 氧化。因此，肉碱可促进线粒体内的长链脂肪酸的氧化，加快脂肪的分解代谢，减少身体脂肪、降低体重。

3. β-氧化 脂酰 CoA 进入线粒体基质后，脂酰基经过脱氢、加水、再脱水和硫解 4 步连续的酶促反应，氧化裂解产生 1 分子乙酰 CoA 和 1 分子比原来少了 2 个碳原子的脂酰 CoA。因脱氢氧化反应都发生在脂酰基的 β-碳原子上，故称为 β-氧化（图 8-3）。

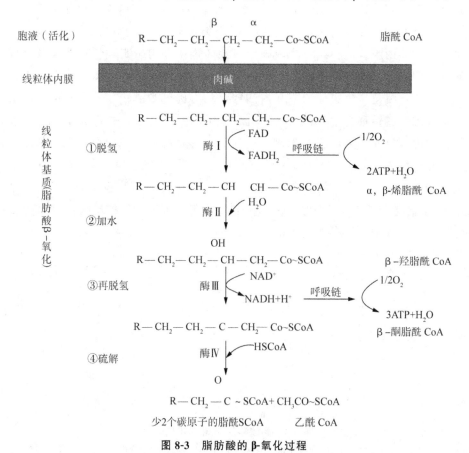

图 8-3 脂肪酸的 β-氧化过程

（1）脱氢：在脂酰 CoA 脱氢酶（酶 I）的作用下，脂酰 CoA 的 α 碳原子和 β 碳原子上各脱掉 1 个 H 原子，生成 α，β-烯脂酰 CoA。脱下的 2H 被脂酰 CoA 脱氢酶的辅基 FAD 接受，生成 $FADH_2$，然后 $FADH_2$ 进入琥珀酸氧化呼吸链把 2H 最终传递给 O_2 生成 1 分子 H_2O 和 1.5 分子 ATP。

（2）加水：在 α，β-烯脂酰 CoA 水化酶（酶 II）的催化下，α，β-烯脂酰 CoA 加水

生成 β-羟脂酰 CoA。

（3）再脱氢：在 β-羟脂酰 CoA 脱氢酶（酶Ⅲ）的作用下，β-羟脂酰 CoA 脱下 $2H^+$ 生成 β-酮脂酰 CoA，脱下的 $2H^+$ 被 β-羟脂酰 CoA 脱氢酶的辅酶 NAD^+ 接受，生成 $NADH+H^+$。然后 $NADH+H^+$ 进入 NADH 氧化呼吸链把 $2H^+$ 最终传递给 O_2 生成 1 分子 H_2O 和 2.5 分子 ATP。

（4）硫解：在 β-酮脂酰 CoA 硫解酶（酶Ⅳ）的作用下，β-酮脂酰 CoA 的碳链在 α-碳原子和 β-碳原子之间断裂，生成 1 分子乙酰 CoA 和 1 分子少 2 个碳原子的脂酰 CoA。

4. 乙酰 CoA 的去路 脂肪酸经 β-氧化生成大量的乙酰 CoA，大部分乙酰 CoA 在肝外组织细胞的线粒体内通过三羧酸循环彻底氧化，部分在肝细胞线粒体中缩合生成酮体，通过血液运送至肝外组织被氧化利用。

5. 脂肪酸氧化分解时的能量释放 脂酰 CoA 经一次 β-氧化的连续 4 步反应后，生成比原来少 2 个碳原子的脂酰 CoA，再重复进行 β-氧化。

1 分子 $FADH_2$ 可生成 1.5 分子 ATP，1 分子 NADH 可生成 2.5 分子 ATP，故一次 β-氧化循环可生成 4 分子 ATP。1 分子乙酰 CoA 进入三羧酸循环彻底氧化分解成 CO_2 和 H_2O，并可获得 10 分子 ATP。

以 16C 的软脂酸为例来计算，则生成 ATP 的数目如下：

7 次 β-氧化分解产生 $4×7=28$ 分子 ATP；8 分子乙酰 CoA 可得 $10×8=80$ 分子 ATP；共可得 108 分子 ATP，减去活化时消耗的 2 分子 ATP，故软脂酸彻底氧化分解可净生成 106 分子 ATP。

脂肪酸氧化分解释放的能量除一部分以热能形式散发外，其余均用于合成 ATP。

（四）酮体的生成与利用

在肝脏，脂肪酸经 β-氧化产生的乙酰 CoA 大部分转变为乙酰乙酸、β-羟丁酸和丙酮，三者统称为酮体。β-羟丁酸最多，约占酮体总量的 70%，乙酰乙酸约占 30%，丙酮量极少。这是因为肝细胞中有活性较高的生成酮体的酶系，酮体是脂肪酸在肝脏中不完全氧化的中间产物。在肝外组织，脂肪酸经 β-氧化生成大量的乙酰 CoA 主要通过三羧酸循环，彻底氧化分解生成 CO_2 和 H_2O，同时释放能量，即"肝内生酮肝外用"。

1. 酮体的生成 脂肪酸在线粒体中经 β-氧化生成的大量乙酰 CoA 是合成酮体的原料。合成在肝细胞线粒体内酶的催化下，经以下 3 步完成。

（1）2 分子乙酰 CoA 在肝细胞线粒体乙酰乙酰 CoA 硫解酶的催化下，缩合成 1 分子乙酰乙酰 CoA，并释放出 1 分子 HSCoA。

（2）在 HMG-CoA 合酶的催化作用下，乙酰乙酰 CoA 再结合 1 分子的乙酰 CoA 生成 1 分子 β-羟基-β-甲基戊二酸单酰 CoA（HMG-CoA），并释放 1 分子 CoA。此反应是酮体生成过程的限速反应，所以 HMG-CoA 合酶是酮体合成过程的限速酶。

（3）HMG-CoA 在 HMG-CoA 裂解酶的作用下，裂解生成 1 分子的乙酰乙酸和 1 分子的乙酰 CoA。生成的乙酰乙酸大多在 β-羟丁酸脱氢酶的作用下加氢还原生成 β-羟丁酸，少量乙酰乙酸在脱羧酶的作用下脱羧基生成丙酮（图 8-4）。酮体是一种挥发性物质，可由肺挥发排除。正常状态下，机体产生丙酮的量极少，但在病理状态下，若患者血液中含有大量丙酮时，这时患者呼出的气体中带有烂苹果气味。

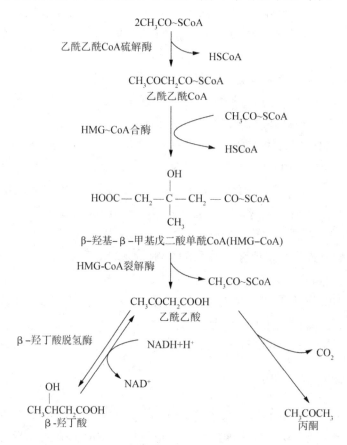

图 8-4　酮体的生成

2. 酮体的氧化利用　肝外许多组织，特别是心肌、骨骼肌、脑和肾，具有活性很强的氧化利用酮体的酶，如乙酰乙酸硫激酶或琥珀酰辅酶 A 转硫酶。肝生成酮体释放到血液中运往至肝外组织，可被肝外组织中的乙酰乙酸硫激酶或琥珀酰辅酶 A 转硫酶催化，使乙酰乙酸转变成乙酰乙酰辅酶 A，乙酰乙酰辅酶 A 再在硫解酶的作用下与 1 分子辅酶 A 作用转变成 2 分子乙酰辅酶 A，最后乙酰辅酶 A 进入三羧酸循环彻底氧化分解为 CO_2 和 H_2O，并产生能量。β-羟丁酸可在 β-羟丁酸脱氢酶的作用下脱氢氧化为乙酰乙酸。尽管肝脏可以生成酮体，但肝脏中没有利用酮体的酶，肝脏产生的酮体只能透过细胞膜进入血液循环，运输到肝外组织氧化利用（图 8-5）。

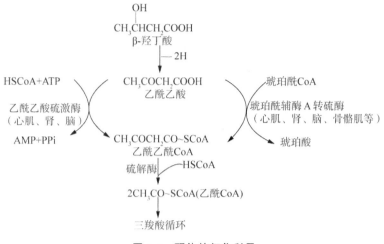

图 8-5 酮体的氧化利用

3. 酮体生成的意义

（1）酮体生成的生理意义：酮体是脂肪酸在肝内正常代谢的中间产物，也是肝脏向肝外组织输出的脂类能源物质。脂肪酸分子大、不溶于水，而生成的酮体分子小，易溶于水，能透过血脑屏障及肌肉毛细血管壁，代替葡萄糖成为脑组织和肌组织的重要能源。正常生理情况下，脑组织主要依靠血糖供能，虽然脑组织不能直接摄取脂肪酸，但可以利用酮体。尤其在糖供应不足或糖利用障碍时，酮体可以代替葡萄糖成为脑组织和肌肉组织的重要能源。

（2）酮体生成的病理意义：正常血酮体含量为 $0.03\sim0.5$ mmol/L。在长期饥饿、高脂低糖膳食、糖尿病或供糖不足情况下，肝内生成酮体超过肝外利用能力时，会导致肝中酮体生成过多。当肝内酮体的生成量超过肝外组织的利用能力时，引起血中酮体升高，称为酮血症；当酮体水平超过肾脏吸收能力时，尿中就会出现酮体，称酮尿症；由于酮体中占极大部分的乙酰乙酸和 β-羟丁酸都是有机酸，堆积会导致酸中毒，称为酮症酸中毒。临床上将酮血症、酮尿症和酮症酸中毒合称酮症。

二、甘油三酯的合成代谢

体内几乎所有的组织都可以合成甘油三酯，但肝和脂肪组织是合成甘油三酯的主要场所。甘油三酯是机体储存能量的重要形式。人体内脂肪的来源有 2 个，一个是食物脂肪转变而来，另一个是糖的转变，而且脂肪主要来自糖的转变。在体内甘油三酯的合成需要 α-磷酸甘油和脂酰 CoA 作为原料。

（一）α-磷酸甘油的生成

体内 α-磷酸甘油有 2 个来源：一是由糖分解代谢的中间产物磷酸二羟丙酮，α-磷酸甘油脱氢酶加氢还原而来，这是 α-磷酸甘油的主要来源；二是由脂肪动员产生的甘油经过磷酸化反应而来（图 8-6）。

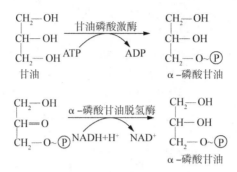

图 8-6　α-磷酸甘油的生成

（二）脂酰 CoA 的合成

脂酰 CoA 是脂肪酸的活化形式。体内脂肪酸可来自外源性食物的消化吸收，也可于体内自行合成。下面介绍饱和脂肪酸的合成。

1. 脂肪酸的合成部位　肝、肾、脑、肺、乳腺及脂肪组织的细胞液中均可合成脂肪酸，其中肝脏的合成能力最强。

2. 合成原料　脂肪酸合成的原料主要是乙酰 CoA，此外含需要 NADPH＋H$^+$ 提供 H 和 ATP。乙酰 CoA 在线粒体内生成，主要来自糖代谢，NADPH＋H$^+$ 主要来自糖代谢的磷酸戊糖途径。而脂肪酰 CoA 的合成是在细胞液中进行的，所以乙酰 CoA 必须从线粒体进入细胞液，此穿梭主要靠柠檬酸-丙酮酸循环途径。

即在线粒体内乙酰 CoA 与草酰乙酸在柠檬酸合酶的作用下先缩合成柠檬酸，然后柠檬酸在载体的协助下穿过线粒体内膜进入细胞液。在细胞液中，柠檬酸在柠檬酸裂解酶作用下释放出乙酰 CoA 和草酰乙酸，乙酰 CoA 用于合成脂肪酰 CoA，草酰乙酸依次经过苹果酸脱氢酶和苹果酸酶的作用转变成丙酮酸，丙酮酸通过线粒体内膜进入线粒体内，这时丙酮酸在丙酮酸羧化酶的作用下转变为草酰乙酸，然后草酰乙酸参与第 2 轮循环。于是，经过柠檬酸-丙酮酸循环可以源源不断地把线粒体内的乙酰 CoA 转运到细胞液中用于脂酰 CoA 的合成（图 8-7）。

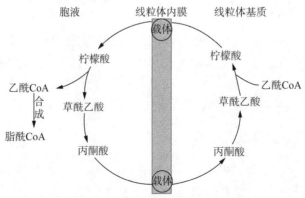

图 8-7　柠檬酸-丙酮酸循环

3. 合成过程

（1）丙二酸单酰 CoA 的合成：在乙酰 CoA 羧化酶的作用下，由 ATP 提供能量，1分子乙酰 CoA 与 1 分子 CO_2 和 1 分子 H_2O 反应生成 1 分子丙二酸单酰 CoA。乙酰 CoA 羧化酶是脂肪酸合成过程的限速酶，其辅酶为生物素，同时催化作用还需要 Mn^{2+} 参与。

$$CH_3CO\sim CoA + CO_2 + H_2O \xrightarrow[\text{生物素，}Mn^{2+}]{\text{乙酰CoA羧化酶}} HOOCCH_2CO\sim SCoA$$
乙酰CoA　　　　　　　　　　　ATP　　ADP+Pi　　丙二酰单酰CoA

（2）软脂酸的合成：胞液中合成的脂酰 CoA 主要是含 16 个碳原子的软脂酰 CoA，更长或较短碳链的脂肪酰 CoA 或不饱和脂酰 CoA 的合成均以软脂酰 CoA 作为前体，经其他酶的作用加工而成。

软脂酰 CoA 是 1 分子乙酰 CoA 与 7 分子丙二酸单酰 CoA 在脂肪酸合成酶复合体的催化下，由 $NADPH + H^+$ 作为供氢体，经过反复的缩合、还原、脱水、再还原的 4 个反应步骤使脂肪酸碳链延长。这 4 个步骤反复进行，每循环 1 次碳链加长 2 个碳原子，经过 7 次循环就生成了 1 分子含有 16 个碳原子的软脂酰 CoA。

$$CH_3CO\sim CoA + 7HOOCCH_2CO\sim SCoA + 14NADPH + 14H^+ \xrightarrow{\text{脂肪酸合成酶复合体}}$$
乙酰CoA　　　　　　丙二酰单酰CoA

$$CH_3(CH_2)_{14}CO \sim SCOA + 7CO_2 + 14NADP^+ + 8HSCoA + 6H_2O$$
软脂酰CoA

（3）脂肪酸碳链的延长：脂肪酸合成酶复合体是一种多功能酶，由 1 个酰基载体蛋白质（acyl carrier protein，ACP）和 6 个不同的酶（乙酰 CoA-ACP 转移酶、丙二酸单酰 CoA-ACP 转移酶、β-酮脂酰-ACP 合酶、β-酮脂酰-ACP 还原酶、β-羟脂酰-ACP 脱水酶、烯脂酰-ACP 还原酶）组成，所有这些酶都按一定的顺序排列于同一条多肽链上。脂肪酸的合成实际上是以 ACP 为核心，完成 6 种酶所催化的反应，即反复进行的缩合、还原、脱水、再还原的过程，每循环 1 次碳链延长 2 个碳原子。

（三）甘油三酯的合成

甘油三酯的合成以 α-磷酸甘油和脂酰 CoA 为原料，主要在肝和脂肪细胞的内质网中合成。先由 1 分子 α-磷酸甘油与 2 分子脂酰 CoA 在 α-磷酸甘油酰基转移酶的作用下生成磷脂酸，然后磷脂酸在磷脂酸磷酸酶的作用下水解掉磷酸生成甘油二酯，最后甘油二酯再与 1 分子的脂酰 CoA 反应生成 1 分子的甘油三酯（图 8-8）。α-磷酸甘油酰基转移酶是甘油三酯合成的限速酶。甘油三酯所含脂肪酸可以相同也可以不同，可以是饱和脂肪酸也可以是不饱和脂肪酸，其中 C_2 位多为不饱和脂酰基。人体甘油三酯中所含的脂肪酸有一半以上为不饱和脂肪酸。

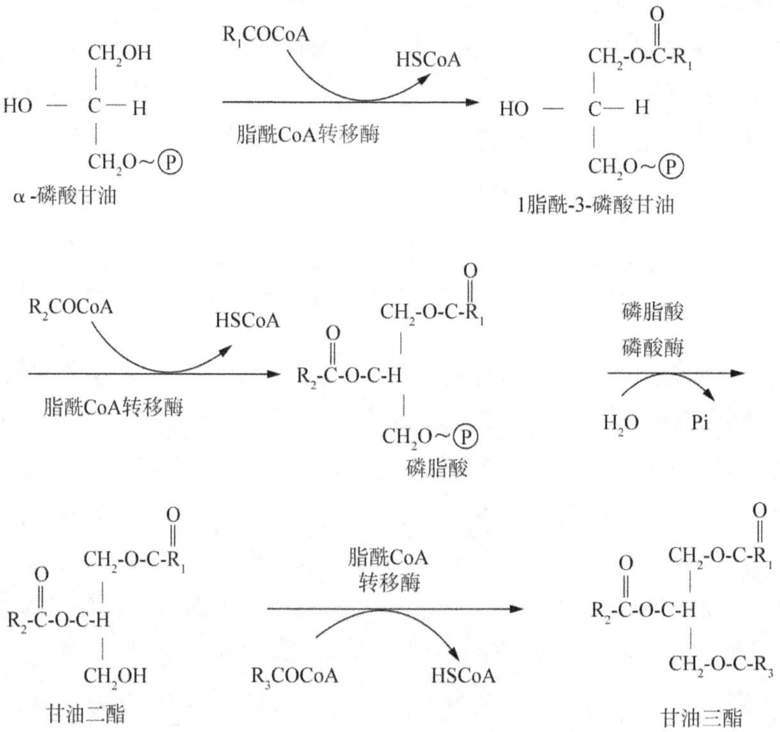

图 8-8　甘油三酯合成过程

第三节　磷脂的代谢

一、磷脂的种类

磷脂也称磷脂类、磷脂质，是指含有磷酸的脂类，属于复合脂。磷脂是生物膜的主要成分，按照其化学组成不同分为甘油磷脂与鞘磷脂两大类，分别由甘油和鞘氨醇构成。甘油磷脂是机体含量最多的磷脂，神经鞘磷脂是体内最多的鞘磷脂，神经鞘磷脂是神经髓鞘的主要成分，也是构成生物膜的重要磷脂。磷脂为两性分子，一端为亲水的含氮或磷的头，另一端为疏水（亲油）的长烃基链，可同时与极性和非极性物质结合，在水和非极性溶剂中都有很大溶解度。所以，磷脂分子亲水端相互靠近，疏水端相互靠近，常与蛋白质、糖脂、胆固醇等其他分子共同构成磷脂双分子层，即细胞膜的结构（图 8-9、图 8-10）。本节主要介绍甘油磷脂的合成与分解。

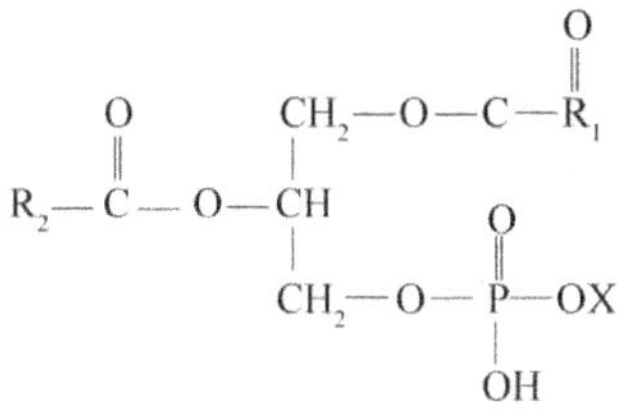

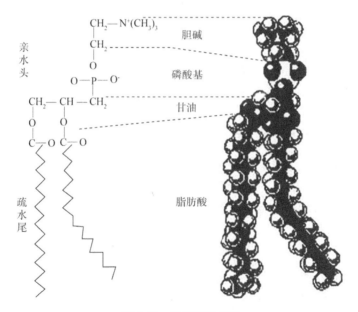

甘油磷脂（X═H、胆碱、乙醇胺、丝氨酸、肌醇）

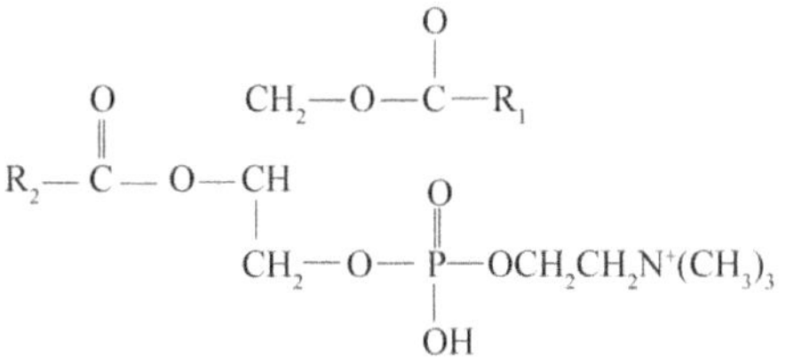

磷脂酰胆碱（卵磷脂） 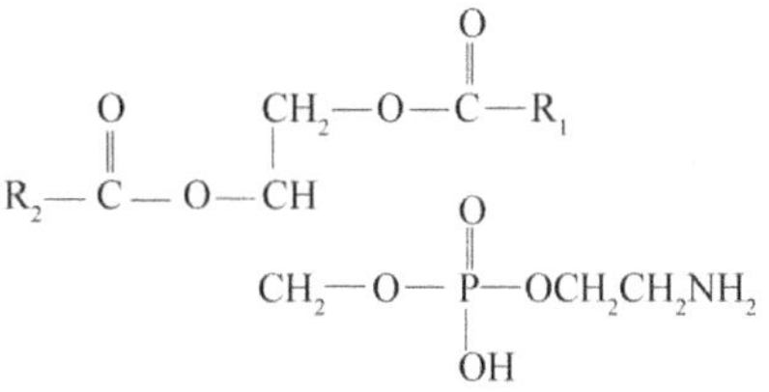　　　　　　磷脂酰乙醇胺（脑磷脂）

图 8-9　磷脂结构

亲水头

胆碱

磷酸基

甘油

疏水尾

脂肪酸

图 8-10　磷脂结构示意

二、甘油磷脂的合成

（一）甘油磷脂的组成及分类

甘油磷脂由甘油、磷酸、脂肪酸和含氮化合物等组成。根据与磷酸羟基相连的取代基 X 的不同，甘油磷脂分为磷脂酸、磷脂酰胆碱（卵磷脂）、磷脂酰乙醇胺（脑磷脂）、磷脂酰肌醇、磷脂酰丝氨酸和二磷脂酰甘油即心磷脂等。体内最常见的甘油磷脂是磷脂酰胆碱（卵磷脂）和磷脂酰乙醇胺（脑磷脂），约占总磷脂的 75％。体内常见的甘油磷脂见表 8-1。

表 8-1　体内常见的甘油磷脂

X-OH	X 取代基	甘油磷脂
水	—H	磷脂酸
胆碱	—CH$_2$CH$_2$N+（CH$_3$）$_3$	磷脂酰胆碱（卵磷脂）
乙醇胺	—CH$_2$CH$_2$NH$_3^+$	磷脂酰乙醇胺（脑磷脂）
丝氨酸	—CH$_2$CHNH$_2$COOH	磷脂酰丝氨酸
甘油	—CH$_2$CHOHCH$_2$OH	甘油磷脂
甘油磷脂	$-CH_2CHOHCH_2-O-\overset{\displaystyle O}{\underset{\displaystyle OH}{P}}-OCH_2\overset{\displaystyle HCOCOR_2}{\underset{}{\overset{\displaystyle CH_2OCOR_1}{}}}$	二磷脂酰甘油（心磷脂）
肌醇		磷脂酰肌醇

（二）合成部位及原料

1. 合成部位　全身各组织细胞的内质网均有合成甘油磷脂的酶系，因此均能合成磷脂，但以肝、肾及小肠等组织最活跃。

2. 合成原料　合成甘油磷脂需要的原料包括甘油、脂肪酸、乙醇胺、胆碱、肌醇、丝氨酸等。其中，甘油和脂肪酸主要由糖代谢转变而来，胆碱和乙醇胺可从食物中摄取，乙醇胺接受 S-腺苷蛋氨酸（S-adenosyl methionine，SAM）提供的甲基后可转变生成胆碱，肌醇、丝氨酸主要从食物中摄取。ATP、CTP 为甘油磷脂合成提供能量。

（三）合成过程

1. 甘油二酯合成途径　乙醇胺可以转变为胆碱，二者分别在相应激酶的作用下，由 ATP 提供磷酸基团，分别生成磷酸胆碱和磷酸乙醇胺，在磷酸胆碱转移酶和磷酸乙醇胺转移酶的作用下，磷酸胆碱和磷酸乙醇胺与 CTP 作用，活化成 CDP-胆碱和 CDP-乙醇胺，二者再分别与甘油二酯反应生成磷脂酰胆碱（卵磷脂）和磷脂酰乙醇胺（脑磷脂），过程见图 8-11。甘油二酯的生成需要 α-磷酸甘油和脂酰 CoA，过程见上节甘油三酯的合成。

不同组织有不同的磷脂合成体系。肝脏可使磷脂酰乙醇胺经甲基转移酶作用，由 SAM 提供甲基，转变为磷脂酰胆碱。脑组织中含丰富的磷酸乙醇胺转移酶，可合成较多的磷脂酰乙醇胺，但却不能将磷脂酰乙醇胺转化为磷脂酰胆碱。

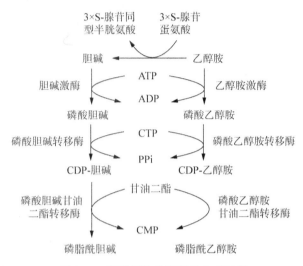

图 8-11　卵磷脂和脑磷脂的合成过程

2. CDP-甘油二酯途径合成途径　肌醇、丝氨酸无须活化，CDP-甘油二酯是该途径重要的中间物，与丝氨酸、肌醇或甘油磷脂缩合，生成磷脂酰肌醇、磷脂酰丝氨酸及心磷脂，过程见图 8-12。

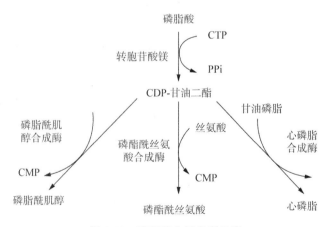

图 8-12　磷脂酸分解代谢示意

（四）脂肪肝

正常人肝中脂类含量约占肝重 5%，脂肪约占肝重的 2%，其中包括磷脂、甘油三酯、脂肪酸、胆固醇及胆固醇酯。当肝内脂肪堆积，脂类含量超过肝重的 10％，或肝活检 30％以上肝细胞有脂肪变且弥漫分布于全肝，称为脂肪肝。甘油磷脂的合成障碍、高脂、高糖、高热量饮食使脂肪合成增多，均会引起脂肪肝。

三、甘油磷脂的分解

生物体内有多种能使甘油磷脂水解的酶，主要有磷脂酶 A1、磷脂酶 A2、磷脂酶 C、磷脂酶 D，它们分别作用于甘油磷脂中不同的酯键，使甘油磷脂最终水解为甘油、脂肪酸、胆碱（乙醇胺、肌醇、丝氨酸等），这些水解产物可重新用来合成甘油磷脂或被氧化分解。各种磷脂酶在磷脂酰胆碱上的作用位点如图 8-13 所示。

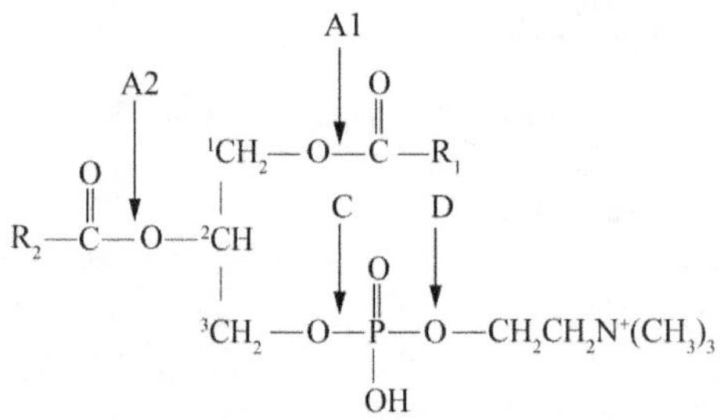

<figure>

磷脂酶对磷脂酰胆碱（卵磷脂） 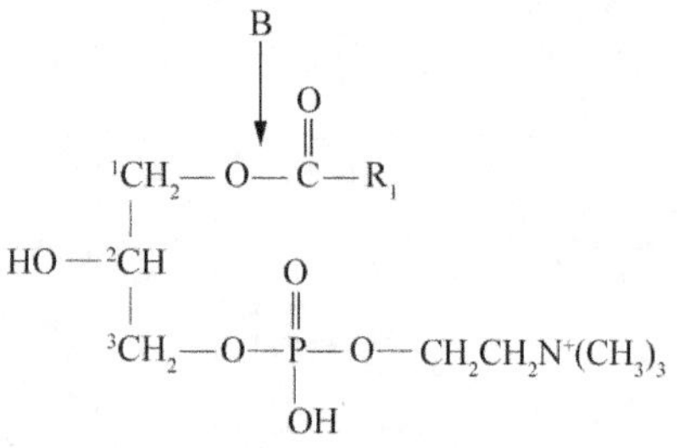　　　　　　溶血磷脂酰胆碱（溶血卵磷脂）

图 8-13　磷脂酶对磷脂酰胆碱（卵磷脂）及溶血磷脂酰胆碱（溶血卵磷脂）的作用位点
</figure>

磷脂酶 A1 和 A2 作用于甘油和脂肪酰基之间的酯键，产物均为脂肪酸和溶血磷脂。溶血磷脂是一种较强的表面活性剂，能使红细胞膜或其他细胞膜破坏引起细胞坏死。磷脂酶 A2 以酶原的形式存在于动物的胰腺中，急性胰腺炎时，大量的磷脂酶 A2 原在胰腺内激活，就会致死胰腺细胞坏死。磷脂酶 A2 也大量存在于蛇毒、蜂毒、蝎毒中。所以，临床上可利用磷脂酶 A2 的溶血作用治疗由于血栓形成而导致的疾病。

磷脂酶 B 是磷脂酶 A1 和磷脂酶 A2 的混合物，既能作用于磷脂酶 A1 产生的溶血磷脂，又能作用于 A2 产生的溶血磷脂，在白念珠菌中较多。

磷脂酶 C 作用于磷酸和甘油之间的酯键，主要存在于微生物中，蛇毒和动物脑中也有。

磷脂酶 D 作用于磷酸和胆碱之间的酯键，可使胆碱游离出来，主要存在于高等植物中。

第四节　胆固醇代谢

一、体内胆固醇的来源

胆固醇最早是从动物胆石中分离出来的，是具有羟基的固体醇类化合物，所以称为胆固醇。体内胆固醇有游离胆固醇和胆固醇酯 2 种形式，胆固醇分子中含有环戊烷多氢菲的结构，由 27 个碳原子组成，第 3 位碳上有羟基，胆固醇酯第 3 位碳上的羟基被酯化，即第 3 位碳上有 1 个脂酰基，其余部分和胆固醇相同（图 8-14）。

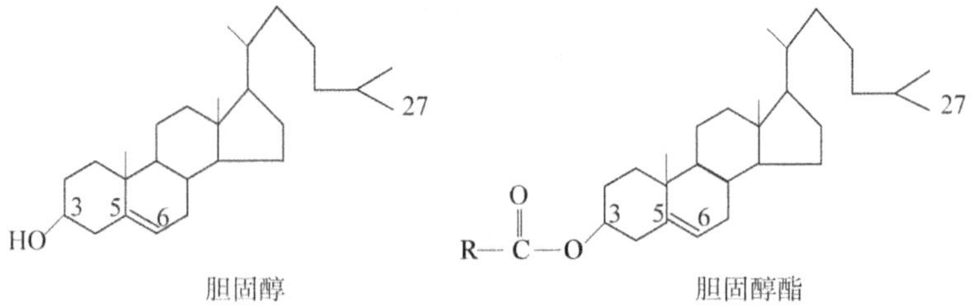

图 8-14　胆固醇及胆固醇酯的结构

胆固醇广泛存在于全身各组织中，其中约 1/4 分布在脑及神经组织中。肝、肾及肠等内脏以及皮肤、脂肪组织亦含较多的胆固醇，为组织重量的 $0.2\%\sim0.5\%$，以肝为最多。而肌肉较少，肾上腺、卵巢等合成类固醇激素的内分泌腺中胆固醇含量密集。

人体的胆固醇依靠体内合成及从食物中摄取，但主要是自身合成。膳食中的胆固醇主要来自动物内脏、蛋黄、奶油及肉类。植物性食品不含胆固醇而含植物固醇（如谷类中的谷固醇、大豆中的大豆固醇、香菇中的麦角固醇等），植物固醇不易被人体吸收，摄入过多还可抑制胆固醇的吸收。

二、胆固醇的合成

（一）合成部位和原料

成年人除脑组织和成熟的红细胞外，几乎全身各组织细胞都可合成胆固醇，但肝脏的合成能力最强，占全身合成胆固醇总量的 $70\%\sim80\%$，其次是小肠，约占合成总量的 10%。胆固醇合成酶系主要存在于肝细胞的胞液和内质网中，所以胆固醇的合成过程主要在胞液及内质网中进行。

乙酰 CoA 是胆固醇合成的基本原料，它可来自葡萄糖、脂肪酸及某些氨基酸的分解代谢产物，但主要来自糖代谢，此外还需要 ATP 供能和 NADPH＋H^+ 提供氢。合成 1 分子胆固醇需 18 分子乙酰 CoA，16 分子 NADPH＋H^+ 及 36 分子 ATP。ATP 和乙酰 CoA 主要来自糖的有氧氧化，NADPH＋H^+ 主要由磷酸戊糖途径提供。所以，糖是胆固醇合成原料的主要来源。

（二）合成的基本过程

胆固醇合成过程比较复杂，有近 30 步反应。可以分为以下 3 个阶段。

1. 甲羟戊酸　甲羟戊酸的生成在胞液中，2 分子的乙酰 CoA 在乙酰乙酰 CoA 硫解酶的作用下缩合成 1 分子的乙酰乙酰 CoA，乙酰乙酰 CoA 在羟甲戊二酸单酰 CoA 合酶的作用下再结合 1 分子乙酰 CoA，生成羟甲戊二酸单酰 CoA（HMG-CoA），HMG-

CoA 是合成酮体和胆固醇的重要中间产物。HMG-CoA 在 HMG-CoA 还原酶的作用下，由 $NADPH+H^+$ 提供氢，还原成甲羟戊酸。HMG-CoA 还原酶是胆固醇合成过程中的限速酶，其活性受胆固醇的反馈抑制和多种因素调节。

2. 鲨烯的生成 甲羟戊酸在一系列酶的催化下，由 ATP 提供能量，在胞液中先经磷酸化、脱羧、脱羟基等反应生成活泼的含 5 碳（烯烃）焦磷酸化合物，经多次缩合，最后在鲨烯合酶的作用下缩合成含 30 个碳原子的多烯烃化合物即鲨烯。

3. 胆固醇的生成 鲨烯经内质网加单氧酶、环化酶等催化，先环化生成羊毛脂固醇，后者再经氧化、还原、脱甲基等多步反应，脱去 3 分子 CO_2，形成 27 碳的胆固醇（图 8-15）。

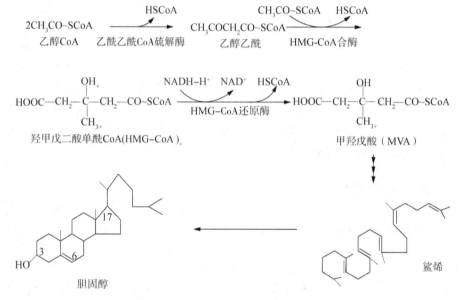

图 8-15 胆固醇生物合成的基本过程

（三）胆固醇合成的调节

胆固醇合成的过程受多种因素的影响，但主要是通过调节胆固醇合成过程中的 HMG-CoA 还原酶的活性来实现的。

1. 饥饿与饱食 机体在饥饿或禁食时可抑制肝合成胆固醇。研究发现，大鼠禁食 48 小时，胆固醇合成量减少到原来的 1/11，禁食 96 小时则减少到原来的 1/17，但肝外组织的合成量减少不多。一方面此时 HMG-CoA 还原酶的合成减少，HMG-CoA 还原酶的活性降低，另一方面此时合成胆固醇所需的乙酰 CoA、$NADPH+H^+$、ATP 等原材料也减少了，肝合成胆固醇减少。反之，高糖、高饱和脂肪膳食时，饱和脂肪酸能诱导 HMG-CoA 还原酶的合成，乙酰 CoA、$NADPH+H^+$、ATP 等物质都比较充足，胆固醇的合成速度则会增加。

2. 激素的调节 胰岛素及甲状腺素会诱导肝细胞 HMG-CoA 还原酶的合成，增加胆固醇的合成。甲状腺素还能促进胆固醇在肝转变为胆汁酸，所以甲状腺功能亢进患者血清胆固醇含量降低。胰高血糖素及糖皮质激素会通过化学修饰调节抑制 HMG-CoA 还原酶的活性，所以胰高血糖素及糖皮质激素能抑制胆固醇的合成。

3. 胆固醇的负反馈调节 不论体内内源性或外源性胆固醇的增多，都能反馈抑制肝 HMG-CoA 还原酶的活性，导致胆固醇合成减少，这种负反馈调节主要见于肝脏。小肠胆固醇生物合成不受这种反馈调节，因此大量进食胆固醇仅抑制肝内胆固醇合成，而不抑制肠道胆固醇合成，结果仍可使血浆胆固醇浓度升高。由于食物中胆固醇的含量越高则身体吸收的胆固醇越多，所以为了防止血液中胆固醇含量的增高仍然应该低胆固醇膳食。

4. 药物的作用 他汀类药物如洛伐他丁、辛伐他汀，结构与 HMG-CoA 相似，为 HMG-CoA 还原酶的抑制剂，此类药物通过竞争性抑制内源性胆固醇合成 HMG-CoA 还原酶，阻断细胞内羟甲戊酸代谢途径，使肝脏细胞内胆固醇合成减少。他汀类药物还可抑制肝脏合成载脂蛋白 B-100，从而减少富含甘油三酯、脂蛋白的合成和分泌。

三、胆固醇的转化

胆固醇在体内不能被彻底氧化分解为 CO_2 和 H_2O，也不能释放能量供机体利用，而是经过氧化、还原转变为其他含环戊烷多氢菲骨架母核的化合物，如胆汁酸、肾上腺皮质激素、性激素、维生素 D_3 等重要的生理活性物质，参与调节代谢或排出体外，如图 8-16。

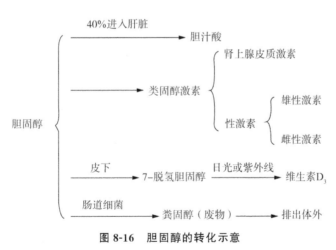

图 8-16 胆固醇的转化示意

1. 转变为胆汁酸 胆固醇在肝脏内转变为胆汁酸，是胆固醇在体内代谢的主要去路。正常成年人每天合成胆固醇 1～1.5g，其中 40% 左右在肝脏转变为胆汁酸，胆汁酸随胆汁进入肠道，协助脂类物质的消化吸收。初级胆汁酸是以胆固醇为原料在肝中合成的，主要的初级胆汁酸是胆酸和鹅脱氧胆酸。

2. 转变为类固醇激素 在性腺和肾上腺皮质，以胆固醇为原料可以转化为各种类固醇激素。肾上腺皮质球状带可合成醛固酮，又称盐皮质激素，可调节水盐代谢；肾上腺皮质束状带可合成皮质醇和皮质酮，合称为糖皮质激素，可调节糖代谢。睾丸间质细胞可以胆固醇为原料合成睾酮。在卵巢合成雌激素雌二醇，在黄体合成孕激素孕酮。这些激素在代谢调节中发挥重要的生理作用。

3. 转变为维生素 D₃ 在皮下组织胆固醇经 7 位脱氢而转变为 7-脱氢胆固醇，后者在紫外光的照射下转变为维生素 D₃，其对钙磷代谢具有重要的调节作用。还有一部分胆固醇可直接随胆汁进入肠道，在肠道经过肠道细菌还原为粪固醇后排出体外。

四、胆固醇的排泄

胆固醇在体内的代谢去路主要是转变为一些重要生理活性物质。部分胆固醇可直接以原形随胆汁排入肠道，一部分被小肠黏膜重吸收，另一部分在肠道细菌作用下被还原成粪固醇随粪便排出体外。

第五节 脂类代谢与临床

一、血脂

(一) 血脂的种类

血浆中所含脂类物质统称为血脂，主要包括：①甘油三酯、少量甘油二酯和甘油一酯；②磷脂，主要是卵磷脂、少量溶血磷脂酰胆碱、磷脂酰乙醇胺及神经磷脂等；③胆固醇及胆固醇酯；④游离脂肪酸；⑤ 糖脂。

(二) 血脂参考值

血脂仅占全身总脂的极少部分，其含量变动范围较大，并受膳食、运动、年龄、性别、代谢状况等的影响波动范围很大，但正常人血脂的含量在清晨空腹时是相对恒定的。所以临床上常测定空腹血脂以了解机体内脂类代谢的情况并辅助诊断疾病。正常成年人清晨空腹 12～14 小时血脂的平均含量及范围见表 8-2。

表 8-2　正常成年人清晨空腹时血脂的组成及含量

组成	mg/ml（血浆）	mmol/L（血浆）
甘油三酯	10～150	0.11～1.69
总胆固醇	100～250	2.59～6.47
胆固醇酯	70～250	1.81～5.17
游离胆固醇	40～70	1.03～1.81
磷脂	150～250	48.44～80.73
游离脂肪酸	5～20	0.50～0.70
磷脂酰胆碱	50～200	16.1～64.6
磷脂酰乙醇胺	15～35	4.8～13.0

（三）采血

血脂测定前要正确采血，一般要求如下：患者应空腹，总胆固醇、低密度脂蛋白胆固醇和高密度脂蛋白胆固醇受饮食影响较小，进食对甘油三酯影响较大。因此，要求禁食 12～14 小时进行检测；血浆脂质水平大约比血清脂质低 4%；输脂肪乳 4 小时内不作血脂检验；采血时患者宜保持标准体位；采血要规范，止血带勿压时间太长，采血时放开止血带；多次测量求基础血脂水平。已知某些疾病会对血脂浓度产生暂时性的影响，包括急性心肌梗死、卒中急性期和感染或炎症性疾病，此外，大型外科手术和妊娠也对血脂水平有影响。

（四）血脂的来源和去路

血脂含量相对稳定主要归功于血脂的来源和去路的动态平衡。血脂根据来源有外源性和内源性血脂之分。外源性血脂是指从食物中摄取后消化吸收入血的脂类。内源性血脂是指由肝、脂肪组织等合成释放入血的脂类，如图 8-17。

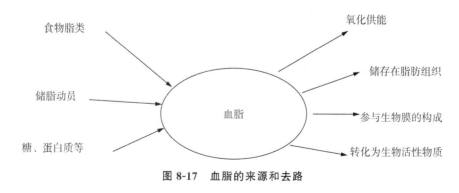

图 8-17　血脂的来源和去路

血脂的来源：①食物脂类的消化吸收，这是外源性来源；②储存在脂肪组织中的脂肪在脂肪酶的作用下动员以后进入血液；③葡萄糖、氨基酸、胆碱等非脂类物质转变成甘油三酯、磷脂等。

血脂的去路：①氧化分解提供能量；②运往脂肪组织储存；③参与生物膜的构成，如磷脂、胆固醇等；④转变为生物活性物质，如胆汁酸、类固醇激素等。

二、血浆脂蛋白

(一) 血浆脂蛋白的化学组成特点

脂类是难溶于水的，在水中呈乳浊液。正常人血浆中含脂类虽多，却清澈透明，说明血脂在血浆中不是以自由状态存在的，而是与血浆中的蛋白质形成脂蛋白后存在于血液。由此可见，血浆脂蛋白是脂类在血液中的存在与运输形式。

血浆脂蛋白的结构呈球形。在血浆脂蛋白中，甘油三酯、胆固醇酯等脂溶性物质被包裹在血浆脂蛋白的内部，作为血浆脂蛋白的内核。载脂蛋白、磷脂、游离胆固醇的疏水端通过非共价键和内部的甘油三酯、胆固醇酯相连，而亲水端则暴露在血浆脂蛋白的表面。所以，血浆虽然含有不溶于水的甘油三酯、胆固醇酯等酯类，但正常血浆却是清澈透明的。脂蛋白由脂类和蛋白质两部分组成，其中的蛋白质部分称为载脂蛋白；脂类部分由甘油三酯、磷脂、胆固醇和胆固醇酯。各种血浆脂蛋白中的甘油三酯、胆固醇及其酯、磷脂以一定的比例与特定的载脂蛋白结合。血浆脂蛋白的结构如图 8-18 所示。不同血浆脂蛋白的内核不同，其中高密度脂蛋白和低密度脂蛋白主要以胆固醇为内核，极低密度脂蛋白和乳糜微粒主要以甘油三酯为内核。

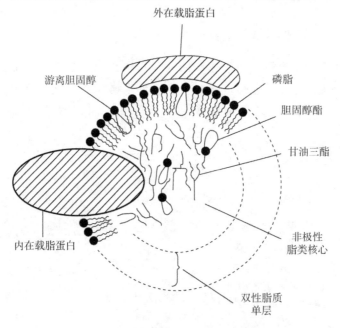

图 8-18　血浆脂蛋白的结构示意

（二）血浆脂蛋白的分类

不同血浆脂蛋白所含脂类及载脂蛋白的种类、比例和含量不同，理化性质也不同。通常有电泳法和超速离心法 2 种分类方法。

1. 电泳法 不同血浆脂蛋白所含的载脂蛋白不同，不同血浆脂蛋白的等电点也不同，于是不同血浆脂蛋白表面电荷的种类和数量就会不同，把它们放在同一电场中具有不同的电泳迁移率。所以，可以通过电泳的方法对血浆脂蛋白进行分类。电泳法将血浆脂蛋白分为 4 种类型，从正极到负极依次为 α-脂蛋白、前 β-脂蛋白、β-脂蛋白和乳糜微粒。α-脂蛋白泳动速度最快，乳糜微粒停留在原点未动（图 8-19）。

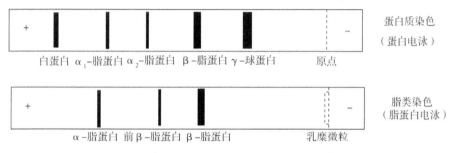

图 8-19 血清蛋白（上）和血浆脂蛋白（下）电泳图谱

2. 超速离心法（密度分类法） 不同血浆脂蛋白所含载脂蛋白的种类和比例均不同，不同血浆脂蛋白的密度也不同，所以，可以利用超速离心的方法对血浆脂蛋白进行分类。将血浆置于一定浓度的盐溶液中进行超速离心，血浆脂蛋白就会根据密度的不同悬浮在离心管中的不同高度。按照密度由低到高依次可把血浆脂蛋白分为：乳糜微粒（chylomicron，CM）、极低密度脂蛋白（very low density lipoprotein，VLDL）、低密度脂蛋白（low density lipoprotein，LDL）和高密度脂蛋白（high density lipoprotein，HDL）。除上述 4 种脂蛋白外，还有中间密度脂蛋白（intermediate density lipoprotein，IDL），它是 VLDL 在脂肪毛细血管内的代谢物，其组成及密度介于 VLDL 及 LDL 之间，如图 8-20 所示。

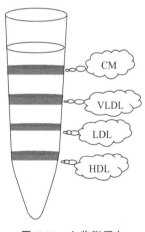

图 8-20 血浆脂蛋白
超速离心图谱

（三）血浆脂蛋白的组成

血浆脂蛋白主要由甘油三酯、磷脂、胆固醇、胆固醇酯和载脂蛋白组成，但不同的血浆脂蛋白所含脂类的比例不同，载脂蛋白的种类和比例也不相同。其中，HDL 蛋白质含量最高，达到 50%，甘油三酯含量最少，颗粒最小，密度最大；LDL 中的脂类以胆固醇及其酯最多；VLDL中所含的脂类主要是内源性的甘油三酯，但磷脂、胆固醇及蛋白质含量均比CM多；CM含甘油三酯最多，含蛋白质最少，颗粒最大，密度最小，见表8-3。

表8-3 血浆脂蛋白的分类、性质、组成及功能

分类	超速离心法	CM	VLDL	LDL	HDL
	电泳法	（乳糜微粒）	（前β-脂蛋白）	（β-脂蛋白）	（α-脂蛋白）
性质	相对密度	<0.95	0.95～1.006	1.006～1.063	1.063～1.210
组成 （%干重）	颗粒直径（mm）	80～500	25～80	20～25	7.5～10
	蛋白质	0.5～0.2	5～10	20～25	50
	脂类	98～99	90～95	75～80	50
	磷脂	5～7	15	20	25
	甘油三酯	80～95	50～70	10	5
	总胆固醇	1～4	15	45～50	20
	游离胆固醇	1～2	5～7	8	5
	胆固醇酯	3	10～12	40～42	15～17
合成部位	——	小肠黏膜细胞	肝细胞	血浆	肝、小肠黏膜
主要生理功能	——	转运外源性甘油三酯到全身	转运内源性甘油三酯到全身	将胆固醇由肝内转运到肝外	将胆固醇由肝外转运到肝内代谢

血浆脂蛋白中蛋白质的主要作用是运输脂类并稳定脂蛋白的结构，所以称为载脂蛋白（apolipoprotein，Apo）。每种血浆脂蛋白都含有一种或多种载脂蛋白，这些载脂蛋白是由肝脏和小肠黏膜细胞合成的特异性蛋白质。现已从血浆中分离出20多种载脂蛋白，主要有A、B、C、D、E五类，其中某些类载脂蛋白由于氨基酸组成的差异，又可分为很多亚类。比如ApoA可分为ApoAⅠ和ApoAⅡ；ApoB可分为ApoB 48和ApoB 100；ApoC可分为ApoCⅠ、ApoCⅡ、ApoCⅢ。

（四）血浆脂蛋白的代谢

1. CM CM由小肠黏膜上皮细胞合成，是运输外源性甘油三酯的主要形式。在小肠中由食物脂类消化得到的甘油和脂肪酸被小肠黏膜上皮细胞吸收并合成为甘油三酯。合成的甘油三酯与同吸收或合成的磷脂、胆固醇再加上载脂蛋白形成CM，含甘油三酯80％～95％。CM经淋巴管进入血液循环，与HDL进行载脂蛋白互换后形成成熟的CM，成熟的CM经毛细血管内皮细胞表面的脂蛋白脂肪酶反复作用，其分子中的甘油三酯水解为甘油和脂肪酸，被组织摄取利用，CM颗粒逐渐变小，最后成为乳糜微粒残余颗粒被肝细胞摄取利用。CM合成过程如图8-21。

正常人CM在血浆中代谢迅速，半衰期仅为5～15分钟，一般情况下，空腹12～

14 小时，血浆中不含 CM。进食大量脂肪后血浆中 CM 含量增高，血浆呈混浊状，这只是暂时的，数小时后便会澄清，所以临床要求清晨空腹检查血脂。

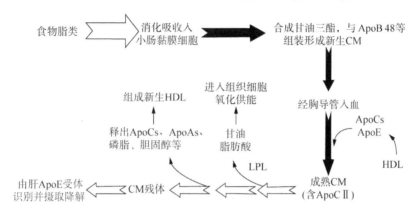

图 8-21 CM 合成过程示意

2. VLDL VLDL 主要由肝脏合成，是转运内源性甘油三酯的主要形式。肝细胞合成的甘油三酯、磷脂、胆固醇和 ApoB 100、ApoC、ApoE 等共同形成 VLDL。然后肝细胞把 VLDL 释放入血液，跟 CM 一样，经 LPL 的作用，VLDL 的甘油三酯水解，VLDL 颗粒逐渐变小，其组成成分也不断改变，形成 IDL，最后成为富含胆固醇的 LDL。IDL 中胆固醇及甘油三酯含量大致相等，载脂蛋白则主要是 ApoB 100 及 ApoE。此后，部分 IDL 与肝细胞膜上的 ApoE 受体结合，被肝细胞摄取代谢。未被肝细胞摄取的 IDL 将继续转变为 LDL。VLDL 在血浆中的半衰期为 6～12 小时。VLDL 合成过程如图 8-22。

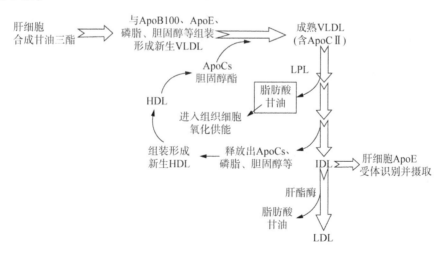

图 8-22 VLDL 合成过程示意

3. LDL LDL 由 VLDL 在血浆中转变而来，其主要作用是将肝细胞合成的胆固醇从肝脏运往肝外组织。正常人空腹血浆脂蛋白主要是 LDL，它是唯一仅含 ApoB 100 的脂蛋白。正常人空腹时血浆中的胆固醇主要存在于 LDL 中，其中 2/3 以胆固醇酯的形式存在。人体各组织细胞表面含有 LDL 受体，能特异识别 LDL 并与之结合，通过细胞内吞噬作用使其进入细胞与溶酶体融合，在溶酶体内分解为胆固醇被利用或被储存。LDL 含有丰富的胆固醇及胆固醇酯，含量达到 48%～50%，血浆中 LDL 含量过高会导致血浆胆固醇含量过高，容易引起动脉粥样硬化，进而引起冠心病等。

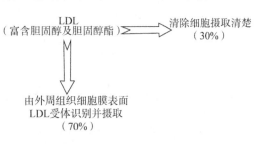

图 8-23　VLDL 转化过程示意

　　肝是降解 LDL 的主要器官，约 50% 的 LDL 在肝降解。正常人每天血浆 LDL 降解量占总量的 45%，其中 2/3 由 LDL 受体途径降解。1/3 由细胞清除。LDL 在血浆中的半衰期为 2～4 天。低密度脂蛋白的合成及转化见图 8-23。

　　4. HDL　HDL 主要由肝细胞合成，其次为小肠黏膜上皮细胞。HDL 主要作用是将肝外组织的胆固醇运进肝脏进行代谢，这称为胆固醇的逆向转运。所以 HDL 有利于血浆中胆固醇含量的降低，有利于预防动脉粥样硬化的发生。正常成年人血浆中 HDL 含量约占脂蛋白总量的 1/3。HDL 分泌入血液以后，接受由其他脂蛋白转移而来的载脂蛋白、磷脂、胆固醇，同时，胆固醇在卵磷脂-胆固醇酯酰转移酶的催化下，酯化形成胆固醇酯。HDL 含磷脂较多，占 25%，HDL 含胆固醇及胆固醇酯 20%～22%，HDL 可被 HDL 受体识别，进入肝细胞以后，所含的胆固醇酯分解为脂肪酸和胆固醇，后者转变为胆汁酸排出体外（图 8-24）。肝脏是机体清除胆固醇的主要器官。由于 HDL 具有清除周围组织中的胆固醇及其保护血管内膜不受 LDL 损害的作用，因此，有抗动脉粥样硬化的作用。HDL 在血浆中的半衰期为 3～5 天。

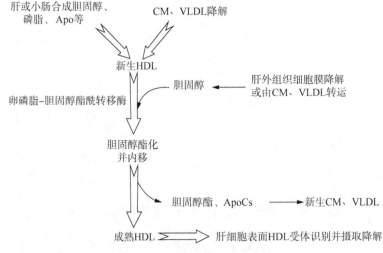

图 8-24　高密度脂蛋白的合成过程示意

三、脂代谢紊乱与临床

（一）高脂蛋白血症

血浆中的脂类含量超过正常值的上限称作高脂血症，由于血浆中脂类是以脂蛋白形式存在，所以高脂血症也称为高脂蛋白血症。空腹 $12\sim14$ 小时，成年人血浆甘油三酯含量 >2.26 mmol/L、胆固醇含量过高（成年人 >6.21 mmol/L；儿童 >4.14 mmol/L）者为高脂血症。

高脂血症分为原发性高脂血症和继发性高脂血症两大类。原发性高脂血症是指原因不明或由遗传缺陷而引起的，常见的是 ApoE 变异导致的Ⅲ型高脂血症。ApoB 缺陷引起的无 β-脂蛋白血症，表现为脂肪吸收障碍；LPL 基因缺陷造成 CM 清除障碍的Ⅰ型高脂血症；LDL 受体缺陷造成家族性高脂蛋白血症。继发性高脂血症是继发于其他疾病，如糖尿病、甲状腺功能减退、肾病综合征、胆石症、肝病、肥胖等。另外，酗酒也可引起高脂血症。若血浆中甘油三酯和胆固醇含量均过高，称为混合型高脂血症。

1970 年世界卫生组织建议，将高脂血症分为 6 型（表 8-4）。临床常见有高甘油三酯（Ⅳ型高脂血症）和高胆固醇血症（Ⅱ型高脂血症）。

表 8-4 高脂血症的分型

分型	血浆 4℃过夜外观	血浆脂蛋白变化	血脂变化	
			甘油三酯	胆固醇
Ⅰ（罕见）	奶油上层，下层清	乳糜微粒↑	↑↑↑	↑
Ⅱa（常见）	透明	低密度脂蛋白↑	—	↑↑
Ⅱb（常见）	透明	低密度脂蛋白↑，极低密度脂蛋白↑	↑↑	↑↑
Ⅲ（较少）	奶油上层，下层浑浊	介于低密度和极低密度间的中间区脂蛋白↑	↑↑	↑↑
Ⅳ（常见）	浑浊	极低密度脂蛋白↑	↑↑	—
Ⅳ（不常见）	奶油上层，下层浑浊	极低密度脂蛋白↑，乳糜微粒↑	↑↑↑	↑

注：↑表示浓度升高，—表示浓度正常。

（二）动脉粥样硬化

动脉粥样硬化是指血浆中的胆固醇沉积在大、中动脉内膜上，形成了脂斑层，其特点是动脉管壁增厚变硬、失去弹性和管腔缩小，由于在动脉内膜上积聚的脂斑层外观呈黄色粥样，因此称为动脉粥样硬化。它是一种与血脂异常及血管壁成分改变有关的动脉疾病。基本损害是动脉内膜局部呈斑块状增厚，故又称动脉粥样硬化性斑块或简称斑块，最终导致血管管腔狭窄以至完全堵塞。主要累及主动脉、冠状动脉、脑动脉、肾动脉等大、中型肌弹力型动脉。凡能增加动脉壁内胆固醇内流和沉积的脂蛋白如 LDL、β-VLDL、oxLDL 等，是致动脉粥样硬化的因素；凡能促进胆固醇从血管壁外运的脂蛋白如 HDL、X-HDL，则具有抗动脉粥样硬化作用（表 8-5）。

表 8-5　动脉粥样硬化：慢性、进行性病理改变

发生	发展	并发症
内皮功能减退	LDL 进入动脉壁、被氧化，内皮功能紊乱持续存在	炎症加重，脂质核心增大
LDL 进入动脉壁	泡沫细胞形成	平滑肌细胞和纤维组织减少
LDL 被氧化	平滑肌细胞迁移，合成纤维组织	不稳定斑块形成，发生破裂
单核细胞浸润	血管壁炎症，脂质核心形成	斑块破裂导致斑块内物质溢出和急性血栓形成 炎症加重，脂质核心增大

正常空腹时血浆中胆固醇主要存在于 LDL 中，由于 LDL 的功能是将肝细胞合成的胆固醇转运到肝外组织，而 HDL 的功能是将肝外的胆固醇转运到肝脏代谢清除，因此血浆中 LDL 增多可导致动脉粥样硬化，而 HDL 增多则可减轻动脉粥样硬化。在临床上，LDL 被称为致动脉粥样硬化因素，而 HDL 则被称为抗动脉粥样硬化因素。在判断患冠心病的风险时，临床上常检测血浆高密度脂蛋白胆固醇与低密度脂蛋白胆固醇的比值，若二者比值下降提示患冠心病的危险性较高。

———— [小结] ————

本章主要内容包括脂肪代谢、类脂代谢、血脂等内容。脂肪和类脂及其多种衍生物的总称即脂类，脂类不溶于水而易溶于有机溶剂。脂肪又称为甘油三酯或三酰甘油，类脂包括磷脂、胆固醇、胆固醇酯和糖脂等。脂肪和类脂都具有重要的生理功能。甘油三酯在一系列酶的作用下逐步水解为甘油和脂肪酸，并将甘油和脂肪酸释放入血液供其他组织氧化利用，此过程为甘油三酯的分解。甘油可以活化为 α-磷酸甘油以合成脂肪，α-磷酸甘油也可以转变为磷酸二羟丙酮进入糖代谢。脂肪酸是人体重要的能源物质，可以在体内彻底氧化生成 CO_2 和 H_2O 并释放能量。甘油三酯是机体储存能量的重要形式，一是由食物脂肪转变而来，二是由糖转变而来。磷脂是指含有磷酸的脂类，属于复合脂，是组成生物膜的主要成分，按照其化学组成不同分为甘油磷脂与鞘磷脂两大类。当肝内脂肪堆积，脂类含量超过肝重的 10% 或肝活检 30% 以上肝细胞有脂肪变且弥漫分布于全肝，称为脂肪肝。胆固醇广泛存在于全身各组织中，成年人除脑组织和成熟的红细胞外，几乎全身各组织细胞都可合成胆固醇，但肝脏的合成能力最强。胆固醇在体内既不能被彻底氧化分解又不能释放能量，而是经过氧化、还原转变为其

他含环戊烷多氢菲骨架母核的化合物，如胆汁酸、肾上腺皮质激素、性激素、维生素 D_3 等重要的生理活性物质。血浆中所含脂类物质统称为血脂，血浆脂蛋白是脂类在血液中的存在与运输形式。脂代谢紊乱可发生高脂血症，血浆中的胆固醇过多可诱发动脉粥样硬化。

———— [思考题] ————

1. 脂类的生理功能有哪些？

2. 胆固醇的合成受哪些因素影响？

3. 简述血脂的来源和去路。

4. 血浆脂蛋白是如何分类的？

第九章

氨基酸代谢

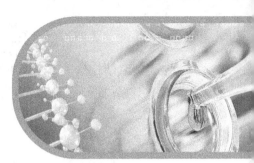

 学习目标

1. 掌握蛋白质的营养作用，氨基酸的脱氨基作用，氨的来源和去路，α-酮酸的代谢，一碳单位的概念、种类、载体、来源和生物学意义。

2. 熟悉氨基酸代谢概况，氨基酸的脱羧基作用及含硫氨基酸代谢。

3. 了解日常发生的蛋白质代谢紊乱疾病，重点掌握肝昏迷发病生化机制的分析。

氨基酸是蛋白质的基本组成单位。氨基酸的重要生理功能之一是作为合成蛋白质的原料。由于蛋白质在体内首先分解成氨基酸后再进一步代谢，所以氨基酸代谢是蛋白质分解代谢的中心内容。氨基酸代谢包括合成代谢和分解代谢两个方面。本章重点论述分解代谢。体内蛋白质的更新与氨基酸的分解均需要食物蛋白质来补充。为此，在讨论氨基酸代谢之前，首先叙述蛋白质的营养作用。

第一节　蛋白质的营养作用

一、蛋白质的生理功能

（一）蛋白质维持组织细胞的生长、更新和修补

蛋白质是组织细胞的主要成分。因此，参与构成各种组织细胞是蛋白质最重要的功能。机体只有不断地从膳食中摄取足够量的优质蛋白质，才能维持细胞生长、更新和修补的需要，这对于处于生长发育时期的儿童、孕妇、哺乳期妇女及康复期的患者尤为重要。

（二）蛋白质参与体内多种重要的生理活动

机体内具有众多特殊的蛋白质，如酶、蛋白质类激素、抗体和某些调节蛋白等。

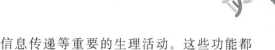

它们参与体内如催化、运输、运动、免疫、信息传递等重要的生理活动。这些功能都是糖和脂类不能代替的。

（三）氧化供能

蛋白质也是能源物质，1 g 蛋白质在体内氧化分解约释放 17.19 kJ（4.1 kcal）能量。一般来说，成年人每天约 18% 的能量从蛋白质获得。但是，蛋白质的这种功能可由糖和脂肪代替。因此，氧化供能是蛋白质的次要功能。

二、蛋白质的需要量

（一）氮平衡

氮平衡是指每日氮的摄入量与排出量之间的关系，是反映体内蛋白质代谢概况的一种方法。蛋白质的含氮量平均为 16%。食物中的含氮物质绝大部分是蛋白质，非蛋白质的含氮物质非常少，可以忽略不计。因此测定食物中的含氮量可以估算出所含蛋白质的量。蛋白质体内分解代谢所产生的含氮物质主要由尿和粪便排出。测定尿和粪便中的含氮量（排出氮）及摄入食物中的含氮量（摄入氮）可以反映人体蛋白质的代谢概况。人体氮平衡有以下 3 种情况。

1. 氮的总平衡　摄入氮＝排出氮，氮的"收支"平衡，表示体内蛋白质的合成与分解处于动态平衡状态，见于正常健康成年人。

2. 氮的正平衡　摄入氮＞排出氮，表示体内蛋白质的合成大于分解。见于儿童、孕妇及恢复期的患者。

3. 氮的负平衡　摄入氮＜排出氮，表示体内蛋白质的分解大于合成。多见于营养缺乏、严重烧伤及消耗性疾病的患者。

（二）生理需要量

根据氮平衡实验计算，当成年人食用不含蛋白质的膳食时，大约 8 天之后，每天排除的氮量渐趋于恒定，此时，每千克体重每日排出的氮量约为 53 mg，故一位 60 kg 体重的成年人每日蛋白质的最低分解量约为 20 g。由于与人体蛋白质组成的差异，食物蛋白质不可能全部被利用，故成年人每天至少需要补充 30～50 g 蛋白质。若要长期保持总氮平衡，还需要加量。我国营养学会推荐成年人每日蛋白质需要量为 80 g。儿童、孕妇、哺乳期妇女以及术后患者要适量增加。蛋白质的摄入量并不是越多越好，要根据氮平衡的情况补充，如果摄入蛋白质的量过多，不仅机体利用不了，反而会增加肝肾的负担。

三、蛋白质的营养价值

蛋白质的营养价值是指食物蛋白质在体内的利用率。食物蛋白质营养价值的高低主要取决于食物蛋白质中必需氨基酸的种类、数量和比例。一般来说，含必需氨基酸的种类多、数量足的蛋白质，营养价值就高；反之则低。动物性蛋白质与植物性蛋白质比较，前者所含必需氨基酸的种类和比例与人体需要更接近，因此营养价值较高。

1. 必需氨基酸 构成蛋白质的 20 种氨基酸，有 8 种在人体内不能合成。这些体内需要但自身不能合成，必须由食物供给的氨基酸，称为必需氨基酸。包括赖氨酸、色氨酸、苏氨酸、苯丙氨酸、缬氨酸、亮氨酸、异亮氨酸和甲硫氨酸。其余 12 种氨基酸在体内可以自身合成，并非必须由食物供给，称为非必需氨基酸。有些氨基酸虽能在体内合成，但合成量较少，不能满足需要，若食物中长期缺乏会造成负氮平衡，如组氨酸和精氨酸，因此有人认为这两种氨基酸应属于营养必需氨基酸。

2. 蛋白质的互补作用 几种营养价值较低的蛋白质混合食用时，必需氨基酸相互补充，从而提高营养价值，称为蛋白质的互补作用。如谷类蛋白含赖氨酸少而色氨酸多，豆类蛋白含色氨酸多而赖氨酸少，若两者混合食用，则可提高营养价值。因此饮食要注意合理搭配和多样化。临床上对于某些需要补充营养的患者，常进行混合氨基酸输液。

四、蛋白质的腐败作用

食物蛋白质的消化由胃开始，但主要在小肠进行。食物中的蛋白质，大约 95% 被消化吸收。未被消化的蛋白质及未被吸收的氨基酸，在大肠下部受大肠埃希菌的分解，此分解作用称为腐败作用。实际上，腐败作用是肠道细菌本身代谢过程，以无氧分解为主。有些腐败作用的产物对人体具有一定的营养作用，如维生素及脂肪酸等。而大多数产物对人体是有害的，如胺类、氨、酚类、吲哚及硫化氢等。

(一) 肠道细菌通过脱羧基作用产生胺类

未被消化的蛋白质经肠道细菌蛋白酶的作用水解生成氨基酸，氨基酸在细菌氨基酸脱羧酶的作用下，脱去羧基生成有毒的胺类。例如，组氨酸、赖氨酸、色氨酸、酪氨酸及苯丙氨酸通过脱羧基作用分别生成组胺、尸胺、色胺、酪胺及苯乙胺。这些腐败产物大多有毒性。例如，组胺和尸胺具有降低血压的作用；酪胺和苯乙胺若不能在肝内及时转化，易进入脑组织，分别经 β-羟化酶作用转化为 β-羟酪胺和苯乙醇胺，其结构类似于儿茶酚胺，故称为假神经递质。假神经递质增多时，可竞争性地干扰儿茶酚胺，阻碍神经冲动传递，使大脑发生异常抑制，这可能是发生肝昏迷的原因之一。

(二) 肠道细菌通过脱氨基作用产生氨

未被吸收的氨基酸在肠道细菌的作用下，通过脱氨基作用生成氨，这是肠道氨的重要来源之一。另外，血液中的尿素渗入肠道，经肠菌脲酶的水解而生成氨。这些氨均可被吸收进入血液，在肝中合成尿素。降低肠道的 pH，减少氨的吸收。

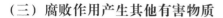

（三）腐败作用产生其他有害物质

除了胺类和氨以外，通过腐败作用还可产生其他有害物质，如苯酚、吲哚、甲基吲哚及硫化氢等。

正常情况下，上述有害物质大部分随粪便排出，只有小部分被吸收，经肝的代谢转变而解毒，故不会发生中毒现象。

第二节　氨基酸的一般代谢

一、氨基酸代谢概述

食物蛋白质经消化吸收的氨基酸（外源性氨基酸）与体内组织蛋白降解产生的氨基酸及体内合成的非必需氨基酸（内源性氨基酸）共同分布于体内各处，参与代谢，称为氨基酸代谢库。

体内氨基酸的主要功能是合成多肽和蛋白质，也可转变成其他含氮化合物。正常人尿中排出的氨基酸极少。氨基酸代谢概况见图 9-1。

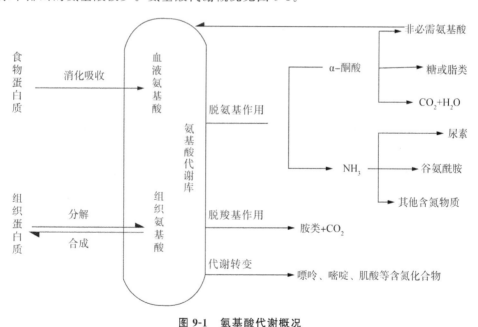

图 9-1　氨基酸代谢概况

虽然氨基酸具有共同的结构特点，且代谢途径有相同之处，但各种氨基酸存在的结构差异也导致了不同的代谢方式。本节主要介绍氨基酸的一般代谢。

二、氨基酸的脱氨基作用

氨基酸分解代谢的主要途径是脱氨基作用生成相应的 α-酮酸和氨，然后再分别进行代谢，其可在体内大多数组织细胞内进行。氨基酸脱氨基的方式有转氨基、氧化脱氨基、联合脱氨基和嘌呤核苷酸循环等，以联合脱氨基最重要。

（一）转氨基作用

在转氨酶的催化下，可逆地把 α-氨基酸的氨基转移给 α-酮酸，结果是氨基酸脱去氨基生成相应的 α-酮酸，而原来的 α-酮酸则转变成另一种氨基酸。

$$
\begin{array}{c}
R_1 \\
H-C-NH_2 \\
COOH
\end{array}
+
\begin{array}{c}
R_2 \\
C=O \\
COOH
\end{array}
\xleftrightarrow{\quad 氨基转移酶 \quad}
\begin{array}{c}
R_1 \\
H-C-NH_2 \\
COOH
\end{array}
+
\begin{array}{c}
R_2 \\
C=O \\
COOH
\end{array}
$$

转氨酶也称氨基转移酶，广泛分布于体内各组织中，其中以肝及心肌中含量最丰富。转氨酶催化的反应是可逆的，因此转氨基作用既是氨基酸分解代谢的过程，又是体内合成必需氨基酸的重要途径。

体内大多数氨基酸（除赖氨酸、苏氨酸、脯氨酸及羟脯氨酸外）都可参加转氨基作用，除 α-氨基酸外，某些氨基酸如鸟氨酸侧链上的氨基也能进行转氨基作用。

转氨酶具有很强的专一性，不同的酶催化不同的氨基酸与 α-酮酸进行转氨基作用。在各种转氨酶中，以 L-谷氨酸和 α-酮酸的转氨酶最为重要。例如，丙氨酸转氨酶（alanine transaminase，ALT）又称谷丙转氨酶（glutamic pyruvic transaminase，GPT），天冬氨酸转氨酶（aspartate transaminase，AST）又称谷草转氨酶（glutamic oxaloacetic transaminase，GOT），在体内广泛存在，但各组织中的含量不同，心肌细胞中 AST 活性最高，肝细胞中 ALT 活性最高。

$$
\begin{array}{llll}
谷氨酸 & + & 丙酮酸 & \xleftrightarrow{\quad ALT \quad} & \alpha\text{-酮戊二酸} & + & 丙氨酸 \\
谷氨酸 & + & 草酰乙酸 & \xleftrightarrow{\quad AST \quad} & \alpha\text{-酮戊二酸} & + & 天冬氨酸
\end{array}
$$

转氨酶的辅酶是磷酸吡哆醛（维生素 B_6 的磷酸酯）。在转氨基过程中，磷酸吡哆醛先从氨基酸接受氨基生成磷酸吡哆胺，氨基酸则生成相应的 α-酮酸，然后磷酸吡哆胺再将氨基转移给另一种 α-酮酸生成相应的氨基酸，磷酸吡哆胺重新生成磷酸吡哆醛。

（二）氧化脱氨基作用

氨基酸在酶的催化下进行伴有氧化的脱氨基反应，称为氧化脱氨基作用。以 L-谷氨酸脱氢酶催化的反应最为重要。L-谷氨酸脱氢酶广泛分布于肝、肾、脑中，其辅酶为 NAD^+ 或 $NADP^+$，催化 L-谷氨酸生成 α-酮戊二酸和氨，其反应如下（图 9-2）。

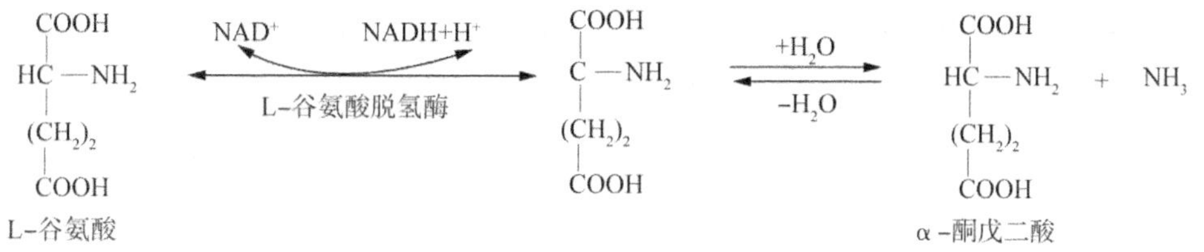

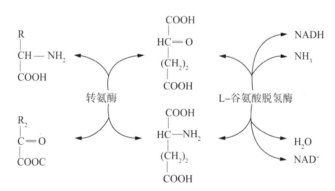

图 9-2　氧化脱氨基作用

上述反应可逆。L-谷氨酸脱氢酶具有较强的专一性，只能参与谷氨酸的脱氨基作用。转氨基作用只是把氨基酸分子中的氨基转移给 α-酮戊二酸或其他的 α-酮酸，并没有达到脱氨基的目的。因此氨基酸脱氨的主要方式是联合脱氨基作用。

（三）联合脱氨基作用

转氨酶与 L-谷氨酸脱氢酶协同作用，氨基酸先于 α-酮戊二酸在转氨酶的催化下生成相应的 α-酮酸和谷氨酸，后者经谷氨酸脱氨酶作用，脱去氨基生成 α-酮戊二酸（图 9-3）。这是肝、肾等组织中氨基酸脱氨的主要方式，也是体内生成非必需氨基酸的主要途径。

图 9-3　联合脱氨基作用

（四）嘌呤核苷酸循环

心肌和骨骼肌中 L-谷氨酸脱氢酶的活性很弱，氨基酸很难通过联合脱氨基作用脱去氨基。在这些组织中，氨基酸主要通过嘌呤核苷酸循环脱去氨基。在此过程中，氨基酸首先通过连续的转氨基作用将氨基酸转移给草酰乙酸，生成天冬氨酸。天冬氨酸与肌苷-磷酸（inosine monophosphate，IMP）反应生成腺苷酸代琥珀酸，后者经裂解释放延胡索酸并生成腺苷-磷酸（adenosine monophosphate，AMP）。AMP 在腺苷酸脱氨酶的催化下脱去氨基生成 IMP，最终完成氨基酸的脱氨基作用。IMP 可以再参加循环（图 9-4）。由此可见嘌呤核苷酸循环也是另一种形式的联合脱氨基作用。

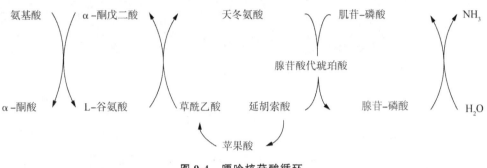

图 9-4 嘌呤核苷酸循环

三、α-酮酸的代谢

氨基酸脱氨基后生成的 α-酮酸可以进一步代谢，主要有以下三方面的代谢途径。

（一）合成非必需氨基酸

α-酮酸经脱氨基作用的逆过程可再生成相应的非必需氨基酸。

（二）氧化供能

α-酮酸在体内可通过代谢转变为乙酰辅酶 A 及三羧酸循环的中间产物，进而经三羧酸循环和氧化磷酸化彻底氧化，生成 CO_2 和 H_2O 并释放能量。

（三）转变成糖或脂肪

在体内 α-酮酸可以转变成糖和脂类化合物。实验发现，分别用不同氨基酸饲养人工造成糖尿病的犬时，大多数氨基酸可使尿中排出的葡萄糖增加，少数几种则可使葡萄糖及酮体的排出同时增加，而亮氨酸和赖氨酸只能使酮体的排出增加。由此，将在体内可以转变成糖的氨基酸称为生糖氨基酸；能转变成酮体的氨基酸称为生酮氨基酸；既能转变成糖又能转变成酮体的氨基酸称为生糖兼生酮氨基酸（表 9-1）。

表 9-1 氨基酸生糖及生酮性质的分类

类　别	氨基酸
生糖氨基酸	甘氨酸、丝氨酸、缬氨酸、组氨酸、精氨酸、丙氨酸、谷氨酸、谷氨酰胺、天冬氨酸、天冬酰胺、甲硫氨酸
生酮氨基酸	亮氨酸、赖氨酸
生糖兼生酮氨基酸	异亮氨酸、苯丙氨酸、酪氨酸、苏氨酸、色氨酸

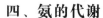

四、氨的代谢

氨具有毒性，特别是脑组织对氨的作用尤为敏感。体内代谢产生的氨及消化道吸收的氨进入血液，形成血氨。正常生理情况下，血氨水平在 $47\sim65$ μmol/L，这是因为体内氨的来源和去路保持动态平衡。

(一) 氨的来源

1. 氨基酸脱氨基作用和胺类分解　氨基酸脱氨基作用产生的氨是体内氨的主要来源。胺类的分解也可以产生氨。

2. 肠道细菌腐败作用产生氨　肠道产氨的来源有 2 个：一是蛋白质和氨基酸在肠道细菌作用下产生氨；二是血液中尿素渗入肠腔，受肠菌脲酶水解产氨。

肠道产氨量较多，每天约 4 g，肠道腐败作用增强时，氨的产生量增多。肠道内产生的氨主要在结肠吸收入血。NH_3 比 NH_4^+ 易于穿过细胞膜而被吸收。在碱性环境中，NH_4^+ 易转变成 NH_3。因此肠道环境偏碱时，氨的吸收增强。临床上对高血氨患者采用弱酸性透析液进行结肠透析而禁止用碱性的肥皂水灌肠，就是为了减少氨的吸收。

3. 肾产氨　肾小管上皮细胞分泌的氨主要来自谷氨酰胺。谷氨酰胺在谷氨酰胺酶的催化下水解成谷氨酸和氨，这部分氨分泌到肾小管管腔，与尿中 H^+ 结合成 NH_4^+，以铵盐的形式由尿排出体外。酸性有利于肾小管细胞中的氨扩散入尿，而碱性尿则妨碍肾小管细胞中 NH_3 的分泌，此时氨被吸收入血。因此，临床上对因肝硬化产生腹水的患者，不宜使用碱性利尿药，以免血氨升高。

(二) 氨的去路

1. 合成尿素　正常情况下体内的氨主要在肝合成尿素，解除氨毒性，占排氮总量的 $80\%\sim90\%$，可见肝在氨解毒中起着重要作用。

肝是尿素合成的主要器官，实验证明，将狗的肝切除后，血液和尿中尿素含量明显降低，而血氨升高。肾及脑等其他组织虽也能合成尿素，但合成量极少。尿素是如何合成的？德国学者 Hans Krebs 和 Kurt Henseleit 根据一系列实验于 1932 年提出了鸟氨酸循环学说，反应过程如下。

(1) 氨基甲酰磷酸的合成：尿素的生物合成始于氨基甲酰磷酸。在肝细胞线粒体中，NH_3、CO_2 和 H_2O 在氨基甲酰磷酸合成酶 I（carbamoyl phosphate synthetase I，CPS-I）作用下生成氨基甲酰磷酸。该反应需 Mg^{2+}、ATP、N-乙酰谷氨酸的参加，N-乙酰谷氨酸是 CPS-I 的变构激活剂，CPS-I 是该反应的关键酶。

$$NH_2+CO_2+H_2O+2ATP \xrightarrow[\text{N-乙酰谷氨酸，} Mg^{2+}]{\text{CPS-I}} H_2N-\overset{\displaystyle O}{\overset{\|}{C}}-O-PO_3^{2-}+2ADP+Pi$$

（2）瓜氨酸的合成：氨基甲酰磷酸与鸟氨酸反应生成瓜氨酸，催化此反应的酶是鸟氨酸氨基甲酰转移酶（ornithine carbamoyl transferase，OCT）。此反应不可逆，生成的瓜氨酸由线粒体转移至胞液。

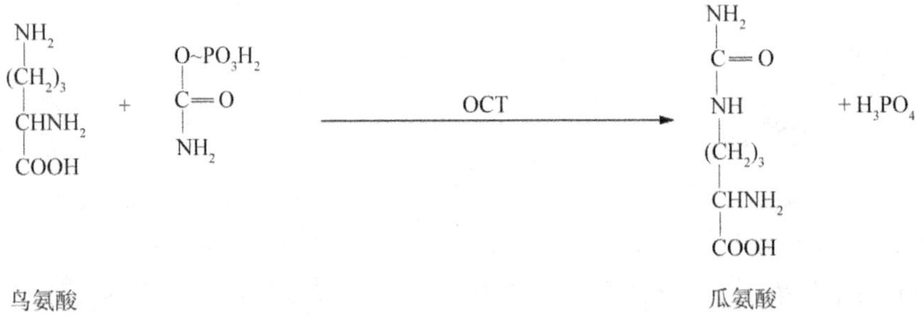

鸟氨酸　　　　　　　　　　　　　　　　瓜氨酸

（3）生成精氨酸代琥珀酸：瓜氨酸在线粒体合成后，即被转运到线粒体外，在胞质中经精氨酸代琥珀酸合成酶催化，与天冬氨酸反应生成精氨酸代琥珀酸，此反应由 ATP 功能。

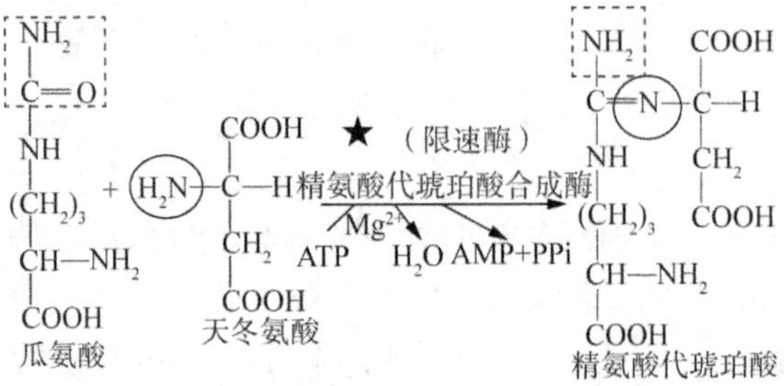

瓜氨酸　　天冬氨酸　　　　　　　　　　精氨酸代琥珀酸

（4）生成精氨酸与延胡索酸：精氨酸代琥珀酸在精氨酸代琥珀酸裂解酶的催化下，裂解生成精氨酸与延胡索酸。

精氨酸代琥珀酸　　　　　精氨酸　　　　延胡索酸

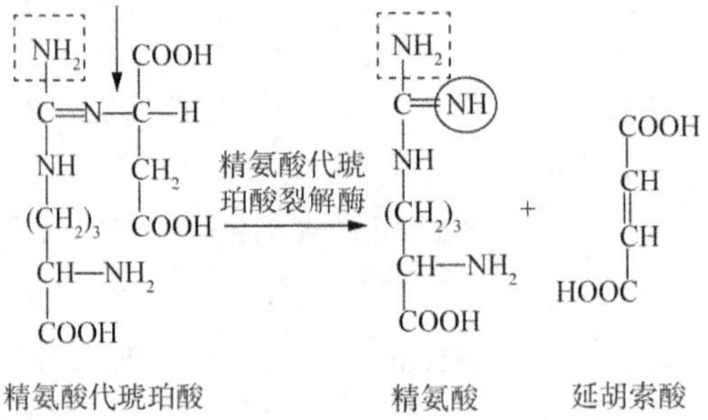

上述反应中，天冬氨酸起提供氨基的作用。天冬氨酸又可由草酰乙酸与谷氨酸通过转氨基作用生成，而谷氨酸的氨基则可来自体内各种氨基酸。由此可见，多种氨基酸的氨基都可通过天冬氨酸参与尿素合成。

（5）生成尿素：在胞质中，精氨酸由精氨酸酶催化，水解生成尿素和鸟氨酸。鸟氨酸通过线粒体内膜上载体的转运再进入线粒体，参与瓜氨酸的合成。如此反复，完成鸟氨酸循环。

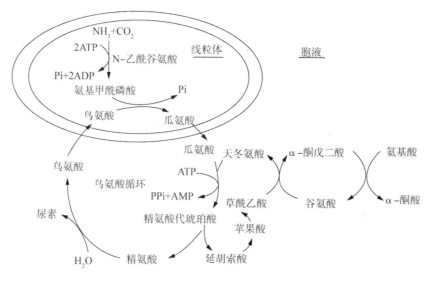

精氨酸　　　　　　　　　尿素　　　　鸟氨酸

尿素经血液循环运输到肾，随尿排出。综上所述，尿素合成的总反应如下。

$$2NH_3 + CO_2 + 3ATP + 3H_2O \rightleftharpoons H_2N-CO-NH_2 + 2ADP + AMP + 4Pi$$

尿素合成的中间步骤见图 9-5。

图 9-5　尿素生成的中间步骤

2. 合成谷氨酰胺　氨除了主要以尿素形式排出外，还可与谷氨酸反应生成谷氨酰胺，此反应是由谷氨酰胺合成酶催化的，需要消耗 ATP。

谷氨酰胺是另一种转运氨的形式，它主要从脑和骨骼肌等组织向肝或肾运氨。在脑和骨骼肌等组织，氨与谷氨酸在谷氨酰胺合成酶的催化下合成谷氨酰胺，并由血液运往肝或肾，再经谷氨酰胺酶水解成谷氨酸及氨。谷氨酰胺的合成与分解是由不同酶催化的不可逆反应。

谷氨酸　　　　　　　　　　　　　　谷氨酰胺

可以认为，谷氨酰胺既是氨的解毒产物，又是氨的储存及运输形式。谷氨酰胺在脑中固定和转运氨的过程中起着重要作用。临床上对氨中毒的患者可服用或输入谷氨酸盐，以降低血氨的浓度。

3. 合成非必需氨基酸及其他含氮物质　NH_3 可用于合成非必需氨基酸。α-酮酸氨基化是体内生成非必需氨基酸的重要途径。此外氨可参与嘌呤、嘧啶等含氮物质的合成。

五、氨基酸的脱羧基作用

有些氨基酸可通过脱羧基作用生成相应的胺类。催化脱羧基反应的酶称为脱羧酶，辅酶是磷酸吡哆醛。体内胺类含量虽然不高，但具有重要的生理功能，如果在体内蓄积可引起神经及心血管等系统的功能紊乱。体内广泛存在胺氧化酶，能将胺氧化成相应的醛、NH_3 和 H_2O 随尿排出，从而避免胺类的蓄积。下面介绍几种重要的胺类物质。

（一）γ-氨基丁酸

γ-氨基丁酸（γ-aminobutyric acid，GABA）由谷氨酸脱羧酶催化谷氨酸脱羧基产生，其辅酶是磷酸吡哆醛。

$$
\begin{array}{c}
\text{COOH} \\
| \\
(\text{CH}_2)_2 \\
| \\
\text{HCNH}_2 \\
| \\
\text{COOH}
\end{array}
\xrightarrow[\text{CO}_2]{\text{L-谷氨酸脱羧酶}}
\begin{array}{c}
\text{COOH} \\
| \\
\text{CH}_2 \\
| \\
\text{CH}_2 \\
| \\
\text{CH}_2\text{NH}_2
\end{array}
$$

GABA 是抑制性神经递质，在脑组织中浓度较高，对中枢神经有抑制作用。临床上常用维生素 B_6 治疗妊娠呕吐及小儿抽搐，目的是促进谷氨酸脱羧，使中枢神经中 GABA 浓度提高。

（二）组胺

组氨酸脱羧基生成组胺，反应由组氨酸脱羧酶催化。组胺在体内分布广泛，乳腺、肺、肝、肌及胃黏膜中含量较高，主要存在于肥大细胞中。

$$
\text{组氨酸} \xrightarrow[\text{CO}_2]{\text{组氨酸脱羧酶}} \text{组胺}
$$

组胺是一种强烈的血管扩张剂，并能增加毛细血管的通透性，使血压下降，甚至引起休克。组胺可使平滑肌收缩，引起支气管痉挛导致哮喘。组胺还能促使胃黏膜细胞分泌胃蛋白酶原及胃酸。

（三）5-羟色胺

色氨酸首先经色氨酸羟化酶催化生成 5-羟色氨酸，然后经 5-羟色氨酸脱羧酶催化生成 5-羟色胺。

5-羟色胺广泛分布于体内各组织，除神经组织外，还存在于胃、肠、血小板及乳腺细胞中。脑组织中的 5-羟色胺是一种抑制性神经递质，直接影响神经传导。在外周组织，5-羟色胺具有强烈的血管收缩作用，使血压升高。

（四）多胺

多胺是指含有多个氨基的化合物。在体内，某些氨基酸经脱羧基作用可以产生多胺类物质。例如，鸟氨酸经脱羧基作用生成腐胺，然后腐胺又可转变成精脒及精胺。

鸟氨酸脱羧酶是多胺合成的关键酶。精胺与精脒是调节细胞生长的重要物质。凡生长旺盛的组织，如胚胎、再生肝、肿瘤组织等，鸟氨酸脱羧酶的活性和多胺的含量都有所增加。多胺促进细胞增殖的机制可能与其稳定的细胞结构、与核酸分子结合及促进核酸和蛋白质的生物合成有关。在体内多胺大部分与乙酰基结合随尿排出，小部分氧化成 CO_2 和 NH_3。目前临床上测定患者血或尿中的多胺水平作为肿瘤辅助诊断及病情变化的生化指标之一。

第三节　个别氨基酸的特殊代谢

一、一碳单位的代谢

（一）一碳单位的概念和种类

一碳单位是指某些氨基酸在分解代谢过程中产生的含有 1 个碳原子的基团，包括甲基（—CH_3）、甲烯基（—CH_2—）、甲炔基（—CH=）、甲酰基（—CHO）及亚胺甲基（—CH=NH）等。CO_2 不是一碳单位。

（二）一碳单位的载体

一碳单位不能游离存在，常与四氢叶酸结合而转运并参与代谢。四氢叶酸是一碳单位的运载体，也可以被认为是一碳单位代谢的辅酶。在体内，四氢叶酸由叶酸经二氢叶酸还原酶催化，分两步还原反应生成。

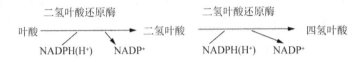

（三）一碳单位的来源和相互转变

一碳单位主要来自丝氨酸、甘氨酸、组氨酸及色氨酸的分解代谢。一碳单位由氨基酸生成的同时即结合在四氢叶酸的 N^5、N^{10} 位上。四氢叶酸的 N^5 结合甲基或亚氨甲基，N^5 和 N^{10} 结合甲烯基或甲炔基，N^5 或 N^{10} 结合甲酰基。各种形式的一碳单位在适当条件下可以通过氧化还原反应彼此转化，但 N^5—甲基四氢叶酸一经生成基本上不可逆（图 9-6）。

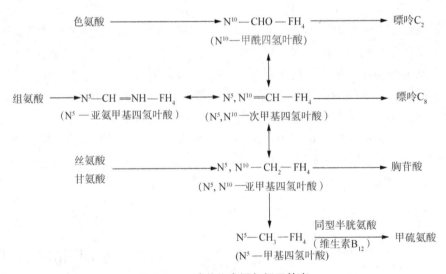

图 9-6　一碳单位来源与相互转变

（四）一碳单位的生理功能

一碳单位的主要生理功能是嘌呤和嘧啶的合成原料，在核酸的生物合成中起到重要作用。如 N^{10}—CHO—FH_4 与 N^5，N^{10}CH—FH_4 分别为嘌呤合成提供 C_2 与 C_8，而 N^5，N^{10}—CH_2—FH_4 为胸腺嘧啶核苷酸合成提供甲基，故一碳单位将氨基酸代谢与核苷酸代谢密切联系起来。一碳单位代谢障碍或 FH_4 不足时，可引起巨幼红细胞性贫血等疾病。应用磺胺类药物可抑制细菌合成叶酸，进而抑制细菌生长，但对人体影响不大。应用叶酸类似物如氨甲蝶呤等可抑制四氢叶酸的生成，从而抑制核酸的合成，起到抗肿瘤作用。

二、含硫氨基酸的代谢

含硫氨基酸包括甲硫氨酸、半胱氨酸和胱氨酸。这 3 种氨基酸的代谢是相互联系的，甲硫氨酸可以转变为半胱氨酸和胱氨酸，而且半胱氨酸和胱氨酸可以互相转变，但二者都不能变成甲硫氨酸，所以甲硫氨酸是营养必需氨基酸。

（一）甲硫氨酸的代谢

1. 转甲基作用 甲硫氨酸分子中含有 S-甲基，通过各种转甲基作用可生成多种含甲基的生理活性物质，如肾上腺素、肉碱、胆碱及肌酸等。在转甲基反应前，甲硫氨酸必须在腺苷转移酶的催化下与 ATP 反应，生成 S-腺苷甲硫氨酸（S-adenosyl methionine，SAM）才能参与转甲基反应。因此，SAM 中的甲基称为活性甲基，SAM 称为活性甲硫氨酸。

体内有 50 多种物质需 SAM 提供甲基，生成甲基化合物。SAM 是体内最重要的甲基直接供应体。

2. 甲硫氨酸循环 S-腺苷甲硫氨酸经甲基转移酶催化，将甲基转移至另一种物质，使其甲基化，而 S-腺苷甲硫氨酸去甲基后生成 S-腺苷同型半胱氨酸，后者脱去腺苷生成同型半胱氨酸。同型半胱氨酸再接受 $N^5-CH_3-FH_4$ 上的甲基，重新生成甲硫氨酸，形成一个循环过程，称为甲硫氨酸循环（图 9-7）。

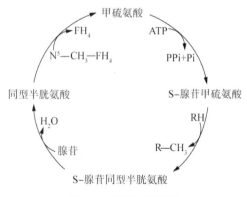

图 9-7 甲硫氨酸循环

甲硫氨酸循环的生理意义是由 $N^5-CH_3-FH_4$ 供给甲基生成甲硫氨酸，再通过此循环的 SAM 提供甲基，以进行体内广泛存在的甲基化反应，由此 $N^5-CH_3-FH_4$ 可看成是体内甲基的间接供体。

由 $N^5-CH_3-FH_4$ 提供的甲基使同型半胱氨酸转变为甲硫氨酸的反应是体内利用 $N^5-CH_3-FH_4$ 的唯一反应。催化此反应的 $N^5-CH_3-FH_4$ 转甲基酶又称甲硫氨酸合成酶，其辅酶是维生素 B_{12}，当维生素 B_{12} 缺乏时不但甲硫氨酸生成受阻，而且影响四氢叶酸的游离，导致四氢叶酸利用率降低，一碳单位代谢障碍，核酸合成障碍，细胞分裂受阻，也可引起巨幼红细胞性贫血的产生。

3. 肌酸和磷酸肌酸　肌酸和磷酸肌酸是能量储存与利用的重要化合物。肌酸以甘氨酸为骨架，由精氨酸提供脒基，S-腺苷甲硫氨酸提供甲基而合成，肝是合成肌酸的主要器官。在肌酸激酶（creatine kinase，CK）催化下，肌酸接受 ATP 的高能磷酸基形成磷酸肌酸。磷酸肌酸在心肌、骨骼肌及脑组织中含量丰富。肌酸和磷酸肌酸的代谢产物是肌酐。肌酐随尿排出，正常人每天尿中肌酐的排出量恒定。当肾功能障碍时，肌酐排出受阻，血中浓度升高。血中肌酐的测定有助于肾功能不全的诊断（图 9-8）。

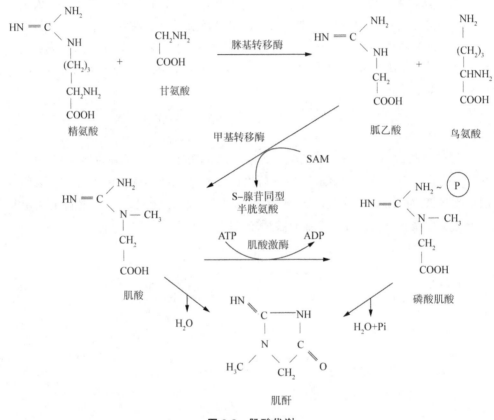

图 9-8　肌酸代谢

（二）半胱氨酸和胱氨酸的代谢

1. 半胱氨酸和胱氨酸的相互转变　半胱氨酸与胱氨酸都属于非必需氨基酸，半胱氨酸含巯基（—SH），胱氨酸含有二硫键（—S—S—），二者可以相互转变。

$$\text{2}\underset{\text{半胱氨酸}}{\begin{array}{c}\text{CH}_2\text{SH}\\|\\\text{CHNH}_2\\|\\\text{COOH}\end{array}}\quad\underset{+2H}{\overset{-2H}{\rightleftharpoons}}\quad\underset{\text{胱氨酸}}{\begin{array}{c}\text{CH}_2\text{—S—S—CH}_2\\|\qquad\qquad|\\\text{CHNH}_2\qquad\text{CHNH}_2\\|\qquad\qquad|\\\text{COOH}\qquad\text{COOH}\end{array}}$$

在许多蛋白质分子中，2 个半胱氨酸残基间所形成的二硫键对于维持蛋白质空间构象具有重要作用。如胰岛素的 A、B 链就是以二硫键连接的，如二硫键断裂，胰岛素即失去生物活性。体内许多重要的酶，如琥珀酸脱氢酶、乳酸脱氢酶等的活性与半胱氨酸中的巯基直接有关，故有巯基酶之称。有些毒物，如芥子气、重金属盐等，能与酶分子中的巯基结合抑制酶活性。体内存在还原型谷胱甘肽能保护酶分子上的巯基，因而有重要的生理功能。

2. 半胱氨酸可生成牛磺酸　半胱氨酸首先氧化成磺基丙氨酸，再经磺基丙氨酸脱羧酶催化，脱去羧基生成牛磺酸。牛磺酸是结合胆汁酸的组成成分之一。牛磺酸具有抗氧化稳定细胞膜的功能，还能提高脑细胞的活性，增强记忆力，提高免疫力。

$$\underset{\text{L-半胱氨酸}}{\begin{array}{c}\text{CH}_2\text{SH}\\|\\\text{CHNH}_2\\|\\\text{COOH}\end{array}}\quad\xrightarrow{3\ (O)}\quad\underset{\text{磺酸丙氨酸}}{\begin{array}{c}\text{CH}_2\text{SO}_3\text{H}\\|\\\text{CHNH}_2\\|\\\text{COOH}\end{array}}\quad\xrightarrow[\text{CO}_2]{\text{磺酸丙氨酸脱羧酶}}\quad\underset{\text{牛磺酸}}{\begin{array}{c}\text{CH}_2\text{SH}\\|\\\text{CH}_2\text{NH}_2\end{array}}$$

3. 半胱氨酸可生成活性硫酸根　含硫氨基酸氧化分解均可产生硫酸根，但半胱氨酸是体内硫酸根的主要来源。体内的硫酸根，一部分以无机盐的形式随尿排出，另一部分由 ATP 活化生成活性硫酸根，即 3′-磷酸腺苷-5′-磷酰硫酸（3′-phospho-5′-phospho-sulfate，PAPS），反应如下。

$$\text{SO}_4^{2-}\text{+ATP}\xrightarrow[\text{PPi}]{\text{ATP硫酸化酶}}\text{腺苷-5′-磷酰硫酸}\xrightarrow[\text{ATP}\quad\text{ADP}]{}\underset{\text{(PAPS)}}{\text{3′-磷酸腺苷-5′-磷酰硫酸}}$$

PAPS 是硫酸根的活性形式，化学性质活泼，可提供硫酸根参与硫酸软骨素、硫酸角质素和肝素等黏多糖的合成。在肝中，PAPS 与类固醇激素或酚类等物质结合进行生物转化作用，促使其随尿排出。

PAPS

三、芳香族氨基酸的代谢

芳香族氨基酸有苯丙氨酸、酪氨酸和色氨酸。苯丙氨酸可转变成酪氨酸。苯丙氨酸与色氨酸为营养必需氨基酸。

（一）苯丙氨酸和酪氨酸代谢

1. 苯丙氨酸羟化生成酪氨酸　正常情况下，苯丙氨酸的主要代谢是羟化作用生成酪氨酸，反应由苯丙氨酸羟化酶催化。苯丙氨酸除能转变为酪氨酸外，少量可经转氨基作用生成苯丙酮酸。先天性苯丙氨酸羟化酶缺陷者，不能将苯丙氨酸羟化为酪氨酸，苯丙氨酸经转氨基作用大量生成苯丙酮酸。大量苯丙酮酸及其部分代谢产物（苯乳酸及苯乙酸等）由尿排出，称为苯丙酮尿症（phenylketonuria，PKU）。苯丙酮酸的堆积对中枢神经系统有毒性，使脑发育障碍，患儿智力低下。治疗原则是早期发现并适当控制膳食中苯丙氨酸的含量。

$$
\text{苯丙氨酸} + O_2 \xrightarrow[\substack{\text{四氢生物蝶呤} \quad \text{二氢生物蝶呤} \\ NADP^+ \quad NADPH+H^+}]{\text{苯丙氨酸羟化酶}} \text{酪氨酸} + H_2O
$$

2. 酪氨酸转变为儿茶酚胺和黑色素或彻底氧化分解　酪氨酸的进一步代谢与合成某些神经递质、激素及黑色素有关。酪氨酸在肾上腺髓质和神经组织经酪氨酸羟化酶催化生成 3,4-二羟苯丙氨酸（3,4-dihydroxphenylalanine，DOPA），又称多巴。在多巴脱羧酶的作用下，多巴脱去羧基生成多巴胺。多巴胺是一种神经递质。帕金森病患者多巴胺生成减少。在肾上腺髓质，多巴胺侧链的 β-碳原子再被羟化，生成去甲肾上腺素，后者甲基化生成肾上腺素。多巴胺、去甲肾上腺素及肾上腺素统称为儿茶酚胺。酪氨酸羟化酶是合成儿茶酚胺的关键酶，受终产物的反馈调节。

酪氨酸代谢的另一条途径是合成黑色素。在黑色素细胞中，酪氨酸经酪氨酸酶作用，羟化生成多巴，后者经氧化、脱羧等反应转变成吲哚醌，最后吲哚醌聚合为黑色素。先天性酪氨酸酶缺乏的患者，因不能合成黑色素，皮肤、毛发等发白，称为白化病。患者对阳光敏感，易患皮肤癌。

除上述代谢途径外，酪氨酸还可在酪氨酸转氨酶的催化下，生成对羟苯丙酮酸，后者经尿黑酸等中间产物进一步转变成延胡索酸和乙酰乙酸，然后二者分别沿糖和脂肪代谢途径进行代谢。因此，苯丙氨酸和酪氨酸是生糖兼生酮氨基酸。当体内尿黑酸分解代谢的酶先天性缺乏时，尿黑酸的分解受阻，可出现尿黑酸尿症。

苯丙氨酸和酪氨酸的代谢过程总结如下：

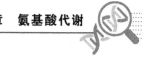

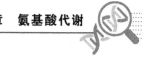

（二）色氨酸代谢

色氨酸除生成 5-羟色胺和一碳单位外，还可进行分解代谢产生丙氨酸与乙酰乙酰辅酶 A，所以色氨酸是生糖兼生酮氨基酸。少部分色氨酸还可转变成烟酸，但合成量很少，不能满足机体的需要。

第四节　氨基酸代谢与临床

一、血清转氨酶测定的临床意义

体内存在着多种转氨酶，不同氨基酸与 α-酮酸之间的转氨基作用只能由专一的转氨酶催化。正常时，转氨酶主要存在于细胞内，其在血清中的活性很低。当某种原因使细胞膜通透性增高或细胞被破坏时，转氨酶可大量释放入血，使血清中转氨酶活性明显增高。临床上可作为疾病诊断和预后的参考指标之一。

临床上常检查的血清转氨酶有 ALT 和 AST 2 种，ALT 主要分布在肝脏，AST 主要分布在心肌。当肝细胞或心肌细胞受损时，由于细胞膜通透性增加，胞质内的 ALT 与 AST 活性升高，在临床上具有重要的诊断意义。

（一）ALT 升高的临床意义

肝脏是人体最大的解毒器官，该脏器是不是正常，对人体来说是非常重要的。ALT 是临床上检测肝脏功能的一个重要指标。参考值<40 个单位，是诊断肝细胞实质损害的主要项目，其高低往往与病情轻重相平行。但 ALT 缺乏特异性，有多种原因能

造成肝细胞膜通透性的改变，如疲劳、饮酒、感冒甚至情绪因素等。上述原因造成的转氨酶增高一般不会＞60个单位，转氨酶值＞80个单位就有诊断价值，需到医院就诊。另外需要注意，ALT活性变化与肝脏病理组织改变缺乏一致性，有的严重肝损害患者ALT并不升高。因此肝功能损害需要综合其他情况来判断。

（二）AST升高的临床意义

正常情况下，AST存在于组织细胞中，心肌细胞中含量最高，其次为肝脏，临床上测定血清AST活性有助于对心脏病变进行诊断，心肌梗死患者血清中AST活性上升。AST在心肌细胞中含量最高，但肝脏损害时其血清浓度也可升高，临床上一般常作为心肌梗死和心肌炎的辅助检查。AST的正常值为0～40 U/L，肝脏中ALT/AST为2.5∶1.0，血清中此比值＞1时，就提示有肝实质的损害。

二、高血氨症与肝昏迷

正常情况下，血氨的来源与去路保持动态平衡，维持在较低水平。肝中尿素的合成是维持这种平衡的关键。当肝功能严重受损时，尿素合成障碍，血氨浓度增高，称为高血氨症。大量的氨进入脑组织，与脑中的α-酮戊二酸结合，生成谷氨酸并进一步与氨结合生成谷氨酰胺，使脑细胞中的α-酮戊二酸减少，三羧酸循环减弱，导致脑组织中ATP生成减少，引起大脑功能障碍，严重时引起昏迷。这就是肝昏迷的氨中毒学说。

肝昏迷是严重肝病引起的、以代谢紊乱为基础的中枢神经系统综合病症，以意识障碍和昏迷为主要表现。

知识拓展

肝性脑病

肝性脑病是继发于严重肝病的神经精神综合征。根据临床表现可分为四期，一期表现为轻微的性格和行为改变；二期表现为精神错乱、睡眠障碍、行为失常；三期表现为昏睡、精神错乱；四期表现为昏迷。鉴于多数肝性脑病病例的脑组织无明显特异性形态学改变，而且其神经病理学改变不能完全解释肝性脑病的各种临床表现。因此，目前认为肝性脑病的发生与严重肝病时的物质代谢障碍和肝解毒功能障碍有关，即物质代谢障碍和毒性物质侵入神经系统导致脑细胞的代谢和功能发生障碍，从而导致肝性脑病的发生。迄今为止，解释肝性脑病发病机制的学说主要有氨中毒学说、假神经递质学说、血浆氨基酸失衡学说和γ-氨基丁酸学说等。

────── [小结] ──────

氨基酸具有重要生理功能，除作为合成蛋白质的原料外，还可转变成某些激素、

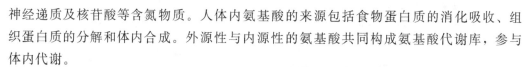

神经递质及核苷酸等含氮物质。人体内氨基酸的来源包括食物蛋白质的消化吸收、组织蛋白质的分解和体内合成。外源性与内源性的氨基酸共同构成氨基酸代谢库，参与体内代谢。

氨基酸的分解代谢包括一般分解代谢和特殊代谢途径。氨基酸的一般分解代谢途径是针对氨基酸的 α-氨基和 α-酮酸共性结构的分解。氨基酸通过转氨基作用、氧化脱氨基作用和联合脱氨基作用而脱去氨基，生成 α-酮酸。有毒的氨通过血液运往肝或肾，在肝经鸟氨酸循环合成尿素。脱去氨基生成的 α-酮酸可转变成糖或脂类化合物，经氨基化生成营养非必需氨基酸，也可彻底氧化分解并提供能量。

氨基酸的代谢除共有的一般代谢途径外，因其侧链不同，有些氨基酸还有其特殊的代谢途径。氨基酸脱羧基作用产生的胺类化合物具有重要的生理功能；氨基酸分解代谢过程中产生的一碳单位可用于嘌呤和嘧啶核苷酸的合成；含硫氨基酸代谢产生的活性甲基参与体内重要含甲基化合物的合成；芳香族氨基酸代谢产生重要的神经递质、激素及黑色素。

氨基酸代谢中产生的氨是一种毒性很强的代谢产物，在肝脏中合成尿素随尿排出是它的主要去路。当肝脏发生严重病变时，肝脏解氨毒的能力降低，血氨浓度增加，引起高血氨症，大量的氨进入脑组织，使脑细胞中 α-酮戊二酸减少，三羧酸循环障碍，导致脑组织中 ATP 生成减少，引起大脑功能严重障碍，甚至引起昏迷。

———— [思考题] ————

1. 简述一碳单位的概念、来源、种类、载体，一碳单位的生理意义。
2. 氨基酸脱氨基作用有哪几种方式，各有何意义？
3. 简述甲硫氨酸循环及生理意义。
4. 简述氨中毒引起肝昏迷的机制。

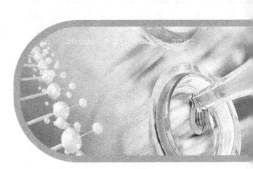

第十章

核苷酸代谢

 学习目标

1. 掌握嘌呤核苷酸、嘧啶核苷酸的合成原料，嘌呤核苷酸的分解代谢终产物及临床意义。

2. 熟悉核苷酸的生理功能以及核苷酸抗代谢物在临床上的应用。

3. 了解核苷酸的代谢途径。

核苷酸是组成核酸的基本单位。人体内的核苷酸主要由机体细胞自身合成，少量来自食物的消化吸收。因此，核苷酸不属于营养必需物质。核苷酸广泛分布在体内，具有多种重要的生物学功能。细胞中主要以 5′-核苷酸形式存在，且以 5′-ATP 含量居多。而细胞中核糖核苷酸的浓度远远超过脱氧核糖核苷酸。同一种细胞内各种核苷酸的含量也有差异，不同类型的细胞中各种核苷酸的含量差异更大，但核苷酸的总含量变化不大。

第一节　概述

一、核酸的消化与代谢

核蛋白是食物中核酸的存在形式，在胃中受胃酸的作用，核蛋白分解为核酸和蛋白质。核酸进入小肠后，受到来自胰液及肠液中的核酸酶、核苷酸酶、核苷酶的作用，逐步水解为磷酸、戊糖和含氮的碱基（图 10-1）。戊糖被吸收并参与体内的戊糖代谢；嘌呤和嘧啶主要被分解后排出体外。

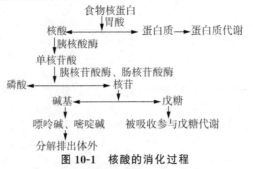

图 10-1　核酸的消化过程

体内核苷酸代谢包括合成代谢和分解代谢。合成代谢的途径主要有 2 条：一条是利用氨基酸、一碳单位、磷酸核糖、CO_2 等简单物质为原料，经一系列酶促反应合成核苷酸，称为从头合成途径；另一条是利用体内现成的碱基或核苷为原料，经简单的反应过程合成核苷酸，称为补救合成途径。人体内的核苷酸主要来源于前者。核苷酸分解首先生成核苷和磷酸，核苷再分解为戊糖和碱基。碱基可继续分解，嘌呤碱分解的终产物为尿酸，胞嘧啶和尿嘧啶分解为 NH_3、CO_2 及 β-丙氨酸，胸腺嘧啶分解为 NH_3、CO_2 及 β-氨基异丁酸。

二、核苷酸的生理功能

核苷酸具有多种生理功能：①核苷酸作为原料合成核酸，是其最主要的功能；②体内能量的利用形式，如 ATP 是细胞的主要能量形式；③环化核苷酸如 cAMP、cGMP，参与代谢和生理调节；④AMP 等是多种辅酶如 NAD、FAD、辅酶 A 的组成成分；⑤核苷酸是多种生物合成活化的中间代谢物，如糖原合成中的 UDPG 等。

第二节　核苷酸的合成代谢

一、嘌呤核苷酸的合成

(一) 从头合成途径

合成在胞液中进行，合成原料是 5-磷酸核糖、谷氨酰胺、一碳单位、甘氨酸、CO_2 和天冬氨酸。5-磷酸核糖来自磷酸戊糖途径（图 10-2）。

从头合成的反应过程复杂，可分为 2 个阶段：首先合成 IMP，再由 IMP 转变成 AMP 和 GMP。

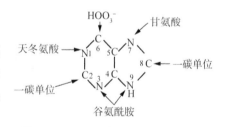

图 10-2　嘌呤环从头合成的元素来源

1. IMP 的合成　IMP 的合成过程包括 11 步反应（图 10-3）。①5-磷酸核糖在磷酸核糖焦磷酸合成酶（PRPP 合成酶）催化下生成磷酸核糖焦磷酸（phosphoribosyl pyrophosphate，PRPP），PRPP 是 5-磷酸核糖参与体内核苷酸合成的活化形式，反应底物 5-磷酸核糖来自糖代谢。②谷氨酰胺的酰胺基取代 PRPP 上的焦磷酸，生成 5-磷酸核糖胺（5-phosphoribosyl amine，PRA）。该反应在磷酸核糖酰胺转移酶催化作用下完成。③甘氨酸与 PRA 缩合生成甘氨酰胺核苷酸（GAR）。该反应需要 ATP 提供能量。④N^5,N^{10}-甲炔四氢叶酸供给甲酰基，使 GAR 甲酰化，生成甲酰甘氨酰胺核苷酸

（FGAR）。⑤谷氨酰胺提供酰胺氮，使 FGAR 生成甲酰甘氨脒核苷酸（FGAM），反应消耗 1 分子 ATP。⑥FGAM 脱水环化生成 5-氨基咪唑核苷酸（5-aminoimidazole ribotide，AIR）。该反应由 ATP 供能、AIR 合成酶催化。⑦CO_2 连接到咪唑环上生成 5-氨基咪唑-4-羧酸核苷酸（CAIR）。该反应由羧化酶催化完成。⑧天冬氨酸与 CAIR 缩合成 N-琥珀酰-5-氨基咪唑-4-1-核苷酸（SAICAR）。⑨SAICAR 裂解生成延胡索酸和 5-氨基咪唑-4-甲酰胺核苷酸（AICAR）。⑧和⑨两步反应皆由 ATP 供能。⑩N^{10}-甲酰四氢叶酸提供一碳单位，使 AICAR 甲酰化，生成 5-甲酰胺基咪唑-4-甲酰胺核苷酸（5-formamidoimidazole-4-carboxamide ribotide，FAICAR）。⑪ FAICAR 脱水环化，生成 IMP。

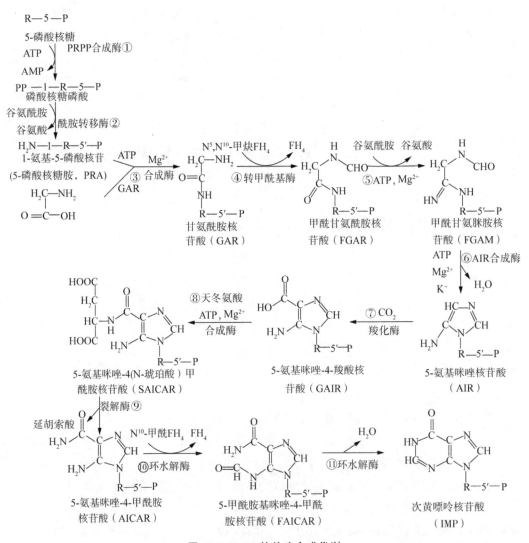

图 10-3　IMP 的从头合成代谢

2. AMP 和 GMP 的生成 IMP 由天冬氨酸提供氨基，脱去延胡索酸，则生成 AMP。IMP 氧化生成黄苷酸（xanthylic acid，XMP），然后再由谷氨酰胺提供氨基，生成 GMP（图 10-4）。

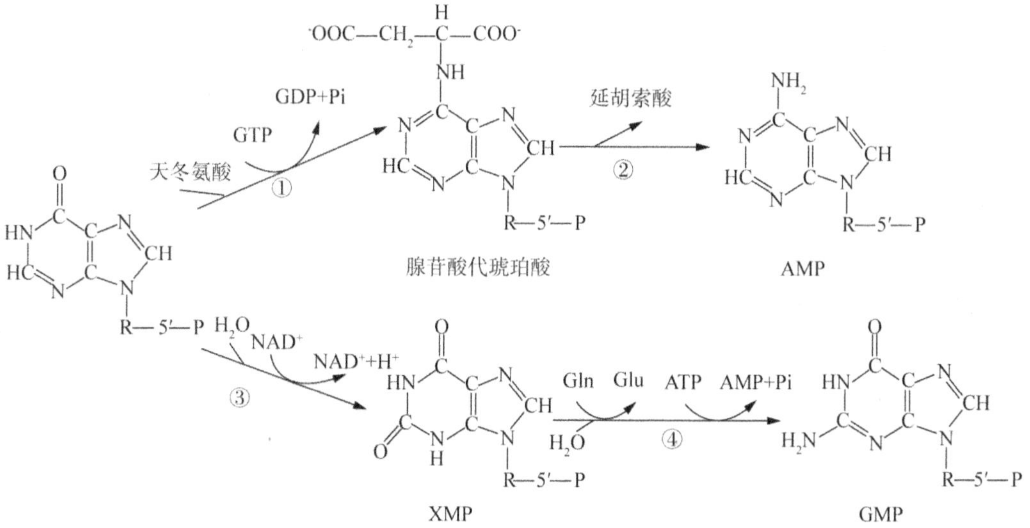

注：①腺苷酸代琥珀酸合成酶；②腺苷酸代琥珀酸裂解酶；③IMP 脱氢酶；④GMP 合成酶。

图 10-4 由 IMP 生成 AMP 和 GMP

（二）嘌呤核苷酸的补救合成

细胞利用现有碱基或核苷与 PRPP 经酶促反应形成嘌呤核苷酸的过程。腺嘌呤磷酸核糖基转移酶（adenine phosphoribosyl transferase，APRT）催化腺苷酸的合成；次黄嘌呤鸟嘌呤磷酸核糖基转移酶（hypoxanthine-guanine phosphoribosyl transferase，HGPRT）催化 IMP 与 GMP 的合成。嘌呤核苷通过腺苷激酶催化生成腺嘌呤核苷酸。

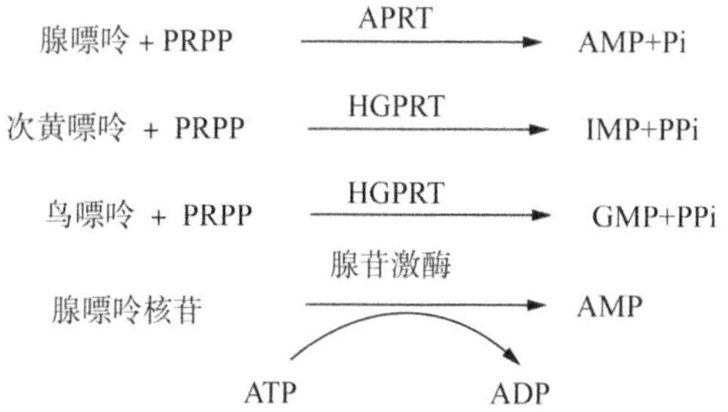

嘌呤核苷酸补救合成的生理意义：一方面可以节约从头合成的能量和一些氨基酸的消耗；另一方面对体内的某些组织器官如脑、骨髓来说，由于缺乏从头合成嘌呤核苷酸的酶系，因此补救合成途径具有更重要意义。

二、嘧啶核苷酸的合成

(一) 嘧啶核苷酸的从头合成

嘧啶核苷酸的从头合成原料是天冬氨酸、谷氨酰胺和 CO_2 （图 10-5）；嘧啶核苷酸的从头合成是先合成嘧啶环，然后由 PRPP 提供的磷酸核糖，最先合成的核苷酸是 UMP。尿嘧啶核苷酸的合成主要在肝进行。

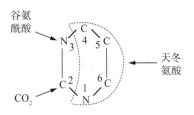

图 10-5　嘧啶环从头合成的元素来源

合成过程：谷氨酰胺和 CO_2 在氨基甲酰磷酸合成酶 Ⅱ （carbamyl phosphate synthetasel, CPS-Ⅱ）作用下合成氨基甲酰磷酸，氨基甲酰磷酸与天冬氨酸结合生成乳清酸；乳清酸接受来自 PRPP 的磷酸核糖，生成乳清核苷酸，后者再进一步转化为 UMP （图 10-6）。

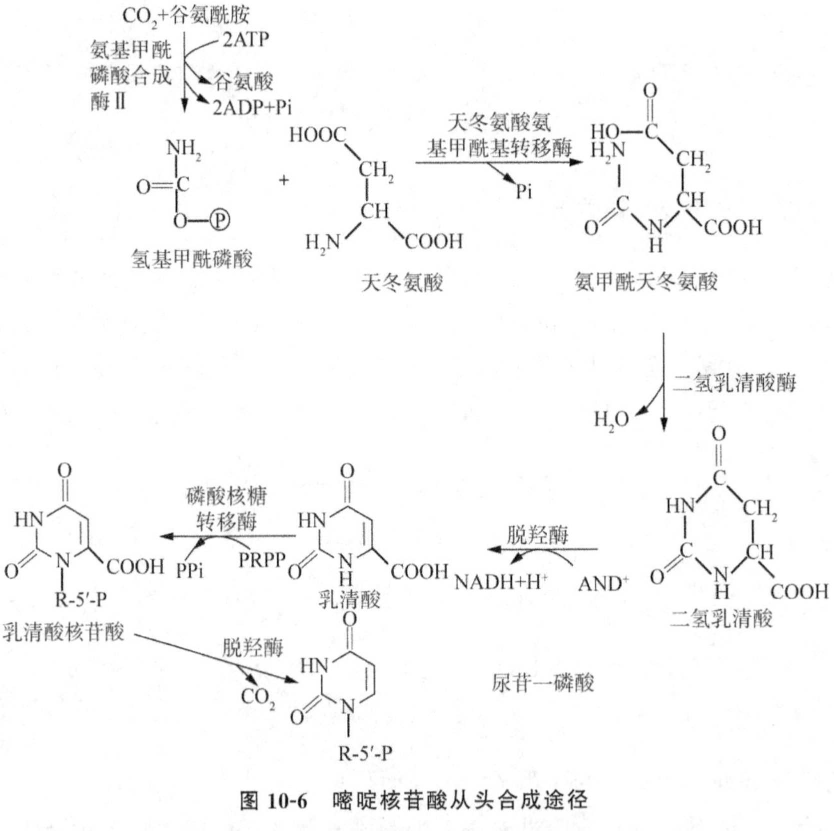

图 10-6　嘧啶核苷酸从头合成途径

UMP 首先经尿苷酸激酶和尿苷二磷酸核苷激酶的催化，生成 UTP。UTP 经 CTP 合成酶的催化，从谷氨酰胺获得氨基，生成 CTP。

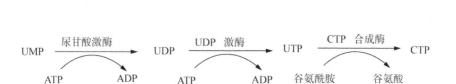

（二）嘧啶核苷酸的补救合成途径

嘧啶磷酸核糖转移酶催化尿嘧啶、胸腺嘧啶与 PRPP 反应生成相应的核苷。尿苷激酶催化尿嘧啶核苷生成尿嘧啶核苷酸。脱氧胸苷通过胸苷激酶生成 TMP。

$$\text{嘧啶} + \text{PRPP} \xrightarrow{\text{嘧啶磷酸核糖转移酶}} \text{磷酸嘧啶核苷} + \text{PPi}$$

$$\text{尿嘧啶核苷} + \text{ATP} \xrightarrow{\text{尿苷激酶}} \text{UMP} + \text{ADP}$$

三、脱氧核糖核苷酸的生成

脱氧核糖核苷酸的生成过程：脱氧核苷酸是 DNA 合成的前体，在体内脱氧核苷酸由核糖核苷酸直接还原生成，还原反应在核苷二磷酸水平上进行，催化反应的酶是核糖核苷酸还原酶。其总反应式：

dTMP 是由 dUMP 经甲基化生成，而 N^5，N^{10}-CH_2-FH_4 是甲基的供体，生成的 FH_2 再经还原酶催化转变成 FH_4。dUMP 可由 dUDP 水解或由 dCMP 脱氨生成，以后者为主。

第三节　核苷酸的分解代谢

一、嘌呤核苷酸的分解代谢

核苷酸在核苷酸酶作用下水解生成核苷。核苷经核苷磷酸化酶催化，生成碱基与 1-磷酸核糖。嘌呤碱可经补救合成途径再用于合成核苷酸，也可最终氧化生成尿酸，通过肾随尿液排出体外（图 10-7）。肝、小肠和肾是嘌呤核苷酸分解代谢的主要器官。

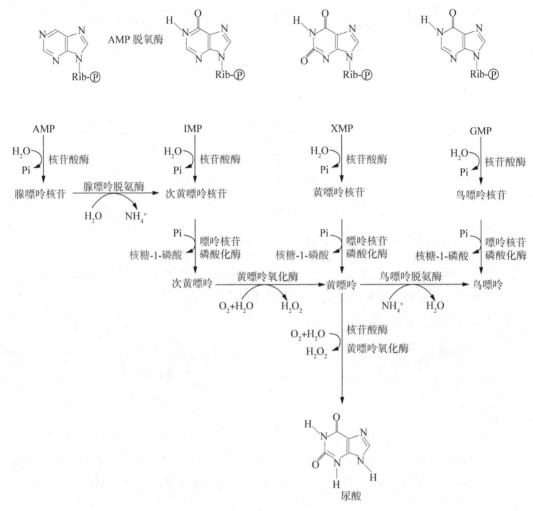

图 10-7　嘌呤核苷酸的分解代谢

二、嘧啶核苷酸的分解代谢

　　嘧啶核苷酸在核苷酸酶和核苷磷酸化酶的催化下，去除磷酸与核糖，生成嘧啶碱。胞嘧啶脱氨基转化成尿嘧啶。尿嘧啶还原成二氢尿嘧啶，并水解开环，最终生成 NH_3、CO_2 和 β-丙氨酸。胸腺嘧啶水解生成 NH_3、CO_2 和 β-氨基异丁酸。β-氨基异丁酸可进一步代谢或直接随尿排出（图 10-8）。嘧啶碱的分解代谢主要在肝进行。

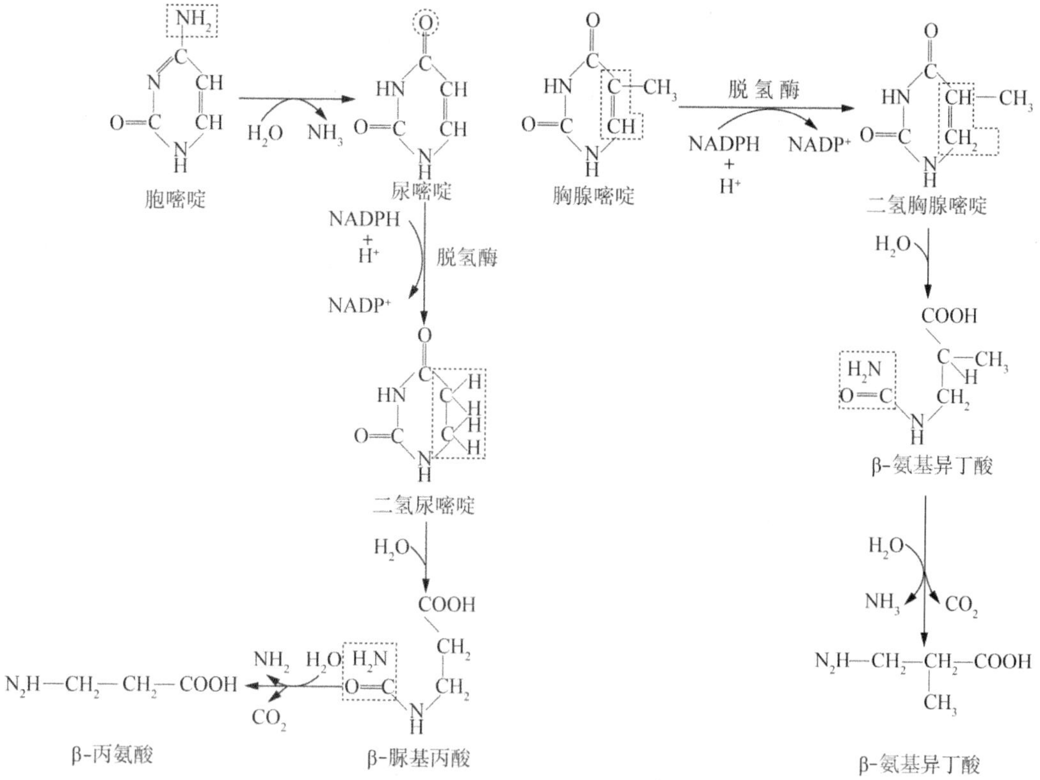

图 10-8 嘧啶核苷酸的分解代谢

第四节 核苷酸代谢与临床

核苷酸代谢紊乱可引起疾病，核苷酸代谢与临床有着密切关系。

一、嘌呤核苷酸代谢

GMP 及 IMP 的补救合成需 HGPRT 参与。机体遗传性缺乏此酶者 2～3 岁就可出现智力发育障碍、共济失调，以及敌对性、侵占性及自毁容貌的表现（莱施-奈恩综合征）。患儿嘌呤核苷酸的从头合成仍可正常进行，但补救合成的障碍就可造成严重后果。

嘌呤核苷酸分解代谢的终产物为尿酸。正常人血中尿酸含量为 $120～360~\mu mol/L$，血中尿酸水平的升高（高尿酸血症）常见于痛风。血中尿酸含量超过 $480~\mu mol/L$ 时，尿酸就以钠盐形式沉积于关节、软组织、软骨及肾脏等处。原发性痛风是一种先天代谢缺陷性疾病，患者体内的 HGPRT 部分缺乏，致使 IMP 及 GMP 的补救合成减少，造成嘌呤核苷酸的从头合成加快。此外，患者体内的磷酸核糖焦磷酸激酶活性异常增高，以致大量地生成 PRPP，促使从头合成加快，这些都造成尿酸的大量产生。原发性痛风可用别嘌呤醇治疗。别嘌呤醇的结构与次黄嘌呤相似，是黄嘌呤氧化酶的抑制剂，可抑制次黄嘌呤及黄嘌呤转变为尿酸的反应，降低血中尿酸水平。继发性痛风可见于各种肾脏疾病及血液病等。患者细胞中核酸大量分解，因而尿酸生成增多。cAMP 对细胞的一些生理活动有广泛的影响。cAMP 的合成不足或作用失调与有些疾病过程有关。例如，喘息性支气管炎及银屑病患者组织中 cAMP 量较低，又如糖尿病患者各种代谢的异常与肝及脂肪组织中 cAMP 的生成过多也是有联系的。

二、嘧啶核苷酸代谢

嘧啶合成障碍可导致乳清酸尿症，乳清酸尿症是一种罕见的嘧啶核苷酸代谢紊乱、常染色体隐性遗传病，是乳清酸磷酸核糖转移酶及乳清酸核苷酸脱羧酶基因缺陷造成乳清酶在血液中堆积，尿液含量增多，主要特征是乳清酸结晶尿、生长迟缓和重度贫血等。乳清酸尿症可用尿嘧啶治疗，因尿嘧啶在核苷酸的补救合成途径中与 PRPP 合成尿嘧啶核苷酸，并抑制 CPS-Ⅱ 的活性，从而抑制了嘧啶核苷酸的从头合成和乳清酸的生成，达到治疗效果。

另外，嘧啶核苷酸合成代谢中，胸苷激酶在正常肝细胞中酶活性很低，肝恶性肿瘤患者的胸苷激酶活性不但升高，且其与恶性程度有关，是肿瘤标志物之一。

胸腺嘧啶降解终产物 β-氨基异丁酸，食用含 DNA 高的食物，以及经放疗或化疗的癌症患者，尿中排出的 β-氨基异丁酸增多。

核苷酸的抗代谢物是指一些嘌呤、嘧啶、氨基酸或叶酸等类似物，其结构与核苷酸的合成原料、中间产物或产物类似，它们主要通过竞争性抑制核苷酸合成过程中酶的活性，干扰或阻断核苷酸、核酸及蛋白质的合成。肿瘤细胞的核酸合成十分旺盛，因此这些抗代谢物常用作抗肿瘤药物。

三、嘌呤核苷酸类抗代谢药物

临床上应用较多的嘌呤类似物是巯嘌呤（mercaptopurine，MP），6-MP 是嘌呤拮抗药。其化学结构与次黄嘌呤相似，为嘌呤核苷酸合成抑制剂。在体内，经 HGPRT 的催化，6-MP 首先转变成硫代肌苷酸，后者阻止肌苷酸转变为腺苷酸和鸟苷酸，从而干扰嘌呤代谢，阻碍 DNA 合成，使肿瘤细胞不能增殖。临床主要用于儿童急性淋巴母细胞性白血病的维持治疗，亦用于治疗急性或慢性非淋巴细胞性白血病。

四、嘧啶核苷酸类抗代谢药物

嘧啶类似物主要有 5-氟尿嘧啶（5-fluorourcil，5-FU），是嘧啶拮抗药。5-FU 结构与胸腺嘧啶相似，在体内必须转变成一磷酸脱氧核糖氟尿嘧啶核苷（flurodeoxyuridine monophosphate，FdUMP）及三磷酸氟尿嘧啶核苷（fluorouridine triphosphate，FUTP）后才能发挥作用。FdUMP 与 dUMP 的结构相似，抑制胸苷酸合成酶，阻断 dUMP 的合成，从而抑制 DNA 的合成。此外，FUTP 以 FUTP 的形式在 RNA 合成时掺入，可以破坏 RNA 的结构与功能。

5-FU 抗肿瘤谱广，对多种恶性肿瘤尤其是消化道癌症和乳腺癌疗效较好。临床用于治疗食管癌、胃癌、结肠癌、直肠癌、胰腺癌及肝癌，也可用于治疗卵巢癌、子宫癌、鼻咽癌、膀胱癌及前列腺癌等。常参与组成几种联合治疗方案，是重要的抗癌药物之一。局部应用其软膏剂，治疗恶变前皮肤角化和表浅基底细胞瘤，但不用于浸润性皮肤癌。

五、氨基酸、叶酸类抗代谢药物

（一）氨基酸类似物

谷氨酰胺是合成嘌呤核苷酸和嘧啶核苷酸的原料，而氮杂丝氨酸具有与谷氨酰胺相似的化学结构，可干扰谷氨酰胺参与嘌呤核苷酸和嘧啶核苷酸的合成。

（二）叶酸类似物

嘌呤核苷酸合成所需的一碳单位以及 dUMP 生成 dTMP 所需的甲基，都要由 FH_4 携带，而 FH_4 是叶酸在 FH_2 还原酶的作用下形成的，氨甲蝶呤结构与叶酸结构相似，能竞争性抑制 FH_2 还原酶的活性，阻断 FH_4 的合成，从而抑制嘌呤核苷酸的合成。

常见的叶酸类似物有氨蝶呤和氨甲蝶呤。它们能竞争性抑制 FH_2 还原酶，使叶酸不能还原成 FH_2 及 FH_4，从而抑制嘌呤核苷酸和胸苷酸的合成。氨甲蝶呤在临床上用于白血病等恶性肿瘤的治疗。

——— [小结] ———

核苷酸代谢包括合成代谢和分解代谢。核糖核苷酸的合成可分为从头合成途径和补救合成途径。以小分子物质为原料逐步合成核苷酸的途径为从头合成途径。嘌呤核苷酸从头合成以二氧化碳、天冬氨酸、一碳单位、谷氨酰胺、甘氨酸和 5-磷酸核糖为原料，首先合成 IMP，然后分别转变为 AMP 和 GMP。嘧啶核苷酸的合成以氨基甲酰磷酸（谷氨酰胺、二氧化碳）、天冬氨酸和 5-磷酸核糖为原料，首先合成 UMP，然后再由 UMP 转变为其他嘧啶核苷酸。脱氧核苷酸是核苷二磷酸水平上还原的产物。利用现存的碱基合成核苷酸的途径为补救合成途径。嘌呤、嘧啶、叶酸和氨基酸等的类似物，能降低核苷酸合成中的一些酶的活性，从而抑制了核苷酸的合成。嘌呤分解的特征性终产物是尿酸，嘌呤分解的特征性终产物是 β-丙氨酸和 β-氨基异丁酸。

核苷酸代谢紊乱可引起疾病，核苷酸代谢与医学有着密切关系。

——— [思考题] ———

1. 简述核苷酸在体内的主要生理功能。

2. 核苷酸分解代谢的途径怎样？关键性的酶有哪些？

3. 核苷酸抗代谢物主要有哪些？分别有什么作用？

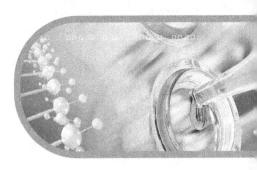

第十一章

DNA 的生物合成

 学习目标

1. 掌握遗传信息传递的中心法则和 DNA 复制的基本规律，DNA 的半保留复制方式、复制的原料、模板、参与复制的主要酶类。

2. 熟悉 DNA 复制的基本过程及其参与复制的主要物质，DNA 损伤及损伤后修复的类型。

3. 了解遗传学中心法则及生物学意义。

DNA 是遗传的物质基础，其分子中碱基的排列顺序携带遗传信息。基因是 DNA 分子中某个功能片段。它是编码 1 条多肽链或 1 个 RNA（如 tRNA、rRNA 等）分子所必需的全部 DNA 碱基序列。通过转录和翻译，把 DNA 遗传信息转变为有功能的蛋白质的过程称为基因表达。1958 年 Crick

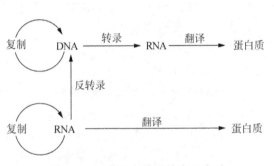

图 11-1 遗传信息传递的中心法则

将遗传信息通过复制、转录、翻译进行传递的这种规律称为中心法则。20 世纪 70 年代 Temin 及 Baltimore 分别从致癌 RNA 病毒中发现了反转录酶，对中心法则进行了补充和修正。补充和修正后的中心法则见图 11-1。

第一节　DNA 的复制

DNA 复制是一个非常复杂的过程，DNA 双链的解开、新链的合成、错配核苷酸的校对等过程均有相应的酶或蛋白质参与。目前有关原核生物 DNA 复制的过程已研究得比较清楚，但有一部分问题尚待进一步研究。真核生物 DNA 复制的过程与原核生物大体相同，但参与复制过程的酶和蛋白质种类更多，结构更加复杂，还有很多问题有待深入研究。生物体内 DNA 生物合成的方式主要有复制、修复和反转录。DNA 复制是指亲代 DNA 双螺旋解开，2 条链分别作为模板，合成子代 DNA 分子的过程。不论是原核生物还是真核生物，在细胞增殖周期的一定阶段，DNA 将发生精确的复制，随即细胞分裂，以染色体为单位，将复制好的 DNA 分配到 2 个子细胞中。染色体外的遗传物质如质粒、噬菌体，以及线粒体、叶绿体 DNA 也有基本相似的复制过程，但它们的复制受到染色体 DNA 复制的控制。

一、DNA 复制概念、特点

复制是体内 DNA 合成的主要方式，通过复制，亲代的遗传信息忠实地传递给子代，保证了物种的稳定性。对于各种因素导致的 DNA 损伤，生物体可利用特殊的修复机制进行 DNA 的修复合成，从而保证 DNA 结构和功能的稳定。另外，一些 RNA 病毒可以 RNA 为模板，通过反转录作用合成 DNA。DNA 复制的基本规律主要有 5 个，即半保留复制、双向复制、固定的起始点、半不连续复制和高保真性复制。

（一）半保留复制的概念

1. 半保留复制　在 DNA 复制过程中，双螺旋的多核苷酸链之间的氢键打开，然后各自以每条单链作为模板，在其上合成新的互补链。这样新生成的 2 个子代 DNA 分子与原来 DNA 分子的碱基排列顺序完全相同。亲代 DNA 双链解开为 2 条单链，然后以每条链为模板指导合成 2 条新的互补链。由此形成的子代分子中的一条链是亲代 DNA 保留下来的，另一条链是新合成的，这样生成的子代 DNA 分子与亲代 DNA 分子的碱基排列顺序完全相同，这种复制方式称为半保留复制。由于当时不知道双链是如何解开的，因此有人提出全保留复制的假设，即新合成的 2 条链全部进入 1 个子代细胞，亲代链则全保留在另 1 个子细胞中。直到 1958 年 Messelson 和 Stahl 应用同位素标记法和 CsCl 密度梯度超速离心技术研究大肠埃希菌的 DNA 复制，才证实了半保留复制是正确的，如图 11-2。

2. DNA 半保留复制的实验证明　1958 年，Messelson 和 Stahl 利用氮的同位素^{15}N 标记大肠埃希菌 DNA，率先证明了 DNA 的半保留复制（图 11-3）机制是正确的。他们将大肠埃希菌在^{15}NH$_4$Cl 作为唯一氮源的培养液中培养数代，使所有 DNA 分子都标记上^{15}N。掺入^{15}N 的 DNA 密度增大，可以与普通的^{14}N-DNA 用密度梯度离心区分。他们将重氮（^{15}N）标记的大肠埃希菌转入^{14}NH$_4$Cl 培养液中培养一代，在离心管中所有 DNA 密度介于^{14}N-DNA 和^{15}N-DNA 之间，即形成了一种杂合的 DNA。培养出第二代时，杂合 DNA 与^{14}N-DNA 的含量相等，离心管中出现 2 条区带。继续培养时子代杂合 DNA 的含量逐渐呈几何级数减少。当把^{14}N-^{15}N 杂合子 DNA 加热时，它们分开成^{15}N-DNA 单链和^{14}N-DNA 单链。

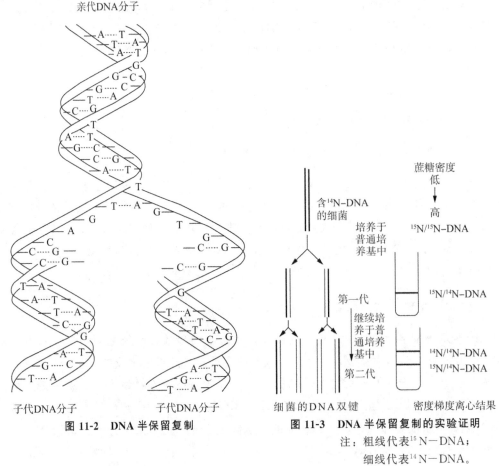

图 11-2　DNA 半保留复制

图 11-3　DNA 半保留复制的实验证明

注：粗线代表 $^{15}N-DNA$；
细线代表 $^{14}N-DNA$。

3. DNA 半保留复制的意义

（1）半保留复制要求亲代 DNA 双链解开，以两股单链各自作为模板，通过碱基配对法则，利用介质中的 4 种脱氧核苷三磷酸（deoxy-ribonucleoside triphosphate，dNTP）为原料，合成另一股互补链。在这里，碱基配对是核酸分子间信息传递的结构基础，无论是复制、转录或反转录，在形成双链分子时，都是通过碱基配对来完成的。

（2）由于 DNA 分子中两股单链存在碱基互补关系，所以一股链可以确定其对应链的碱基序列。按半保留复制的方式。子代保留了亲代 DNA 的全部遗传信息，体现了代与代之间 DNA 碱基序列的一致性。

（3）DNA 半保留复制方式可以说明 DNA 在代谢上的稳定性。经过许多代的复制，DNA 的多核苷酸链仍可保持完整，并存在于后代而不被分解，这与它的遗传功能是相符合的。但是这种稳定性是相对的，DNA 在代谢上并不完全是惰性物质。在各种物理、化学和生物因子的作用下，DNA 会发生损伤，并需要修复，在复制和转录过程中 DNA 也会有损耗而必须进行更新；在生物发育和分化过程中，DNA 的特定序列还可能被修饰、删除、扩增和重排，其结果将导致 DNA 突变。因此，从 DNA 半保留复制的角度分析，在强调遗传的稳定性、保守性的同时，也不能忽视遗传的变异性。

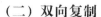

（二）双向复制

1. 复制子 基因组内能独立进行复制的单位称为复制子或复制单位。每个复制子都含有控制复制起始的起点和控制复制终止的终止点。因此，从复制起始点到终止点的区域为 1 个复制子。许多原核的复制子是环形的，DNA 形成没有游离末端的封闭环。细菌染色体、质粒等都是这一类型。在真核生物中 DNA 复制只限于细胞周期的一部分，一般只有几小时。染色体中的 DNA 分成许多复制子，平均长度小于原核生物复制子。真核生物复制子并非同时起作用，而是在特定时间，只有不超过 15％ 的那一部分复制子进行复制。

2. 复制起点 复制起点在细胞内可以起始 1 个复制循环，并可控制复制起始反应的频率。原核生物的复制起点通常在它染色体的 1 个特定位点，并且只有 1 个起点，因此原核生物的染色体只有 1 个复制子；真核生物染色体可以在多个位点起始复制，有多个复制起点，是多复制子。

3. 复制终点 大肠埃希菌 DNA 是环形分子，复制终点在起始点 OriC 的相对位置（旋转 180°），距离 OriC 270 kb 处。复制从 OriC 开始，双向进行，复制叉向 2 个相反方向沿环状 DNA 前进，最后 2 个复制叉相遇在 1 个位点而停止，此停止的部位称为终止位点。但每个复制叉必须超过另 1 个复制叉的终止位点才能达到自己的终止位点。

4. 复制叉 复制时，从 1 个固定的起始点开始复制，此时双链 DNA 解开形成 2 条单链，分别作为模板进行复制，由此形成的结构很像叉子，被形象地称作复制叉（图 11-4）。利用 3HdT 掺入和放射自显影，研究发现在 DNA 复制的生长点呈 Y 形或叉形结构，说明 DNA 复制首先将双螺旋 DNA 解旋。这一过程需要特异的拓扑异构酶或解旋酶。

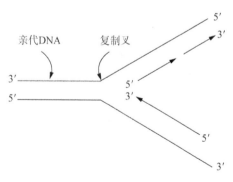

图 11-4 复制叉

5. 复制方向 通过放射自显影实验可以判断 DNA 复制是双向还是单向进行。复制开始时，先用低放射性的 ^{3}H-脱氧胸苷标记大肠埃希菌。数分钟后，再转移到含有高放射性的 ^{3}H-脱氧胸苷培养液中继续进行标记。这样在放射自显影图像上，复制起始区的放射性标记密度比较低，感光还原的银颗粒密度也较低；继续合成区标记密度较高，银颗粒密度也就较高。若是单向复制，银颗粒的密度分布是一端低，另一端高，而双向复制则是中间密度低，两端高。由大肠埃希菌所获得的放射自显影图像都是两端密度高，中间低，证明大肠埃希菌染色体 DNA 是双向复制。当复制沿着 DNA 双螺旋的模板行进时，从复制叉的走势上看，有 3 种复制方式适合于半保留复制机制。

（1）相向复制：从 2 个起点分别起始 2 条链的复制，即有 2 个复制叉的生长端，但在复制叉中只有 1 条链是模板。这种复制方式较简单，某些线性 DNA 病毒（如腺病毒）以这种方式进行复制。双螺旋 DNA 的每一条链上有 1 个复制起点，分别起始合成 1 条新链，2 条链以相向方向生长。因为每个生长端只有 1 条新链的合成，因而没有典型的复制叉。

（2）单向复制：从 1 个起点开始，只有 1 个复制叉的移动。某些环状的 DNA，有时利用这种方式。双螺旋 DNA 两条链的复制起点在同一位置，复制叉向一个方向各自移动（图 11-5）。2 条 DNA 链均被拷贝。如质粒 ColE1 DNA 以这种方式复制。

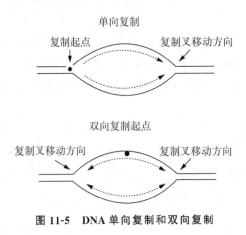

图 11-5　DNA 单向复制和双向复制

（3）双向复制：复制时，DNA 在起始点处向 2 个方向解链，局部双链解开分成 2 条单链，分别作为模板，沿模板延长；此处解开的两股单链和未解开的双链形成"Y"字形结构（复制叉）。这种 DNA 从起始点向 2 个方向解链，形成 2 个延伸方向相反的复制叉，称为双向复制。在原核细胞和真核细胞中，这种复制方式最普遍（图 11-6）。环状 DNA 分子如质粒 DNA、大肠埃希菌等细菌 DNA 只有 1 个复制起始点，双向复制使 2 个复制叉在和起始点相对的位点汇合后，复制完成。真核染色体线状 DNA 分子巨大，含有多个复制起始点。DNA 复制时从各复制起始点起始后产生 2 个复制叉与相邻复制起始点起始产生的复制叉相遇时完成复制，形成 2 条双链 DNA 分子。

大多数生物染色体 DNA 采取双向对称式复制，但也有例外。枯草芽孢杆菌染色体 DNA 复制虽是双向的，但 2 个复制叉移动的距离不同。1 个复制叉先在染色体上移动 1/5 的距离后停下来，等待另一复制叉完成 4/5 的距离。质粒 R6K 的 2 个复制叉移动也不对称，第 1 个复制叉到达 1/5 距离即停下来，从反方向开始形成第 2 个复制叉并完成其余部分的复制。质粒 ColE1 的复制完全是单向的，复制叉只向一个方向移动。原核生物 DNA 的复制是单复制子的复制，而真核生物 DNA 复制是多复制子的复制，如图 11-6。

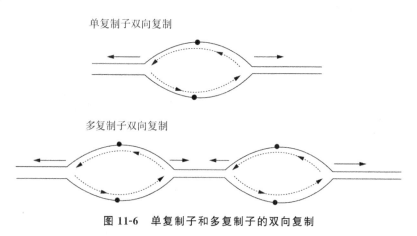

图 11-6　单复制子和多复制子的双向复制

（三）DNA 的半不连续复制和复制的高保真性

1. DNA 的半不连续复制　已知 DNA 分子的 2 条链是反向平行的，一条链的走向为 $5'→3'$，另一条链为 $3'→5'$，但所有发现的 DNA 聚合酶合成方向都是 $5'→3'$，而不是 $3'→5'$，这很难解释 DNA 分子在复制时 2 条链同时作为模板合成其互补链。这就使复制叉中的 2 条子链 DNA 中，一条链与复制叉前进方向相同，而另一条链相反。与复制叉前进方向相同的子链随着双链的不断解开而在引物的基础上连续合成，称为领头链。与解链方向相反的子链必须待模板链解开一定长度后才能从 $5'→3'$ 方向合成引物并延长，这种过程周而复始，由于该子链的合成是不连续的，这股不连续复制的子链称为随从链。DNA 复制时，这种领头链连续复制而随从链不连续复制的方式称为半不连续复制。1968 年，日本学者冈崎等提出了 DNA 的半不连续复制模型，认为新合成链走向为 $3'→5'$，DNA 实际上是由许多 $5'→3'$ 方向合成的 DNA 片段连接起来的。用 ^{3}H-脱氧胸苷标记噬菌体 T4 感染的大肠埃希菌，经碱性密度梯度离心法分离标记的 DNA 产物，发现短时间内首先合成的是较短的 DNA 片段，这些短片段在原核生物中长 1000～2000 nt，在真核生物中长 100～200 nt；这种复制中随从链上不连续的 DNA 片段称为冈崎片段。接着出现了较长的由 DNA 连接酶连接的大分子。每个复制叉中前导链连续复制，后随链以反方向合成不连续的短片段。用 DNA 连接酶变异的温度敏感株进行实验，在连接酶不起作用的温度下，便有大量 DNA 片段积累。这种机制的存在是因为 DNA 只能由 $5'→3'$ 的方向复制，如图 11-7。

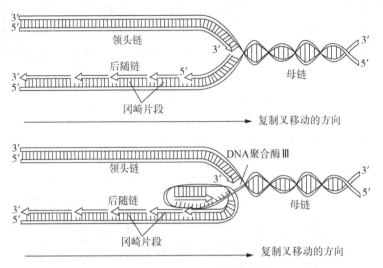

图 11-7　DNA 的半不连续复制

冈崎等最初的实验不能判断 DNA 链的不连续合成是否只发生在一条链上,对冈崎片段进行测定,结果测得的数量远超过新合成 DNA 的一半,似乎 2 条链都是不连续的。后来发现这是由于尿嘧啶代替胸腺嘧啶掺入 DNA 所造成的。DNA 中的尿嘧啶可被尿嘧啶-DNA-糖苷酶切除,随后的无嘧啶位点处磷酸二酯键断裂,造成缺口,再进行填补和修复,在此过程中也会产生一些类似冈崎片段的 DNA 小片段。

用缺乏糖苷酶的大肠埃希菌变异株进行实验,DNA 中的尿嘧啶不再被切除。此时,新合成 DNA 大约有一半放射性标记出现于冈崎片段中,另一半直接进入大的片段。由此可见,当 DNA 复制时一条链连续,另一条链不连续,因此称为半不连续复制。

所有已知的 DNA 聚合酶都不能发动新链的合成,只能催化已有链的延伸反应。然而 RNA 聚合酶则只需要 DNA 模板存在就可以在其上合成新的 RNA 链。研究证明,在 DNA 模板上需先合成一段 RNA 引物,DNA 聚合酶从 RNA 引物的 $3'$-OH 端开始合成新的 DNA 链。

在用大肠埃希菌提取液进行 DNA 合成的实验表明,冈崎片段的合成除需要 4 种脱氧核糖核苷酸外,还需要 4 种核糖核苷酸(ATP、GTP、CTP 和 UTP)。通过对新合成的 DNA 片段进行分析,发现它们以共价键连着一条小段 RNA 链。用专一的核酸酶水解证明,RNA 链位于 DNA 片段的 $5'$ 端。这些实验有力地证明,冈崎片段的合成需要 RNA 引物。

RNA 引物是在 DNA 模板链的一定部位合成并互补于 DNA 链,合成方向也是 $5' \rightarrow 3'$,催化该反应的酶称为引物合成酶。引物的长度通常为几个至 10 余个核苷酸。RNA 引物的消除和缺口的填补由 DNA 聚合酶 I 完成。

2. DNA 复制的高保真性　生成的子代 DNA 与亲代 DNA 的碱基序列相同,称为

DNA 复制的高保真性。DNA 复制高保真性至少需要依赖 3 种机制：遵守严格的碱基配对规律；在复制延长中能正确选择底物脱氧核苷三磷酸，使之与模板核苷酸配对，即碱基选择功能；复制出错时可切除错配的核苷酸，同时补回正确的核苷酸，复制继续进行，即时校读功能。

生物机体在进化中保留如此复杂的 DNA 复制机制，主要是为了保持 DNA 复制高度的忠实性。假定已观察到的生物自发突变都是由 DNA 复制时碱基对错配引起，则可估计出大肠埃希菌复制时每个碱基对错配率为 $10^{-10} \sim 10^{-9}$。实际上还存在其他来源的变异和修复机制，生物的突变频率往往比这个数值还低。可见 DNA 的复制是一个高保真的系统。与 DNA 复制忠实性有关的因素包括 RNA 引物作用、DNA 聚合酶的自我校正功能、细胞内几种校正和修复系统等。

如前所述，DNA 聚合酶不能从头合成，需要有一段 RNA 引物链。DNA 聚合酶首先检验引物链 $3'$ 端的碱基配对是否正确，只有 $3'$ 端碱基配对正确时，DNA 聚合酶才能与 dNTP 起作用；如果引物 $3'$ 端不正确，即使 dNTP 与模板的下一个核苷酸互补，也不能与 DNA 聚合酶发生反应。这是因为 DNA 聚合酶与模板-引物 $3'$ 端和 dNTP 的识别是一个有序的过程，酶对底物 dNTP 的结合，要求与酶结合的模板-引物 $3'$ 端有正确的配对。DNA 聚合酶与模板-引物正确结合后，可以形成一个更有利于 dNTP 结合的立体结构。在 DNA 复制中为什么使用的是需要被切除的 RNA 引物，而不是不必切除的 DNA 引物呢？这是因为在 DNA 复制中，任何从头开始合成的引物，都会带来误差较大的拷贝，如果使用从头开始合成的 DNA 作为引物，又不能被切除，将使得任何错误得不到校正，必然留下很大的错误，引入更多错误的核苷酸。所以 RNA 作为引物要比 DNA 作为引物更为有利。

另外，从热力学角度看，碱基对的错配使双螺旋结构不稳定，由此计算的碱基错配率大约在 10^{-2}。DNA 聚合酶对底物的选择作用和 $3' \rightarrow 5'$ 外切核酸酶的校对作用分别使错配频率下降 10^{-2}。DNA 聚合酶依照模板链核苷酸的信息，选择正确的 dNTP 掺入引物末端，称作聚合酶的碱基选择作用。解释这种作用机制的假说中，较易接受的是"酶积极参与理论"，该假说认为 DNA 聚合酶对正确和错误核苷酸底物的亲和力和反应速度不同，对正确核苷酸的亲和力高且将其掺入引物末端的速度也快，而对错误核苷酸的亲和力较低，反应速度也慢。DNA 聚合酶的这种碱基选择作用是通过构象的变化来实现的。DNA 聚合酶 $3' \rightarrow 5'$ 外切核酸酶活性是校正错误碱基的重要机制，研究最多的是大肠埃希菌 DNA 聚合酶 I 的 Klenow 片段，酶的 $3' \rightarrow 5'$ 外切核酸酶活性可以切除 $3'$ 端错误插入的核苷酸，称为校正阅读。缺失 $3' \rightarrow 5'$ 外切核酸酶活性的大肠埃希菌 DNA 聚合酶 I，催化 DNA 合成时出现错误的概率将提高 $5 \sim 50$ 倍。

DNA 聚合酶的碱基选择作用和 $3' \rightarrow 5'$ 外切核酸酶的校对作用可使错配率下降到 10%，这是体外合成 DNA 时所能达到的水平。在体内，DNA 聚合酶和复制叉的复杂结构进一步提高了复制的准确性；另外复制的修复系统可识别错配碱基以及各种损伤并修正，从而使变异率下降到更低的水平（在进化上相当的水平）。

二、参与复制的物质

（一）参与 DNA 复制的物质体系

复制是在酶催化下的核苷酸聚合过程，需要多种酶和蛋白质因子参与。参与复制的物质主要有以下几类。

1. 模板　DNA 合成有严格的模板依赖性，需以亲代双链 DNA 解开的 DNA 单链为模板。

2. 原料　DNA 合成的原料（底物）包括 4 种 dNTP，即脱氧腺苷三磷酸、脱氧胸苷三磷酸、脱氧胞苷三磷酸、脱氧鸟苷三磷酸。

3. 能量　主要依靠 ATP 供能，其次原料本身也可提供能量。

4. 引物　DNA 聚合酶的 $5' \to 3'$ 聚合酶活性不能催化 2 个游离的 dNTP 直接进行聚合，因此第一个 dNTP 需添加到已有的小分子 RNA（原核）或小分子 RNA 和 DNA（真核）分子的 $3'$-OH 末端上，然后再继续延长。为 DNA 聚合酶提供 $3'$-OH 末端的小分子寡核苷酸称为引物。

（二）DNA 复制酶类和作用

参与 DNA 复制的酶和蛋白因子主要有 DNA 聚合酶、引物酶、解螺旋酶、DNA 拓扑异构酶、单链 DNA 结合蛋白及连接酶等。

1. DNA 聚合酶　DNA 聚合酶（DNA polymerase，DNA pol）是以 DNA 为模板，dNTP 为底物，催化合成与模板 DNA 互补的 DNA 的一类酶，也称依赖 DNA 的 DNA 聚合酶。

DNA pol 于 1956 年由 Kornberg 等率先从大肠埃希菌中发现，其后在许多不同生物中均能找到这种酶。实验中显示，在有适量 DNA 和 Mg^{2+} 存在时，该酶能催化 4 种 dNTP 合成 DNA，所合成的 DNA 具有与天然 DNA 同样的分子结构和物理化学性质。

与生物小分子的合成不同，像 DNA 这类信息大分子的合成，除需要底物、能量和酶外，还需要模板。DNA pol 催化的反应是按模板的指令进行的，只有进入的碱基能与模板链的碱基形成互补碱基对时，才能在该酶催化下形成磷酸二酯键。在体外实验体系中，利用 4 种 dNTP，加入不同生物来源的 DNA 作模板，DNA pol 都可同样催化新的 DNA 合成，合成 DNA 的性质既不取决于聚合酶的来源，又与加入的 4 种 dNTP 的相对比例无关，而仅仅决定于所加入的模板 DNA 的结构性质。新合成的 DNA 与作为模板的 DNA 具有相同的碱基组成和排列顺序。这种 DNA pol 反应的性质是 DNA 遗传信息复制和传递的基础。

综合 DNA pol 的反应具有以下特点：①以 4 种 dNTP 作底物；②反应需要接受模板

DNA 的指导；③反应需要有引物 3′-OH 的存在；④新生 DNA 链的合成方向为 5′→3′；⑤产物 DNA 的性质与模板 DNA 相同。这些特点说明了一个重要的事实，DNA pol 合成的产物正是模板 DNA 的复制物。

DNA pol 催化底物 dNTP 以 dNMP 方式，借助于核苷酸之间的 3′,5′磷酸二酯键聚合为新生 DNA 的酶。DNA pol 催化的反应还需要小分子寡核苷酸作引物，在模板 DNA 的指导下，在引物的 3′-OH 上以形成 3′,5′-磷酸二酯键的方式逐个添加 dNMP，因此子链 DNA 延长具有 5′→3′的方向性。DNA 复制的每一步反应可简写如下：

$$(dNMP)_n + dNTP \rightarrow (dNMP)_{n+1} + PPi$$

（1）原核生物 DNA pol：从大肠埃希菌的研究开始，发现在原核生物中存在的 DNA pol 有 3 种，分别称为 DNA pol Ⅰ、DNA pol Ⅱ 和 DNA pol Ⅲ。按每个细胞内的酶分子个数比，DNA pol Ⅰ、DNA pol Ⅱ、DNA pol Ⅲ 的比例为 400：40：20。DNA pol Ⅲ 的活性比 DNA pol Ⅰ 大 10 倍以上。每分钟能催化 10^5 个核苷酸的聚合。据此认为，在原核生物细胞内，DNA pol Ⅲ 是在复制延长中真正催化新链核苷酸聚合的酶。

大肠埃希菌 DNA pol Ⅰ 由 Kornberg 等最先从大肠埃希菌中分离获得，也称 Kornberg 酶。该酶由一条多肽链构成，相对分子质量为 109 000。用特异的蛋白酶可将 DNA pol Ⅰ 水解成 2 个片段：小片段有 323 个氨基酸残基，相对分子质量是 36 000，具有 5′→3′核酸外切酶活性；大片段有 604 个氨基酸残基，也称 Klenow 片段，相对分子质量为 67 000，具有 DNA 聚合活性和 3′→5′外切酶的活性。因此整个 DNA pol Ⅰ 分子具有 5′→3′核酸外切酶、3′→5′外切酶和聚合酶 3 种活性区域。Klenow 片段是实验室合成 DNA 和分子生物学研究中常用的工具酶。

DNA pol Ⅰ是一条多肽链构成的多功能酶，具有 3 种酶活性。①5′→3′聚合酶活性，催化子链 DNA 沿 5′→3′方向延长，主要用于填补一些 DNA 片段间的间隙。②3′→5′外切酶活性（图 11-8），能识别和切除新生子链中错配的核苷酸，起到校读作用，对于 DNA 复制的保真性具有重要意义。③具有 5′→3′外切酶活性，可用于切除引物、切除突变的 DNA 片段，对于 DNA 的损伤修复具有重要作用。DNA pol Ⅰ催化反应速度慢，其主要功能不是催化 DNA 复制，而是切除引物、填补冈崎片段间的空隙及 DNA 损伤后的修复。

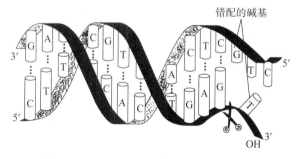

图 11-8　DNA pol 的 3′→5′外切酶的活性

根据 DNA pol Ⅰ 的作用性质，一般认为该酶在活细胞内的功能主要是对复制中的错误进行校读，对复制和损伤修复中出现的空隙进行填补。

大肠埃希菌 DNA pol Ⅱ 由一条相对分子质量为 120 000 的多肽链构成。它的作用不完全清楚，但 DNA pol Ⅱ 基因发生突变，细菌依然能存活，推测其是在 DNA pol Ⅰ 和 DNA pol Ⅲ 缺失的情况下暂时起作用的。DNA pol Ⅱ 对模板的特异性不高，即使在已经发生损伤的 DNA 模板上，它也能催化核苷酸聚合。该酶在性质上与 DNA pol Ⅰ 相似，可催化 $5'→3'$ 方向的聚合反应，但反应需要带有缺口的双链 DNA 作为模板，需要游离 $3'$-OH 的引物，缺口不能过大，否则活性降低。DNA pol Ⅱ 具有 $3'→5'$ 核酸外切酶活性，而无 $5'→3'$ 核酸外切酶活性。此酶在体内的功能还不清楚，可能在 DNA 的修复（SOS 修复）中起某种作用。

大肠埃希菌 DNA pol Ⅲ 是复制时起主要作用的酶，催化反应速度最快，每分钟最多能催化 105 个核苷酸聚合。在大肠埃希菌内，大多数新的 DNA 链的合成都是由 DNA pol Ⅲ 所催化的。DNA pol Ⅲ 也在细菌 DNA 复制延长中真正催化新链核苷酸聚合的酶，简称复制酶。DNA pol Ⅲ 是由 α、β、γ、δ、ε、θ、τ 及 φ 等 10 种亚基组成的一个 22 亚基不对称二聚体，全酶的相对分子质量是 400 000。其中 α、ε、θ 组成的核心酶具有 $5'→3'$ 的聚合酶活性和 $3'→5'$ 的核酸外切酶活性，可以催化 DNA 合成以 $5'→3'$ 方向延长，并可以切除错配的核苷酸，从而起即时"校读"作用（表 11-1）。DNA pol Ⅲ 复杂的亚甲基结构使它具有很高的保真性、协同性和持续性。如果无校对功能，DNA pol Ⅲ 的核苷酸掺入错误率 $7×10^{-6}$，具有校对功能后降低至 $5×10^{-9}$。

表 11-1　大肠埃希菌中 3 种 DNA 聚合酶

DNA pol	$5'→3'$聚合酶活性	$3'→5'$核酸外切酶活性	$5'→3'$核酸外切酶活性	功能
DNA pol Ⅰ	有	有	有	校对、填补空隙、去除引物、修复合成
DNA pol Ⅱ	有	有	无	损伤修复
DNA pol Ⅲ	有	有	无	复制延长中起催化作用

（2）真核生物 DNA pol：在发现大肠埃希菌 DNA pol 后，又先后在真核生物，包括动物、植物和微生物中发现 DNA pol。现已发现有 5 种：分别为 DNA pol α、DNA pol β、DNA pol γ、DNA pol δ 和 DNA pol ε。真核生物 DNA pol 的性质与细菌 DNA pol 基本相同，均以 4 种 dNTP 为底物，需 Mg^{2+} 激活，聚合物必须有模板链和 $3'$-OH 末端的引物链存在，链的延长方向为 $5'→3'$。

DNA pol α 相当于细菌 DNA pol Ⅲ，相对分子质量为 110 000～220 000，由 4 个亚基组成。该酶在活细胞中的活性最大，并随细胞周期而变化，在 S 期活性达到最高值。与引物酶紧密耦联，故能经常地引发 DNA 引物的合成。但该酶催化核苷酸的聚合，只能延长较短的新链片段。由此认为，DNA pol α 是真核生物 DNA 复制的主要酶类，在随从链合成中起主导作用。

DNA pol δ 由 2 个亚基构成，相对分子质量是 125 000，也是 DNA 主要的复制酶类。DNA pol δ 酶不同于 DNA pol α 酶，一是催化核苷酸聚合反应，延长 DNA 新链的长度比 α 酶大得多；二是具有 3′→5′ 核酸外切酶活性，这对保证 DNA 复制的真实性十分重要。它的催化作用需要一种相对分子质量为 37 000 的酸性蛋白质——分裂细胞核抗原，以促进酶与模板-引物的相互作用。目前认为，DNA pol δ 主要催化领头链的合成。

DAN pol ε 与原核生物的 DNA pol Ⅰ 相似，具有 3′→5′ 核酸外切酶活性，在复制过程中，起到校读、修复及填补缺口的作用。DNA pol β 只是在没有其他 DNA pol 存在时才发挥催化功能。DNA pol γ 存在于真核细胞的线粒体内，推测它与线粒体 DNA 复制有关。

总之，真核生物的 DNA pol 已发现有 5 种：DNA pol α、DNA pol β、DNA pol γ、DNA pol δ 和 DNA pol ε。DNA pol α 具有引物酶活性，能催化引物 RNA 和 DNA 的合成。DNA pol δ 的主要作用是催化 DNA 链延长，此外还具有解螺旋酶的活性。DNA pol ε 主要参与校读和填补引物空隙。DNA pol β 与 DNA 损伤的修复有关。DNA pol γ 是线粒体中 DNA 复制的酶（表 11-2）。

表 11-2　真核生物 DNA 聚合酶特征

特征	DNA pol α	DNA pol β	DNA pol γ	DNA pol δ	DNA pol ε
亚基数	4	4	4	2	5
分子量	>250	36～38	160～300	170	256
细胞内定位	核	核	线粒体	核	核
5′→3′ 聚合酶活性	+	+	+	+	+
3′→5′ 外切酶活性	−	−	−	−	+
功能	复制、引发	修复	复制	复制	复制

2. 引物酶　复制叉是 DNA 合成的生长点。双链 DNA 解链形成复制叉。dNTP 并不能立即通过碱基互补关系结合于模板链相应的碱基上。事实上，复制是在一段 RNA 引物的基础上逐个加入脱氧核苷酸的。催化 RNA 引物合成的是一种不同于转录过程 RNA 合成的聚合酶，称为引物酶。每个细胞中有 50～100 个分子引物酶用于催化引物的合成，大多数情况下，引物酶在复制起点处合成 RNA 引物而引发 DNA 的复制，而 RNA 聚合酶则启动 DNA 转录合成 RNA，从而将遗传信息由 DNA 传递到 RNA。引物酶以核糖核苷酸为原料，在模板 DNA 的复制起始部位，催化互补碱基的聚合，形成约有 20～30 个核苷酸的短片段的 RNA。在大肠埃希菌，引物酶由基因 dnaG 编码，其相对分子质量为 $6.0×10^4$。

研究发现，RNA 引物的合成并非由单一的引物酶的作用而完成的。在引物合成时，先由 Dna A 蛋白、Dna B 蛋白和 Dna C 蛋白以及其他复制因子共同形成复合体，然后再结合引物酶形成更大的聚合体，继而结合到模板 DNA 上，这种复合物称为引发体。引发体的下游解开双链，再由引物酶催化合成 RNA 引物。大肠埃希菌引物酶（Dna C 蛋白）的本质是一种 RNA 聚合酶，但其和转录过程中的 RNA 聚合酶不同。引物酶在复制起始部位催化与模板碱基互补的游离核苷酸的聚合，形成短片段的 RNA 或 DNA，提供 3′-OH 端，供 dNTP 加入和延伸。另外，引物酶还需要和其他蛋白质因子形成复合物，才能完成引物的合成。

3. 解螺旋酶 DNA 复制涉及的第一个问题就是 DNA 两条链要在复制叉的位置解开，细胞内的解螺旋酶可以促使 DNA 双链打开。解螺旋酶可以和单链 DNA 结合，并且利用 ATP 分解产生的能量沿 DNA 链向前运动，促使 DNA 双链打开。解螺旋酶的主要作用是利用 ATP 供能把 DNA 双螺旋间的氢键打开，使双螺旋 DNA 局部形成 2 条单链。大肠埃希菌的解螺旋酶是六聚体蛋白 Dna B，可以利用 ATP 水解释放的能量沿着 DNA 单链迅速运动，从而将双螺旋 DNA 的 2 条链分开。图 11-9 中 Rep 蛋白即为一种解螺旋酶。

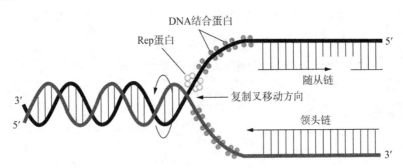

图 11-9 解螺旋酶和 SSBP 的作用

4. DNA 拓扑异构酶 拓扑或拓扑学是近代数学的一个分支，它研究曲线或曲面的空间关系和内在的数学性质，而不考虑它们的数量，如大小、形状等。DNA 的拓扑结构是指 DNA 分子的空间结构，即其构象作弹性移位而保持物体不变的性质。2 条互相缠绕的双螺旋 DNA 分子表现出许多拓扑学的关系，在 DNA 的复制、重组、转录和组装等过程中，无不牵涉其拓扑结构的转变，从而形成各种拓扑异构体。引起拓扑异构反应的酶称为拓扑异构酶，指改变 DNA 超螺旋状态，理顺 DNA 链的酶。该酶通过改变 DNA 双链的互绕数或称拓扑连环数即 α 值而影响其拓扑结构。拓扑异构酶可分为两类：拓扑异构酶Ⅰ和拓扑异构酶Ⅱ。

（1）拓扑异构酶Ⅰ：大肠埃希菌的酶是相对分子质量为 110 000 的一条多肽链，由基因 top 编码。拓扑异构酶的作用主要是使 DNA 的一条链切断，断端绕螺旋轴顺松弛超螺旋方向转动，然后将切口再连接封闭。这一过程的连续进行，将减少超螺旋数，使 DNA 分子构象趋向松弛。拓扑异构酶Ⅰ的异构化作用，整个过程并不发生化学键的不可逆水解，没有能量的丢失。因此，拓扑酶Ⅰ在不消耗 ATP 的情况下，切断 DNA

双链中的一股链，使 DNA 解链旋转中不致打结，适当时候又把切口封闭，使 DNA 变为负超螺旋，反应过程不需要 ATP 的参与。

（2）拓扑异构酶Ⅱ：又称旋转曲，大肠埃希菌拓扑异构酶Ⅱ由 2 条相对分子质量为 105 000 的 A 亚基和 2 条相对分子质量为 95 000 的 B 亚基组成，即整个（A2B2）的相对分子质量为 400 000。这 2 个亚基分别由基因 gyrA 和 gyrB 编码。拓扑酶Ⅱ能切断 DNA 双链，并使 DNA 分子中其余部分通过缺口，然后利用 ATP 提供的能量封闭双链缺口（图 11-10）。该酶的作用与拓扑异构酶Ⅰ的主要差别在于其能使 DNA 的 2 条链同时发生断裂和再连接，并可引入负超螺旋（左手螺旋），此时则需要由 ATP 供给能量。

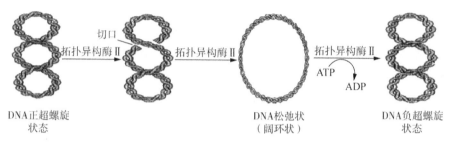

图 11-10　拓扑异构酶Ⅱ作用示意

当拓扑异构酶Ⅱ与 DNA 分子结合时，可同时使 2 条链断裂，2 个 A 亚基分别与 5'-磷酸基结合，在酶构象改变的牵引下，另一双链穿过切口，然后断裂的 2 条链重新连接，从而使局部的正超螺旋（右手螺旋）转变成负超螺旋。ATP 水解产生的能量用来恢复酶的构象。负超螺旋构象有利于 DNA 两条链的解开。在复制起始时，在复制起始点引入负超螺旋；在复制过程中，使复制叉前方解旋产生的正超螺旋扭曲得以松弛，从而促进 DNA 双链的解开。

真核生物细胞也有Ⅰ型和Ⅱ型拓扑异构酶。与原核生物不同的是，真核生物的拓扑异构酶Ⅰ能消除负或正的超螺旋，而拓扑异构酶Ⅲ只消除负超螺旋，但活性较弱。Ⅱ型拓扑异构酶又称为酶Ⅱα和酶Ⅱβ，它们能消除负或正的超螺旋，但不导入负超螺旋。真核生物染色体 DNA 的负超螺旋是在 DNA 盘绕组蛋白核心时产生的，同时未与组蛋白结合的 DNA 部分则形成正超螺旋。

细胞内的定位分析表明，拓扑异构酶Ⅰ主要集中在转录活动区域，与转录有关。拓扑异构酶Ⅱ分布在染色质骨架蛋白和核基质部位，与复制有关。在 DNA 复制时需要较高水平的负超螺旋，复制结束后需要降低负超螺旋水平，以便在活性染色质部位进行转录。

5. 单链 DNA 结合蛋白　DNA 复制是以单链为模板的。但是 DNA 双螺旋局部解链后，由于碱基互补关系，又很容易自发复性，即更新结合成双链状态。细胞内存在一种单链 DNA 结合蛋白（single strand DNA binding protein，SSB），双链 DNA 一旦解开，即被 SSB 所结合，以稳定 DNA 揭开的单链，阻止复性和保护单链区段不被核酸酶降解。主要作用是与解开的 2 条单链 DNA 结合，防止单链 DNA 重新形成双螺旋，并且保护它们不受核酸酶水解。当 DNA 聚合酶向前推进时，SSB 就脱离 DNA 单链，使之作为模板，DNA 复制得以进行，所以 SSB 不是沿着复制叉向前移动，而是不断地与模板结合、脱离，反复发挥作用。

原核生物的 SSB 与 DNA 单链的结合表现出明显的协同效应；因此，一旦结合反应开始后，它即迅速扩展，直至全部单链 DNA 都被 SSB 覆盖。

6. DNA 连接酶 是连接双链 DNA 中单链缺口的酶。DNA 连接酶催化 1 个 DNA 片段的 3′-OH 末端和另一 DNA 片段的 5′-P 末端脱水形成磷酸二酯键，从而把 2 个 DNA 片段连接起来。此过程是耗能反应，在真核生物利用 ATP 供能，原核生物则消耗 NAD^+。除 T4 DNA 连接酶外，其他生物的 DNA 连接酶不能将 2 条游离的 DNA 分子连接起来。噬菌体 T4 DNA 连接酶不仅可以催化连接双链 DNA 的单链缺口，还可以催化连接 DNA 两股链的平端，是基因工程中常用工具酶之一。表 11-3 列举了参与原核生物 DNA 复制的酶。

表 11-3　参与原核生物 DNA 复制的酶和蛋白质

酶或蛋白质	$Mr/10^3$	亚基数	功能	结构基因
SSB（单链结合蛋白）	76	4	稳定解开的单链	ssb
Dna T	66	3	预引发	—
n 蛋白	28	2	预引发引物体装配	—
Dna A	50	1	在复制起点特异部位解开双链 DNA	dnaA
Dna C	29	1	传送 Dna B 至解旋的模板 DNA 上	dnaC
Dna B（解旋酶）	300	6	利用 ATP 水解能量解开链 DNA	dnaB
HU（类组蛋白）	19	2	促进起始	—
Dna G（引物酶）	60	1	合成 RNA 引物	dnaG
DNA 聚合酶Ⅲ	400	10	合成 DNA	—
DNA 聚合酶Ⅰ	109	1	修复（填充缺口）切除 RNA 引物	pol A
DNA 连接酶	74	1	共价连接切口	lig
拓扑异构酶Ⅰ	100	4	松弛负超螺旋	—
拓扑异构酶Ⅱ	400	4	引入负超螺旋	—
A 亚基	105	2	链的断裂、再连接	gyrA
B 亚基	95	2	ATP 酶	gyrB
Rep 蛋白	66	1	3′→5′解旋	sep
解旋酶Ⅰ	180	—	解链	
解旋酶Ⅱ	75	1	解链	
解旋酶Ⅲ	20	—	解链	

DNA 连接酶催化的反应需由 ATP 供给能量。DNA 连接酶先与 ATP 作用，以共价键相连，生成酶与 AMP 中间体。中间体即与 1 个 DNA 片段的 5'-端的磷酸相连接形成 E-AMP-5'-DNA。然后再与另 1 个 DNA 片段的 3'-OH 端作用，E 和 AMP 脱下，2个 DNA 片段以 3',5'-磷酸二酯键相连接（图 11-11）。

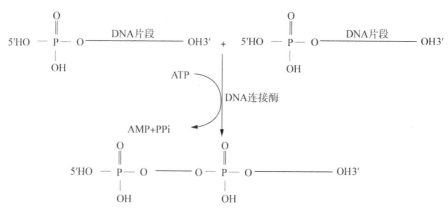

图 11-11　DNA 连接酶的作用

注：两个 DNA 片段通过磷酸二酯键相连。

三、DNA 复制的基本过程

（一）原核生物 DNA 复制过程

　　原核生物 DNA 的复制是按一定规律进行的，双螺旋 DNA 是边解开边合成新链的。复制从特定位点开始，可以单向或双向进行，但以双向复制为主。由于 DNA 双链的合成延伸均为 5'→3'方向，因此复制是以半不连续的方式进行，即其中一条链相对地连续合成，称为领头链。另一条链的合成是不连续的，称为后随链。在 DNA 复制叉上进行的基本活动包括双链的解开、RNA 引物的合成、DNA 链的延长、RNA 引物的切除、缺口的填补及相邻 DNA 片段的连接。

　　1. 双链的解开　很多实验都证明了复制是从 DNA 分子的特定位置开始的，这一位置叫做复制原点，常用 Ori 表示。许多生物的复制原点都是富含 A、T 的区段。这一区段产生的瞬时单链与单链结合蛋白结合，对复制的起始十分重要。原核生物基因组一般只有 1 个复制原点。在迅速生长的细菌中，当第 1 次复制起始后，在复制未完成之前，复制原点可以起始第 2 次复制，从而加快复制的速度。复制起始时，首先在解螺旋酶和拓扑异构酶Ⅱ的作用下，局部打开 DNA 超螺旋和双螺旋，解开一段双链，并由 SSB 结合于已解开的单链上，形成 1 个叉状结构，称为复制叉。在复制叉上结合着各种各样与复制有关的酶和辅因子，如 DNA 解螺旋酶、引发体和 DNA 聚合酶等。在此基础上，引物酶和几种蛋白因子组装成引发体，以复制起始点的一段单链 DNA 为模板，以 dNTP 为底物，沿 $5' \to 3'$ 方向催化合成引物，此引物的 $3'$-OH 就是合成新的 DNA 起点，彼此配合，进行高度精确的复制（图 11-12）。

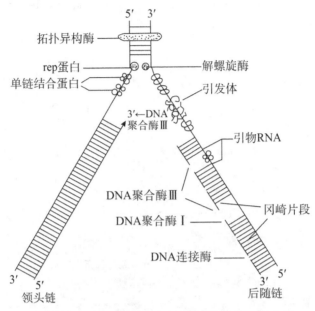

图 11-12　DNA 复制过程中各种酶及蛋白因子的作用

2. DNA 引物的合成　引发体在复制叉上移动，识别合成的起始位点，引发 RNA 引物的合成。移动和引发均需 ATP 提供能量。领头链引发开始合成，以原来一条 DNA 单链为模板（$3' \to 5'$），按 $5' \to 3'$ 的方向合成一段 RNA 引物链。领头链开始合成后，后随链也开始合成其引物。引物长度为几个至 10 个核苷酸，在引物的 $5'$ 端含 3 个磷酸残基，$3'$ 端为游离的羟基。

3. 复制的延长　复制延长是指在复制叉处，当 DNA 引物合成之后，在 DNA 聚合酶Ⅲ的催化下，根据模板的碱基要求，按照碱基配对原则催化 4 种 dNTP 依次结合到 RNA 引物的 $3'$-OH 端或延伸到子链的 $3'$-OH 端，DNA 子链不断延伸。其化学本质是 $3',5'$-磷酸二酯键的不断生成，延长方向是 $5' \to 3'$。DNA pol Ⅲ 以其不对称二聚体的 2 个核心酶分别催化领头链和随从链从 $5' \to 3'$ 延长。领头链延长方向与解链方向相同，可以连续延长。随从链延长方向与解链方向相反，不可以连续延长，要不断生成引物并合成冈崎片段。延长过程中引物的生成需要引物酶，引物酶在随从链的模板上催化合成 RNA 引物，然后 DNA pol Ⅲ 催化合成冈崎片段，当后 1 个冈崎片段合成到前 1 个冈崎片段的 RNA 引物处时，由 DNA pol Ⅰ 置换出 DNA pol Ⅲ。然后以 DNA pol Ⅰ 的 $5' \to 3'$ 外切酶活性切除 RNA 引物并以 $5' \to 3'$ 方向延长 DNA，2 个相邻的冈崎片段之间的缺口由 DNA 连接酶连接。

4. 切除引物、填补缺口、连接修复　当新形成的冈崎片段延长至一定长度，其 3′-OH 端与前面一条冈崎片段的 5′ 端接近时，即发生下列变化：在 DNA pol Ⅰ 的作用下，切去领头链和随从链的最后 1 个 RNA 引物，并以 5′→3′ 方向延长；引物水解留下的空隙再由 DNA pol Ⅰ 催化合成一段 DNA 填补上；在 DNA 连接酶的作用下，连接相邻的 DNA 链；修复掺入 DNA 链的错配碱基，前 1 个冈崎片段和后 1 个冈崎片段之间的缺口由 DNA 连接酶连接生成完整的 DNA 子链。这样以 2 条亲代 DNA 链为模板，各自形成一条新的 DNA 互补链，结果是形成了 2 个 DNA 双螺旋分子。

（二）真核生物 DNA 复制

真核生物 DNA 复制的基本过程与原核生物相似，但参与复制的酶和蛋白质与原核生物不同，复制起始的调控更加复杂。

有关真核生物 DNA 复制的资料主要来源于 SV40 病毒和酵母的研究。已知的真核生物 DNA pol 主要有 5 种（表 11-4），真核生物 DNA pol 的酶促反应与原核生物 DNA pol 相似，均以 4 种 dNTP 为底物，需要 Mg^{2+} 激活，要求有模板和引物，链的延伸方向为 5′→3′，也按半不连续的机制分别合成前导链和后随链。

SV40 DNA 的复制先后由 DNA pol α、DNA pol δ 或 DNA pol ε 催化完成，DNA pol α 是一种四聚体蛋白，p180 大亚基具有类似原核生物 DNA pol Ⅰ 的手型结构。另外 3 个小亚基中有 2 个具有引发酶的活性，负责合成 RNA 引物。在 DNA 复制过程中，DNA pol α 与复制起始区结合，先合成短的 RNA 引物（长度约为 10 nt），再合成 20～30 nt 的 DNA，随后被 DNA pol δ 和 DNA pol ε 取代。DNA pol 的活性不高，不具 3′→5′ 外切酶（校对）活性。而 DNA pol δ 和 DNA pol ε 既具有高持续合成能力，又具有校正功能。DNA pol β 的作用类似于大肠埃希菌的 DNA pol Ⅰ，是一种修复酶，留下的缺口由 DNA pol β 填补，切口由 DNA 连接酶连接。DNA pol γ 则是用于合成线粒体 DNA 的酶。此外 RFC 相当于大肠埃希菌的 γ 复合物，是一种夹子装置器，帮助 PCNA 安装到 DNA 模板上，并与 DNA pol 结合。冈崎片段合成后，PCNA 会从聚合酶及 DNA 链上脱落，加入另 1 个冈崎片段合成。

表 11-4　真核生物的 DNA 聚合酶

DNA pol 类型	α（Ⅰ）	β（Ⅳ）	γ（M）	δ（Ⅲ）	ε（Ⅱ）
相对分子质量/10^3	100～220	45	60	122	—
亚基数	4	1	2	3～5	4
聚合酶活性 5′→3′	＋	＋	＋	＋	＋
外切（校正）酶活性 3′→5′	—	—	＋	＋	＋

（续表）

DNA pol 类型	α（Ⅰ）	β（Ⅳ）	γ（M）	δ（Ⅲ）	ε（Ⅱ）
引物（合成）酶活性	+	—	—	—	—
持续合成能力	中	高	高	有 PCNA 时高	高
对抑制剂敏感	蚜肠霉素	双脱氧 TTP	双脱氧 TTP	蚜肠霉素	蚜肠霉素
细胞定位	核	核	线粒体	核	核

注：括号外是 SV40 病毒 DNA pol 的名称；括号内是酵母相应 DNA pol 的名称。

这些年在真核生物中又发现了 DNA pol θ、DNA pol λ、DNA pol μ 等 10 多种用于 DNA 损伤修复的 DNA pol。此外，真核生物的 T 抗原可以解开复制起点处的双螺旋，其功能类似原核生物的 Dna B。蛋白质 RPA 由宿主细胞的基因编码，可结合于单链 DNA，功能类似于原核生物的 SSB。真核生物 DNA 复制时，也需要拓扑异构酶Ⅱ和 DNA 连接酶参与。

（三）真核生物 DNA 复制的过程

1. SV40 DNA 的复制　SV40 DNA 复制的起始和延伸阶段的反应主要步骤如下。

（1）2 分子由 SV40 基因组编码的 T 抗原六聚体作为起始蛋白（相当于大肠埃希菌的 Dna B 蛋白），在 ATP 的存在下与 SV40 复制起始区结合，使起始区的 DNA 解链。

（2）复制蛋白 A（replication protein A，RPA）作为 SSB 与单链区结合，进一步提高 T 抗原的解旋酶活性，致使解链区不断扩大，但真核生物的 RPA 与单链 DNA 结合没有协同效应。

（3）DNA pol α-引物酶复合物与 T 抗原/RPA 复合物结合，合成前导链约 10 nt 的 RNA 引物和约 30 nt 的 DNA。

（4）复制因子（replication factor，RFC）先与新合成的 DNA3′端结合，随后 PCNA 取代 pol α-引物酶结合到 DNA 模板上，前导链的合成暂时中断。

（5）pol δ 结合到 PCNA-PFC 复合物上，由于 pol δ 具有校对能力，PCNA 与模板 DNA 结合牢固，该复合物可以持续地、准确地合成前导链。同时，pol α-引物酶结合到后随链的模板上，开始后随链的合成。后随链的进一步延伸，也需要用 PCNA-pol δ 或 PCNA-pol ε 取代 pol α-引物酶（图 11-13）。

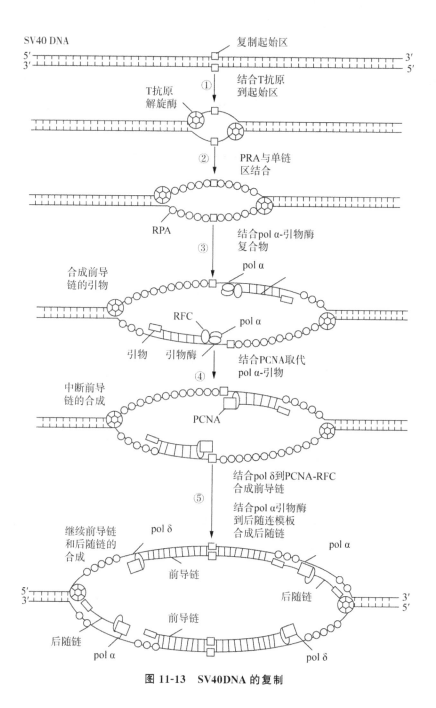

图 11-13 SV40DNA 的复制

（6）FEN-1-RNase H1 负责切除 RNA 引物，DNA 连接酶Ⅰ负责连接相邻的冈崎片段，拓扑异构酶Ⅰ负责清除复制叉移动形成的正超螺旋，拓扑异构酶Ⅱa 和拓扑异构酶Ⅱb 则负责解开连环体，促进最后的 2 个以共价键相连的连环体 DNA 分开。

SV40 DNA 复制时复制叉的可能结构如图 11-14 所示。

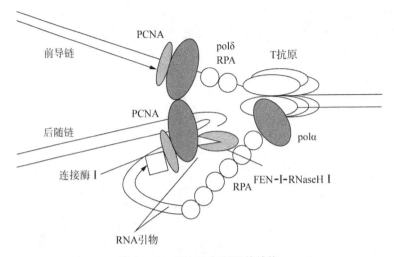

图 11-14　SVA40 复制叉的结构

2. 酵母 DNA 的复制　酵母 DNA 复制的起点称自主复制序列（autonomously replicating sequence，ARS），长度约为 150 bp，有几个对 ARS 功能所必需的保守顺序，如与原核生物 9 bp 序列相似的序列。酵母染色体Ⅳ的着丝粒附近为 ARS1 序列，分为 A、B、C 三个功能区，A 和 B 起主要作用，C 起次要作用。A 区为 15 bp，其中 11 bp 的保守区称 ARS 一致序列（ARS consensus sequence，ACS），有复制起始子的功能。B 区约为 80 bp，含 B1、B2、B3 三个功能区，B3 是 ARS 结合因子-1（ARS-binding factor 1，ABF 1）的结合区。

酵母 DNA 复制的起始需要起点识别复合物（origin recognizing complex，ORC）参与，该复合体由 6 个亚基组成。相当于原核生物的 Dna A。ORC 募集 2 种解旋酶装载蛋白，一种是细胞分裂周期基因 6（cell division cycle gene 6，cdc6）表达的蛋白质 Cdc6，另一种是 Cdc10 依赖性转录因子 1（Cdc10-dependent transcript 1，Cdt1），随后募集微染色体维持蛋白 2-7（minichromosome maintenance protein 2-7，Mcm2-7）复合体。Mcm2-7 由 6 个亚基组成，具有解旋酶活性，功能相当于原核生物的 Dna B，至此形成的复合物称前复制复合体（pre-replication complex，pre-RC）。其中由 Cdc-6 蛋白、Cdt-1 蛋白和 Mcm2-7 构成的复合物可调控复制的起始，称执照因子或复制许可因子。

Pre-RC 需要依赖周期蛋白的蛋白激酶（cyclin-depending protein kinase，Cdk）激活才能开始 DNA 的复制，Cdk 和另一种蛋白激酶 Ddk 可以使 pre-RC 中的 Cdc6 和 Cdt1 磷酸化而失去活性，并脱离 pre-RC，DNA pol δ 或 DNA pol ε 在一些辅助蛋白的协助下被募集到 pre-RC 上，接着募集 pol α-引物酶，合成 RNA 引物和一小段 DNA。随后 Mcm2-7 复合物也被磷酸化，pol α-引物酶脱离复合物，pre-RC 募集 PCNA-RFC，使 pol δ 或 DNA pol ε 能够连续的合成 DNA 链（图 11-15）。值得注意的是 DNA pol δ 或 DNA pol ε 与 pre-RC 的结合先于 pol α-引物酶，这可以确保在合成 RNA 引物前，合成前导链和后随链的酶已经到位。Cdk 可以激活 pre-RC，同时抑制形成新的 pre-RC 复合物。这可确保 DNA 在 1 个细胞周期只合成 1 次。在细胞完成分裂后，Cdk 即被分解。当细胞因周期蛋白和其他信号传导分子含量的变化使细胞进入 S 期时，Cdk 的活性水平增高，再一次激活 DNA 的复制，细胞随即进入另 1 个 M 期。

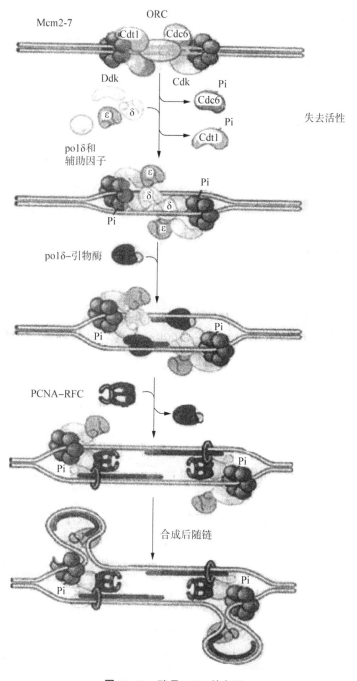

图 11-15 酵母 DNA 的复制

可以看出，SV40 和酵母 DNA 复制的基本过程十分相似，但参与酵母 DNA 复制和 SV40 DNA 复制起始阶段的蛋白质因子是不同的，已发现至少有 35 种基因的产物参与真核 DNA 复制的启动。在复制的启动阶段，基本步骤及其发生次序是相似的，但不同的生物在复制起始点的选择、复制起始复合物的组成和起始蛋白识别的方式方面有明显差异。某些多细胞生物，如后生动物，在发育过程中还能够改变复制起始区的数目和位置。

3. 端粒 DNA 的复制　真核生物的线性 DNA 复制时，后随链最后一个冈崎片段的 RNA 引物被切除后，由于其缺口的另一侧不存在核苷酸片段的 3′-OH，缺口无法用 DNA 聚合酶填补。随后，模板链的单链部分被水解，因此，随着 DNA 的复制，染色体的长度会缩短。研究发现，染色体的末端具有端粒结构，其中的一条链是由重复序列 TTTTGGGG 组成的，称 TG 链。另一条链是由重复序列 AAAACCCC 组成的，称 AC 链。这些重复序列的少量丢失，不会伤及基因的结构。若端粒缩短到一定程度，细胞会停止分裂。

真核生物线性染色体 DNA 复制终止后，要在 3′-OH 端形成端粒结构来保证染色体 DNA 的稳定性和完整性。该结构是由端粒酶催化合成的一段特殊的 DNA 序列。端粒 DNA 结构比较特殊，为富含 G、C 碱基的短序列的多次重复。端粒酶是一种 RNA-蛋白质复合物，既有模板功能，又有反转录酶活性。复制终止时，端粒酶能以自身携带的 RNA 为模板，反转录合成端粒 DNA。端粒酶的活性与细胞的生长、繁殖、衰老及肿瘤的发生有密切关系。例如，胚原细胞的端粒酶活性极高、端粒长度也未减少，而体细胞几乎没有端粒酶的活性，随着细胞的多次分裂，端粒的长度逐渐缩短。在某些肿瘤细胞中，端粒酶的活性较高，能维持端粒结构的稳定，使细胞具有永生性。

（四）真核生物 DNA 复制的特点

原核生物和真核生物 DNA 复制的基本过程是相似的，但也有一些明显的差别。

1. 原核生物和真核生物 DNA 复制的共同点

（1）均为半保留复制。

（2）均为半不连续复制。

（3）均需要解旋酶解开双螺旋，并由 SSB 同单链区结合。

（4）均需要拓扑异构酶消除解螺旋形成的扭曲张力。

（5）均需要 RNA 引物。

（6）新链合成均有校对机制。

2. 原核生物和真核生物 DNA 复制的主要差别

（1）原核生物为单起点复制，真核生物为多起点复制。原核生物的复制子大而少，真核生物的复制子小而多。

（2）原核生物复制叉移动的速度为 900 nt/s，真核生物复制叉移动的速度为 50 nt/s。

（3）原核生物冈崎片段的大小为 1000～2000 nt，真核生物冈崎片段的大小为 100～200 nt。

（4）真核细胞的 DNA 聚合酶和蛋白质因子的种类比原核细胞多，引物酶活性由 DNA pol α 的 2 个小亚基承担。

（5）原核细胞在第一轮复制还没有结束的时候，就可以在复制起始区启动第二轮复制。真核细胞的复制由复制许可因子控制，复制周期不可重叠。

（6）原核生物的 DNA 为环形分子，DNA 复制时不存在末端会缩短的问题。真核生物的 DNA 为线形分子，DNA 复制时末端会缩短，需要端粒酶解决线形 DNA 的末端复制问题。

3. DNA 复制与核小体组装　真核生物的染色体结构复杂，其 DNA 与组蛋白构成核小体，DNA 缠绕于组蛋白核心外，每个核小体上的 DNA 相当于 2 个负超螺旋。复制时的冈崎片段长约 200 bp，恰好相当于 1 个核小体 DNA 的长度。DNA 复制时，组蛋白需同步合成，并与 DNA 组装成核小体。关于二者合成速度的协调和组装成核小体的机制，目前所知甚少。但近几年关于组蛋白的三维结构及其与 DNA 结合的机制，已取得一些研究成果。

4. 原核生物和真核生物 DNA 复制调控的比较　原核生物 DNA 复制的速率与其生长环境有关，迅速增殖的细胞通常在一次复制尚未完成的情况下即可开始另一次复制，但复制叉上 DNA 链的延伸速度基本恒定。

真核生物 DNA 复制的调控至少有 3 个层次。其一是细胞周期水平的调控，有关酵母细胞 DNA 复制在细胞周期水平的调控，上一节已经概述；需要强调的是，动物细胞在细胞周期水平的 DNA 复制调控更加复杂，且这一领域的研究工作与细胞凋亡、肿瘤的产生和控制以及干细胞技术的应用有关。其二是染色体水平的调控，如酵母细胞有 17 条线性染色体，其复制时间有先有后，已知其复制的次序与染色体的结构、DNA 的甲基化程度以及基因的转录状况有关，但有序复制的机制还有待研究。其三是复制子水平的调控，复制起点的活化、复制起始复合物的形成和引物的合成等基本过程可能和原核生物类似，但有关 DNA 元件的结构、蛋白质因子的种类和结构等有明显差别。

第二节　反转录

一、反转录概念和反转录酶

1970 年，Temin 在劳氏肉瘤病毒、Baltimore 在白血病病毒中各发现了一种能使 RNA 反转录合成 DNA 的酶，该酶是一种依赖 RNA 的 DNA 聚合酶（RNA dependent DNApolymerase，RDDP）。以 RNA 为模板合成 DNA 的过程，称为反转录。

上述反应过程都是在反转录酶的催化作用下完成的，表明反转录酶有 3 种酶活性：①可以 RNA 为模板指导 DNA 的合成；②水解杂交链上的 RNA；③以 DNA 为模板指导 DNA 的合成。催化反转录过程的酶称为反转录酶，即 RDDP。

该酶主要存在于致癌 RNA 病毒中，可能与细胞的恶性转化有关。病毒 RNA 通过反转录过程形成的双链 DNA 分子整合于宿主细胞染色体 DNA 中，随宿主细胞 DNA 复制传代，静止状态并不表达。但在某些情况下，其可激活 DNA 分子中所含病毒的致癌基因，使宿主细胞发生癌变。反转录酶也存在于正常的细胞和胚胎细胞中，可能与细胞的分裂及胚胎的发育有关。

二、反转录的过程

RNA 病毒的遗传信息储存在单链 RNA 上，在宿主细胞中须转变为 DNA，才能进行基因表达和基因组复制（图 11-16）。

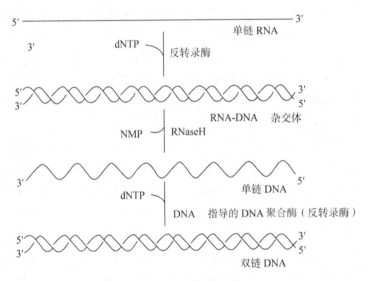

图 11-16　反转录过程

1. 反转录病毒颗粒与宿主细胞膜上特异性受体结合后进入宿主细胞，在细胞中脱去外壳，接着反转录酶以病毒 RNA 为模板，以 dNTP 为原料，催化 DNA 链的合成，从 5′→3′方向合成与 RNA 互补的 DNA 单链，合成的 DNA 链称为互补 DNA 链（complementary DNA，cDNA），cDNA 链与 RNA 模板链通过城基配对形成 RNA-DNA 杂化双链。

2. 在反转录酶的作用下，杂化双链中 RNA 被水解，然后再以 cDNA 为模板催化合成另一条与其互补的 DNA 链，形成双链 DNA 分子。

3. 新合成的 DNA 分子中带有 RNA 病毒基因组的遗传信息，并可整合到宿主细胞的染色体 DNA 中，从而影响宿主细胞基因的表达。

三、反转录的意义

1. 反转录进一步补充和完善了分子生物学中心法则，使人们对遗传信息的流向有了新的认识。

2. 拓宽了病毒致癌理论，从反转录 RNA 病毒中发现了癌基因。

3. 在基因工程中，应用反转录酶作为获得目的基因的重要方法之一。反转录酶也存在于正常细胞和胚胎细胞中，可能与细胞分化和胚胎发育有关。

第三节　DNA 损伤与修复

一、DNA 突变的概念

（一）DNA 突变

作为遗传物质的 DNA 具有高度的稳定性，不过，细胞内外环境中的各因素依然可以造成 DNA 的损伤，如大肠埃希菌每 $10^4 \sim 10^5$ bp 中约有一个错配出现。如果 DNA 的损伤得不到有效的修复，就会造成 DNA 分子上可遗传的永久性结构变化。DNA 突变是指 DNA 分子中的核苷酸序列发生突然改变，从而导致 DNA 的复制以及后来的转录和翻译产物随之发生变化，表现出异常的遗传特性，称为 DNA 突变，也称为 DNA 损伤。DNA 损伤的实质就是 DNA 分子上碱基排列的改变造成 DNA 结构和功能的破坏，进而导致基因突变，有些突变对细胞可能是无害的，少数突变甚至有可能对细胞是有利的。有利突变的累积可以使生物进化，使其能更好地适合生存环境。但绝大部分突变是有害的，会造成细胞功能的异常。对于单细胞生物，不少有害突变是致死的；对于多细胞的高等生物，有害突变会造成病变，如代谢病和肿瘤等。

（二）DNA 突变的后果

DNA 损伤在生物界普遍存在，大部分对生物是有积极意义的，只有少数对生物有害，其后果分为 4 种类型。

1. 致病性　功能性蛋白质的基因发生突变，就会使生物体某些功能改变或丧失，这是基因病发生的分子基础。基因病主要有 3 类：①单基因病，如单基因遗传病；②多基因病，如心血管疾病、肿瘤；③获得性基因病，如病毒感染。

2. 基因型改变　只有基因型改变而表型没有改变的突变，称为基因多态性。基因多态性是个体识别、亲子鉴定、器官移植配型的分子基础。

3. 生物进化　没有突变，就没有细胞的分化与生物的进化。基因突变在环境有利于机体新特性表达的情况下被选择性保留下来，成为分化与进化的分子基础。

4. 死亡　对生命至关重要的基因发生突变，可导致细胞或个体的死亡。

5. 双链断裂　对单倍体细胞而言，一个双链断裂就是致死性事件。

二、DNA 突变的类型

基因突变的本质就是 DNA 碱基序列的变化，根据碱基序列的变化方式，依据 DNA 分子的改变，将突变分为点突变、缺失、插入、倒位或倒转等类型。

（一）点突变

点突变又称为错配，指 DNA 分子单一位点上所发生的碱基对改变，也称为简单突变或单一位点突变，其最主要的形式为碱基对置换，分为转换和颠换 2 种类型。转换指同种碱基之间的替换，如一种嘧啶代替另一种嘧啶，或一种嘌呤代替另一种嘌呤。颠换为不同种碱基之间的替换，如嘧啶代替嘌呤或嘌呤代替嘧啶。有时发生在单个位点上的少数核苷酸缺失或插入（<5 nt）也被视为点突变。

（二）缺失

缺失是指 1 个碱基或一段核苷酸链从 DNA 分子中丢失。

（三）插入

插入是指 DNA 分子中原来没有的 1 个碱基或一段核苷酸链插入 DNA 分子中。在为蛋白质编码的序列中如缺失或插入的核苷酸数不是 3 的整倍数，则发生读码框移动，使其后所译读的氨基酸序列全部混乱，称为移码突变。

（四）倒位或转位

倒位或转位是指 DNA 链重组使其中一段核苷酸链方向倒置或从一处迁移到另一处。

三、DNA 突变的因素

DNA 损伤指在内外因素的影响下，体内 DNA 双螺旋结构发生的任何改变。单个碱基改变会影响 DNA 的序列，一般对分子的整体构象影响不大，若受损伤的 DNA 还可以进行复制或转录，其序列的变化可以传递给子代。双螺旋结构的异常扭曲或断裂会对 DNA 复制或转录造成障碍，若得不到及时修复，可能造成细胞的死亡。在生物进化过程中，引起 DNA 损伤的因素很多，包括 DNA 分子本身在复制过程中发生的自发性改变，以及细胞内各种代谢物质和外界理化因素引起的损伤。

（一）DNA 损伤的自发因素

DNA 的自发性损伤可以发生在复制过程中，也可以由细胞自身产生的活性氧或代谢产物造成。在复制过程中虽然有多种机制保证 DNA 的"忠实性"，但依然难免会有一定概率的差错，造成 DNA 损伤。例如，大肠埃希菌 DNA 复制时，若无 DNA pol 的校正，碱基错配率为 $10^{-2} \sim 10^{-1}$；经 DNA pol 校正，碱基错配率为 $10^{-6} \sim 10^{-5}$；再经过其他因素的作用，碱基错配率可下降到 10^{-10}。在 DNA 复制的过程中，任意环节出现问题，碱基错配率都会增高，尤其是 DNA pol 本身的功能变化、底物结构的改变和二价阳离子种类及含量的改变等。根据 DNA 损伤的状况和引起 DNA 损伤的原因，可以将 DNA 的自发性损伤分为 6 种类型。

1. 互变异构移位　指碱基发生了烯醇式-酮式结构互变，使氢原子位置发生变化，造成碱基配对发生改变，使复制后的子链出现错误。DNA 碱基上的自由基或氨基都位于杂环中 N 原子的邻位，能形成酮式-烯醇式互变异构，或氨基和亚氨基互变异构。生理条件下，碱基上的基团主要以酮式和氨基的形式存在，但可能发生瞬间的互变异构，造成碱基错配。

2. 自发脱氨基　DNA 分子中碱基的环外氨基有时会自发脱落，结果使 C 变为 U，A 变为 I（次黄嘌呤），G 变为 X（黄嘌呤）。在 DNA 复制时，母链的上述变化会在子链中产生错误而导致损伤。

A→I-C，下一轮 G-C，引起 AT→GC 的突变；

C→U-A，下一轮 T-A，引起 GC→AT 的突变；

G→X-C，下一轮 G-C，损伤不扩大。

3. DNA 复制的打滑　在 DNA 复制时，有时会出现模板链或新生链碱基的环出现象，被称作 DNA pol 的"打滑"。第 1 次复制时新生链 1 个或数个碱基的环出，可在第 2 次复制时引起同样数量碱基的插入；第 1 次复制时模板链 1 个或数个碱基的环出，可在第 2 次复制时引起同样数量碱基的缺失。这种错误易发生在模板上有碱基串联重复的部位，这些部位即使发生碱基的环出，后面的碱基配对仍然是正确的。微卫星 DNA 就容易发生 DNA pol 的打滑，造成其长度的变化。如果 DNA pol 的打滑发生在编码区，被插入或缺失的碱基对数目不是 3 或 3 的整数倍，就会造成后果严重的移码突变。

4. 活性氧引起的 DNA 损伤　活性氧指反应活性很高的含氧自由基和 H_2O_2，不少含氧自由基可在细胞正常代谢过程中生成。含氧自由基可造成碱基的氧化，如 7，8-二氢-8-氧鸟嘌呤（8-oxoG，GO）就是一种氧化碱基，可与 C 或 A 配对，造成 G-C→T-A 的颠换，DNA pol Ⅰ 和 DNA pol Ⅱ 的校正活性不能校正其错配，故这种损伤可以积累

（图 11-17）。H_2O_2 是细胞呼吸的副产物，可促进生成胸腺嘧啶乙二醇、腺苷乙二醇和羟甲基尿嘧啶等，造成 DNA 的氧化损伤，但这类损伤一般能被修复。糖的有些氧化产物如 6-磷酸葡萄糖也能与 DNA 反应，引起 DNA 结构的变化。

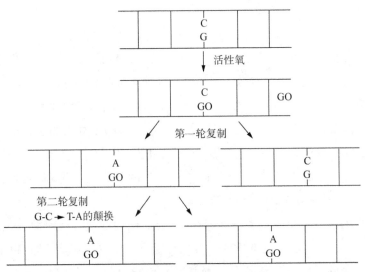

图 11-17　活性氧引起的碱基颠换

5. 碱基丢失　DNA 分子在生理条件下可通过自发性水解使嘌呤碱和嘧啶碱从磷酸脱氧核糖骨架上脱落下来。据估算，37℃条件下，一个哺乳动物细胞在 20 小时内通过自发水解可从 DNA 链上脱落约 1000 个嘌呤碱和 500 个嘧啶碱。在一个长寿命的哺乳动物细胞（如人神经细胞）的整个生活周期中，自发性脱嘌呤数约为 10^8 个，占细胞DNA 中总嘌呤数的 30%。每个细胞每小时脱去的嘌呤碱和嘧啶碱数量分别平均为 580个和 29 个。细胞受热或 pH 降低，可加剧脱嘌呤反应，强致癌剂黄曲霉毒素 B_1 也能加剧脱嘌呤反应。

6. 碱基的烷基化　细胞内一些天然的烷基化试剂，如 5-腺苷甲硫氨酸，可使 DNA分子中的某些碱基甲基化，造成碱基错配，经 DNA 复制，形成碱基对的改变。

（二）DNA 损伤的物理因素

DNA 分子容易吸收波长在 260 nm 左右的紫外线（ultraviolet ray，UV），大剂量的 UV 照射，可以使 DNA 分子一条链上相邻的 2 个嘧啶共价结合，形成环丁烷嘧啶二聚体。相邻的 2 个 T 或 2 个 C，以及 C 和 T 之间均可形成嘧啶二聚体，但最易形成的是 T-T 二聚体和 6-4 光产物。形成二聚体的反应可逆，较长的波长（280 nm）有利于二聚体的形成，较短波长（240 nm）有利于其解聚。二聚体生成的位置和频率与侧翼的碱基序列有一定的关系。由于 UV 穿透力有限，故对人的伤害主要是皮肤。人的皮肤暴露在阳光下，每小时由于 UV 照射产生嘧啶二聚体的频率约为 5×10^4 个/细胞。

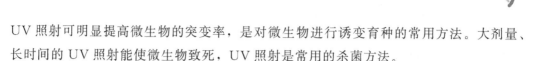

UV 照射可明显提高微生物的突变率，是对微生物进行诱变育种的常用方法。大剂量、长时间的 UV 照射能使微生物致死，UV 照射是常用的杀菌方法。

电离辐射如 X 线和 γ 射线等，可以引起 DNA 的直接损伤和间接损伤。直接损伤指辐射的能量直接造成 DNA 分子结构和性质的改变，间接损伤指电离辐射通过对环境中其他成分（主要是水）的作用，引起 DNA 分子的变化。水是活细胞的主要成分，经辐射解离后可产生许多不稳定的高活性自由基，如·OH¯ 自由基，后者可以从 DNA 分子抽氢而形成 DNA 自由基，随后可导致 DNA 链的断裂。受电离辐射的 DNA 分子、碱基和糖环都可发生一系列化学变化，生成各种过氧化物，使碱基破坏或脱落。在 DNA 的脱氧戊糖分子中，·OH¯ 从糖环上夺去氢原子，使其分解，最后引起 DNA 链断裂。随着照射剂量的增大，DNA 链的断裂会加剧。链断裂是极严重的损伤，往往难以修复，较多的链断裂一般会导致细胞的死亡。

电离辐射除了能引起 DNA 的碱基损伤和 DNA 链断裂外，还能引起 DNA 的交联，包括 DNA 的链间交联，和 DNA-蛋白质的分子间交联。前者指 DNA 分子中一条链上的碱基与另一条链上的碱基以共价键结合，后者指 DNA 与蛋白质以共价键结合。在真核细胞中与 DNA 交联的蛋白质主要是组蛋白、非组蛋白、调节蛋白、拓扑异构酶及与复制和转录有关的核基质蛋白等。

（三）DNA 损伤的化学因素

化学因素对 DNA 损伤的认识最早来自对化学武器杀伤力的研究，对癌症化疗、化学致癌作用的研究使人们更重视突变剂或致癌剂对 DNA 的作用。

1. 烷化剂对 DNA 的损伤 烷化剂是一类亲电子的化合物，很容易与生物体中大分子的亲核位点起反应，烷化剂的作用可使 DNA 发生各种类型的损伤。

（1）碱基烷基化：烷化剂很容易将烷基加到 DNA 链中嘌呤或嘧啶的 N 或 O 上，其中鸟嘌呤的 N7 和腺嘌呤的 N3 最容易受攻击，烷基化的嘌呤碱基配对会发生变化。例如，鸟嘌呤 N7 被烷化后就不再与胞嘧啶配对，而改与胸腺嘧啶配对，结果会使 G-C 转变成 A-T。

（2）碱基脱落：烷化鸟嘌呤的糖苷键不稳定，容易脱落形成 DNA 上无碱基的位点，复制时可以插入任何核苷酸，造成序列的改变。

（3）断链：DNA 链的磷酸二酯键上的氧也容易被烷化，结果形成不稳定的磷酸三酯键，其易在糖与磷酸间发生水解，使 DNA 链断裂。

（4）交联：烷化剂有两类，一类是单功能基烷化剂，只能使个位点烷基化；另一类是双功能基烷化剂，如化学武器（氮芥、硫芥等）。一些抗癌药物如环磷酰胺、苯丁酸氮芥、丝裂霉素等，某些致癌物如二乙基亚硝胺等均属此类。其 2 个功能基可同时使两处烷基化，结果就能造成 DNA 链内、DNA 链间以及 DNA 与蛋白质间的交联。

较常见的烷化剂有亚硝胺化合物，包括二甲基亚硝胺和二乙基亚硝胺；亚硝基胍化合物如 N, N′-硝基-N-甲基亚硝基胍；亚硝基脲化合物如乙基亚硝基脲；烷基硫酸盐化合物，包括二甲基硫酸盐、乙基甲基硫酸盐和乙基甲基硫酸盐。此外，还有氮芥和硫芥等。亚硝基化合物是较强的诱变剂，在适宜条件下可使大肠埃希菌每个细胞都发生 1 个以上的突变，典型的变化是在 DNA 复制叉部位出现多个成簇突变。

2. 碱基类似物　碱基类似物是与 DNA 正常碱基结构类似的化合物，能在 DNA 复制时取代正常碱基与模板链的碱基配对，从而掺入 DNA。碱基类似物易发生互变异构，在复制时改变配对性质，引起碱基对置换。人工可以合成一些碱基类似物用作促突变剂或抗癌药物，如 5-溴尿嘧啶（5-bromouracil，5-BU）、5-FU、2-氨基腺嘌呤等，其结构与正常的碱基相似，进入细胞能替代正常的碱基掺入 DNA 链中而干扰 DNA 复制合成。如 5-BU 是胸腺嘧啶的类似物，在通常情况下以酮式结构存在，能与腺嘌呤配对，但它有时以烯醇式结构存在，则与鸟嘌呤配对，结果使 A-T 变为 G-C，相反情况下，则可将 G-C 变为 A-T。

3. 碱基的修饰剂　某些化学物质通过对 DNA 分子上碱基的修饰，改变其配对性质。例如，亚硝基能脱去连接在碱基环上的氨基，使腺嘌呤脱氨基形成次黄嘌呤（I），后者与胞嘧啶配对，而不与胸腺嘧啶配对。胞嘧啶脱氨基后成为尿嘧啶，与腺嘌呤配对。由于 A 和 C 的脱氨基作用，经过 2 次的复制以后，可分别使 A-T 对转换为 G-C 对，或 G-C 对转换为 A-T 对。鸟嘌呤脱氨后成为黄嘌呤（X），后者仍与胞嘧啶配对，经复制后恢复正常，不引起碱基对置换。

羟胺与 DNA 分子上碱基的作用特异性很强，它只与胞嘧啶作用生成 4-羟胺胞嘧啶，后者与腺嘌呤配对，结果使 G-C 对变为 A-T 对。

4. 嵌入染料　一些扁平的稠环分子，如吖啶橙、原黄素、溴化乙烷等染料，可插入 DNA 分子碱基对之间，故称为嵌入染料。这些扁平分子插入 DNA 后正好占据了 1 个碱基的位置，将碱基对间的距离加大约 1 倍。嵌入染料的插入可造成 DNA 两条链的错位。若 1 个嵌入染料分子插入 DNA 复制时的母链，在下一轮复制时，新合成的链会插入 1 个核苷酸，若 1 个嵌入染料分子插入 DNA 复制时的子链，下一轮复制时新合成的链将缺失 1 个核苷酸。若这类 DNA 损伤发生在编码区，会造成移码突变。

还有一些人工合成或环境中存在的化学物质能专一修饰 DNA 链上的碱基或通过影响 DNA 复制而改变碱基序列。其中 DNA 加合剂如苯并芘，可使 DNA 中的嘌呤碱共价交联；抗生素及其类似物如放线菌素 D、阿霉素等，能嵌入 DNA 双螺旋的碱基对之间，干扰 DNA 的复制及转录；黄曲霉素 B 也能专一攻击 DNA 上的碱基导致序列的变化。

（四）生物因素

生物因素，如在反转录病毒感染过程中产生的双链 cDNA 可整合在宿主细胞染色体 DNA 中而引起宿主细胞 DNA 碱基序列改变。

四、DNA 损伤后的修复

DNA 损伤和修复是细胞内同时并存的 2 个过程，是保证遗传物质稳定性的重要机制。DNA 修复是针对已发生缺陷 DNA 实施的补救措施，能纠正 DNA 复制或环境因素导致的 DNA 序列的某些改变。根据损伤后 DNA 修复机制的不同，将 DNA 损伤后的修复分为光修复、切除修复、重组修复和 SOS 修复等。

（一）光修复

1949 年，Kellner 首先发现可见光可以保护微生物，避免死于致死剂量的紫外线照射。光修复是指在可见光（400 nm 为最有效的波长）激活下，DNA 光复活酶识别并结合到紫外线照射所形成的胸腺嘧啶二聚体上，随即切开嘧啶二聚体的环丁烷结构，使其解聚为单体的过程。DNA 光复活酶广泛存在于原核和真核生物细胞中，但人类细胞内目前尚未发现。该酶为相对分子质量 $5.5 \times 10^4 \sim 6.5 \times 10^4$ 的单体酶，含 2 个光吸收辅因子和 $FADH^+$。在大肠埃希菌中 DNA 光复活酶辅因子为 N^5, N^{10}-甲酰四氢叶酸，能吸收紫外线和可见光（300～500 nm），并将光子激发的能量转移给 $FADH^+$，然后将 1 个电子转移给 T-T（嘧啶-嘧啶）二聚体，由此将二聚体断开为单体。所得嘧啶阴离子还原 FADH，使酶分子再生。可见光能激活光修复酶，催化胸腺嘧啶二聚体分解为单体（图 11-18）。

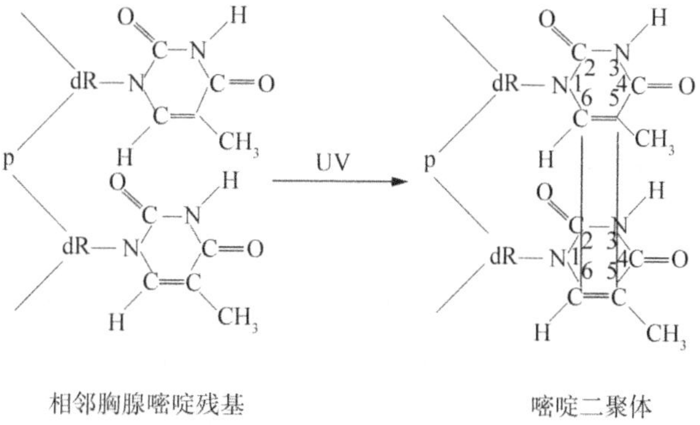

相邻胸腺嘧啶残基　　　　嘧啶二聚体

图 11-18　嘧啶二聚体的生成与光修复酶的修复作用

光复活作用是一种高度专一的修复方式。它只作用于紫外线引起的 DNA 嘧啶二聚体。光复活酶在生物界分布很广，从低等单细胞生物一直到鸟类都有，而高等哺乳类动物却没有。这说明在生物进化过程中该作用逐渐被暗修复系统所取代，并丢失了这个酶。实验证明，DNA 聚合酶和 DNA 连接酶在电离辐射损伤的修复过程中起重要的作用。

(二) 切除修复

切除修复是人体细胞内 DNA 损伤的主要修复方式，包括碱基切除修复、核苷酸切除修复和碱基错配修复 3 种，可分为切断、切除、修复合成和链接 4 个基本步骤。切除修复是在一系列酶的作用下，将 DNA 分子中损伤部位切除掉，并以完整的那一条为模板，合成出切去的部分，然后使 DNA 恢复正常结构的过程（图 11-19）。

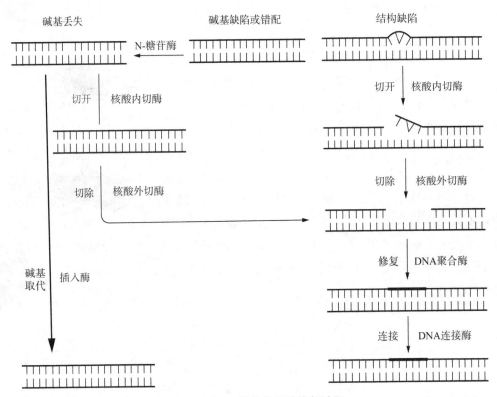

图 11-19　DNA 损伤的切除修复过程

切除修复是比较普遍的一种修复机制，它对多种损伤的 DNA 均能起修复作用。如果 DNA 损伤较为严重，必须进行切除修复。参与切除修复的酶主要有特异的内切核酸酶、外切核酸酶、聚合酶和连接酶。细胞内有多种特异的内切核酸酶可识别由紫外线或其他因素引起的 DNA 损伤部位，在其附近将核酸单链切开，再由外切核酸酶将损伤链切除，然后由 DNA 聚合酶进行修复合成，最后由 DNA 连接酶将新合成的 DNA 链与已有的链连接上。大肠埃希菌 DNA 聚合酶 I 兼有 5′外切核酸酶活力，因此修复合成和切除两步可由同一种酶来完成。真核细胞的 DNA 聚合酶不具有外切核酸酶活力，切除必须由另外的外切核酸酶来执行。现在已能利用有关的酶在离体情况下实现 DNA 损伤的切除修复。

切除修复系统和癌症的发生有一定关系。有一种称为着色性干皮病的遗传病，这种病的患者对日光或紫外线特别敏感，往往容易出现皮肤癌。经分析表明，患者皮肤细胞中缺乏紫外线特异性内切核酸酶，因此对紫外线引起的 DNA 损伤不能修复。这说明修复系统的障碍可能是癌症发生的一个原因。

（三）重组修复

重组修复又称复制后修复，其过程是损伤的 DNA 先进行复制，而后进行同源重组。若 DNA 损伤范围较大，复制时无损伤的 DNA 单链复制成正常的子代双链 DNA；对于有损伤的 DNA 单链，损伤部位不能作为模板指导子链的合成，即在子链上形成缺口。缺口可以通过蛋白作用与健康母链上的同源序列交换而修复。而正常母链上又出现了缺口，DNA 重组后未受损伤的母链上出现的缺口在大肠埃希菌中可被 DNA 聚合酶 I 修补和 DNA 连接酶连接（图 11-20）。通过重组过程后，DNA 损伤可能仍保留下来，但随着多次复制及重组修复，损伤链所占比例越来越少，不影响细胞的正常功能。

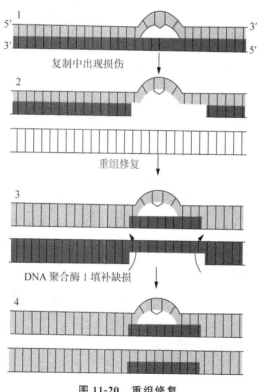

图 11-20　重组修复

（四）SOS 修复

"SOS" 是国际上通用的紧急呼救信号。SOS 修复是指 DNA 受到严重损伤、细胞处于危急状态、正常修复机制均已被抑制时所诱导的一种 DNA 修复方式，是一种危机状态下的抢救修复。SOS修复只能维持基因组的完整性，提高细胞的生成率，但留下的错误较多，故又称为错误倾向修复，使细胞有较高的突变率。当DNA两条链的损伤邻近时，损伤不能被切除修复或重组修复，这时可在核酸内切酶、外切酶的作用下造成损伤处的DNA链空缺，再由损伤诱导产生一整套的特殊DNA聚合酶（SOS修复酶类），催化空缺部位DNA的合成，这时补上去的核苷酸几乎是随机的，但可保持DNA双链的完整性，使细胞得以生存。这种修复带给细胞很高的突变率。

目前对真核细胞DNA修复的反应类型、参与修复的酶类和修复机制了解还不多，但DNA损伤修复与细胞突变、寿命、衰老、肿瘤发生、辐射效应、某些毒物的作用都有密切的关系。人类遗传性疾病现已发现4000多种，其中不少与DNA修复缺陷有关，这些DNA修复缺陷的细胞表现出对辐射和致癌剂的敏感性增加。例如，着色性干皮病就是第一个发现的DNA修复缺陷性遗传病，患者皮肤和眼睛对太阳光特别是紫外线十分敏感，身体曝光部位的皮肤干燥脱屑、色素沉着、容易发生溃疡，皮肤癌发病率高，常伴有神经系统障碍、智力低下等，患者的细胞对嘧啶二聚体和烷基化的清除能力降低。

———— [小结] ————

DNA复制是指以亲代DNA分子作为模板合成出相同互补分子的过程，其方式为半保留复制。1958年，Meselson等用实验证明了这一复制方式。在半保留复制中，碱基配对是核酸分子间传递遗传信息的结构基础。这种复制具有半保留性、高保真性、半不连续性以及代谢稳定性，然而，这种稳定性是相对的，DNA分子也会发生各种突变或受到损伤和降解，需要修复或补充。DNA复制的单位是复制子，为复制起点到复制终止点的一段DNA区域。原核生物只有1个特定的复制起点；真核生物具有多个复制起点。复制开始时，在复制起点处会形成复制叉。从复制叉的走势上看，有3种复制方向：相向、单向和双向复制。复制的方式也有3种，包括θ形、滚动环式和D环式。真核生物染色体在全部复制完成之前起点不再重新开始复制，而原核的起点可以连续发动复制。

DNA的复制涉及多种酶类，包括多种DNA聚合酶和DNA连接酶。DNA聚合酶催化的反应需要dNTP作为底物，接受模板链指导，需有引物3'-羟基存在，方向为5'→3'，从而合成极性与模板相对的DNA。本章以大肠埃希菌的DNA聚合酶为例，详细介绍了各类的DNA聚合酶，包括聚合酶Ⅰ、聚合酶Ⅱ、聚合酶Ⅲ、聚合酶Ⅳ和聚合酶Ⅴ。聚合酶Ⅰ具有外切核酸酶活性；聚合酶Ⅱ是一种修复酶；聚合酶Ⅲ是主要的复制酶；聚合酶Ⅳ和聚合酶Ⅴ主要涉及DNA的易错修复。DNA聚合酶只能催化多核苷酸链的延长反应，要使链间头尾连接需要DNA连接酶的作用。因此连接酶在DNA的复制、修复和重组等过程中都起着重要的作用。

所有发现的 DNA 聚合酶合成方向都是 $5'\rightarrow 3'$，为了解释 $3'\rightarrow 5'$ 方向链的合成，提出了半不连续复制模型。此模型认为新合成链的走向为 $3'\rightarrow 5'$，DNA 实际上是由许多 $5'\rightarrow 3'$ 方向合成的 DNA 片段——冈崎片段，从而在连接酶作用下连接起来的。DNA 聚合酶不能发动新链的合成，只能催化已有链的延伸，因此需要一段 RNA 引物。该引物由引物合成酶催化形成。DNA 保持如此复杂的复制机制是为了保持 DNA 复制的高度忠实性。

在 DNA 分子的复制、重组、转录和装配等过程中都涉及 DNA 拓扑异构体的转变。DNA 拓扑异构体之间的转变是通过拓扑异构酶实现的。包括 I 型拓扑异构酶和 II 型拓扑异构酶。对原核生物来说，拓扑异构酶 I 主要消除负超螺旋，但也能引起 DNA 的其他拓扑结构转变；II 型拓扑异构酶是一种 DNA 旋转酶，通过引入负超螺旋，从而抵消 DNA 复制中产生的正超螺旋，真核生物的该酶略有不同。

本章以大肠埃希菌为例，具体地描述了细菌 DNA 复制过程。其 DNA 的复制过程分为 3 个阶段：起始、延伸和终止。起始阶段涉及多种酶和蛋白质辅助因子的参与，如 Dna A 蛋白、Dna B 蛋白、HU、引物合成酶等。延伸阶段，在复制体上同时进行着前导链的持续合成和后随链的分段合成，用回环模型能够解释这一过程。终止阶段，细菌环状染色体的 2 个复制叉在终止区相遇后停止复制。

真核生物 DNA 复制的基本过程与原核生物大致相同。但参与的酶和蛋白质不同，起始过程更加复杂。从真核生物已发现 10 多种 DNA 聚合酶，但参与 DNA 复制的主要有 3 种。DNA 聚合酶 α 合成 RNA 引物和一条小段 DNA，前导链和后随链则由 DNA 聚合酶 δ 或 DNA 聚合酶 ε 催化合成。DNA 聚合酶 γ 催化线粒体 DNA 的合成，其他 DNA 聚合酶主要用于 DNA 损伤的修复。真核生物 DNA 合成的速度比原核生物慢，但由于多起点复制，染色体复制的速度较快。

生物体的遗传物质多数是双链 DNA，而某些病毒携带遗传信息的载体却是单链 RNA。反转录是以 RNA 为模板，在反转录酶作用下合成 DNA 的过程，是从劳氏肉瘤病毒等 RNA 病毒感染宿主细胞中发现的。

反转录酶具有 3 种酶活性：①可以 RNA 为模板指导 DNA 的合成；②水解杂交链上的 RNA；③以 DNA 为模板指导 DNA 的合成。催化反转录过程的酶称为反转录酶，全称为 RNA 依赖的 DNA 聚合酶。该酶主要存在于致癌 RNA 病毒中，可能与细胞的恶性转化有关。反转录酶也存在于正常的细胞和胚胎细胞中，可能与细胞的分裂及胚胎的发育有关。反转录酶和反转录现象是分子生物学研究中的重大发现。反转录扩大和发展了分子生物学中心法则，拓宽了病毒致癌理论，从反转录 RNA 病毒中发现了癌基因。反转录酶也存在于正常细胞和胚胎细胞中，可能与细胞分化和胚胎发育有关。

DNA 复制时难免会发生差错，在种种外界因素影响下，DNA 更易发生损伤，复制过程出现错误是突变发生的原因。突变是进化的动力，也是遗传病、肿瘤和某些遗传易感性疾病的发病原因。从原因上说，突变除了会自发发生外，某些物理、化学、生物因素也能诱发突变。单细胞内存在各种修复措施，使损伤的 DNA 得以复原。主要的修复方式有直接修复、切除修复、重组修复和 SOS 修复等。

———— [思考题] ————

1.DNA 复制有何特点？简述参与 DNA 复制的物质及其作用。

2.基因突变有哪些类型？有何意义？

3.DNA 的损伤修复有哪几种方式？

4.何谓反转录酶？简述其作用。

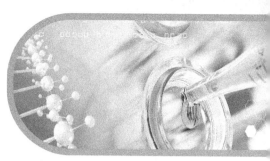

第十二章

RNA 的生物合成

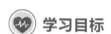 **学习目标**

1. 掌握 RNA 聚合酶和转录模板在转录中的作用，原核生物的转录过程，真核生物的转录终止，真核生物 mRNA 转录后加工。

2. 熟悉转录和复制的异同点，真核生物的转录起始、转录延长，真核生物 tRNA 转录后的加工。

3. 了解真核生物 rRNA 转录后加工。

转录是以 DNA 单链为模板，NTP 为原料，在 DNA 依赖的 RNA 聚合酶催化下合成 RNA 链的过程。

真核生物储存遗传信息的 DNA 位于细胞核内，要指导合成蛋白质，首先必须把它的碱基序列抄录成 RNA 的碱基序列，然后，RNA 穿过核膜进入胞液，其作为蛋白质合成的模板，把遗传信息传递到核外。因为转录和复制都是在 DNA 指导下的核苷酸聚合过程，两者之间有许多相同之处。但两者在模板、酶类及聚合过程中也有显著差别（表 12-1）。

表 12-1　转录与复制的异同点

类别	转录	复制
模板 DNA	双链 DNA 中只有一股链作为模板（不对称转录）；结构基因（2 万～2.5 万个基因）	双链 DNA 的两股链均作为模板（半保留复制）；全基因（3×10^9 bp）
底物	NTPs	dNTPs
碱基配对	A-U、T-A、G-C	A-T、G-C
聚合酶 RNA	聚合酶（不需引物），缺乏校读功能	DNA 聚合酶（需 RNA 引物），有校读功能
产物链延长方向	$5' \rightarrow 3'$	$5' \rightarrow 3'$
产物	单链 RNA	子代双链 DNA

以 RNA 为模板合成 RNA 的过程称为 RNA 复制。RNA 复制见于 RNA 病毒基因组的复制过程。

第一节　参与转录的物质

RNA 的转录需要多种成分参与，包括 DNA 模板、4 种三磷酸核糖核苷酸、RNA 聚合酶及某些蛋白质因子等。

一、转录模板

复制是为了保留物种的全部遗传信息，所以，基因组的 DNA 全长均需复制。转录是有选择性的，在细胞的不同发育时序，按生存条件和需要才转录。在基因组庞大的 DNA 链上，也并非任何区段都可以转录。能转录出 RNA 的 DNA 区段，称为结构基因。转录的这种选择性，称为不对称转录。它有两方面含义：一是在 DNA 双链分子上，一股链可转录，另一股链不转录；其二是模板链并非永远在同一单链上（图 12-1）。

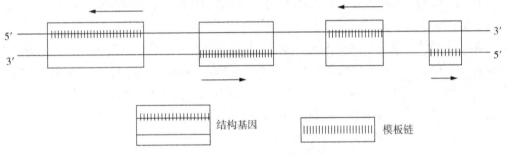

图 12-1　不对称转录

DNA 双链中能指引转录生成 RNA 的单股链称为模板链，相对应的另一条链没有转录功能，但其序列与转录生成的 mRNA 大致相同，可以直接了解编码蛋白质的氨基酸序列，故称为编码链，也称有意义链或 Crick 链，而与之互补的模板链称为反意义链或 Watson 链。不同的基因分别分布在 DNA 分子 2 条互补的单链中，各个基因的模板链并不全在同一条链上。

二、RNA 聚合酶

转录酶即为 RNA 聚合酶。原核生物和真核生物的 RNA 聚合酶是有区别的。

（一）原核生物的 RNA 聚合酶

目前已研究得比较透彻的是大肠埃希菌的 RNA 聚合酶。这是 1 个分子量达 480 kDa，由 4 种亚基 α、β、β′和 σ 组成的五聚体（α₂ββ′σ）蛋白质。各亚基及其功能见表 12-2。

表 12-2　大肠埃希菌 RNA 聚合酶各亚基的功能

亚基	相对分子质量	功能
α	36 512	与核心酶亚基的正确聚合有关，控制转录的速率。能与启动子结合
β	150 618	聚合功能（催化），被利福平结合抑制
β′	155 613	结合 DNA 模板，兼有解链功能
σ	70 263	辨认起始位点，促进酶与启动子结合

　　α₂ββ′亚基合称核心酶。试管内的转录实验（含有模板、酶和底物 NTP 等）证明，核心酶已能催化 NTP 按模板的指引合成 RNA。但合成的 RNA 没有固定的起始位点，而加有 σ 亚基的酶却能在特定的起始点上开始转录。可见 σ 亚基的功能是辨认转录起始点。σ 亚基加上核心酶称为全酶。活细胞的转录起始需要全酶。但转录延长阶段则仅需核心酶。

　　原核生物的 σ 亚基已发现多种，通常用它们蛋白质的分子量来命名并加以区分。σ70（分子量 70 kDa）是典型的辨认转录起始点的蛋白质。当细胞内外环境发生变化时，可能要动用一些平时并不表达的基因做出应答。例如，σ32（分子量 32 kDa）是热休克（应激）应答反应必需的。σ32 辨认与典型的−35 和−10 序列完全不同的启动子序列，控制一套热休克基因的表达。现已发现真核生物也普遍存在热休克基因，需热休克蛋白才能启动这些基因（图 12-2）。

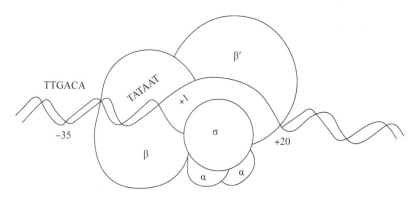

图 12-2　原核生物的 RNA 聚合酶全酶及其在转录起始区的结合

　　其他原核生物的 RNA 聚合酶，在结构、组成、功能上均与大肠埃希菌的 RNA 聚合酶相似。原核生物的 RNA 聚合酶都受一种抗生素特异性地抑制。利福平或利福霉素是用于抗结核菌治疗的药物，它专一性地结合 RNA 聚合酶的 β 亚基。在转录开始后才加入利福平，仍能发挥其抑制转录的作用，这就说明了 β 亚基是在转录全过程都起作用的。β′亚基是 RNA 聚合酶与 DNA 模板相结合相依附的组分，所以也参与了转录全过程。α 亚基决定转录哪些类型和种类的基因，它不像 σ 亚基那样在转录延长时即脱落。所以，由 $\alpha_2\beta\beta'$ 亚基组成的核心酶是参与整个转录过程的。

（二）真核生物的 RNA 聚合酶

真核生物中已发现有 3 种 RNA 聚合酶，分别称 RNA 聚合酶Ⅰ、RNA 聚合酶Ⅱ、RNA 聚合酶Ⅲ。它们专一性地转录不同的基因，由它们催化的转录过程产物也各不相同。鹅膏蕈碱是真核生物 RNA 聚合酶的特异性抑制剂，3 种真核生物 RNA 聚合酶对鹅膏蕈碱的反应不同。转录是遗传信息表达的重要环节，真核生物在核内转录生成 hnRNA，然后加工成 mRNA 并输送给胞质的蛋白质合成体系，从功能上衔接 DNA 和蛋白质 2 种生物大分子。mRNA 是各种 RNA 中寿命最短、最不稳定的，经常需重新合成。在这个意义上说，RNA 聚合酶Ⅱ（转录生成 hnRNA 和 mRNA）可认为是真核生物中最活跃的 RNA 聚合酶。

RNA 聚合酶Ⅲ转录的产物都是小分子量的 RNA。tRNA 的大小都在 100 核苷酸以下，5S rRNA 的大小约为 120 核苷酸。小分子核内核糖核酸（snRNA）有多种，由 90～300 核苷酸组成，参与 RNA 的剪接过程。

RNA 聚合酶Ⅰ转录产物是 45S rRNA，经剪接修饰生成除 5S rRNA 外的各种 rRNA。由 rRNA 与蛋白质组成的核蛋白体是蛋白质合成的场所。

转录在 DNA 模板上特定部位开始，此部位称转录起始点。从转录起始点开始与转录方向相同的区域称下游，与转录方向相反的区域称上游。RNA 聚合酶识别并结合的部位称启动子，位于起始点的上游，在原核生物，s 因子辨认和结合启动子上的特殊序列是 -35 区的 TTGACA 序列和 -10 区的 TATAAT 序列。停止转录作用的部位，称为终止信号，位于起始点的下游。

三、原料及其他蛋白因子

原料是 4 种三磷酸核糖核苷酸，有 ATP、GTP、CTP、UTP，某些蛋白质因子及无机离子也参与转录过程。

第二节　转录的基本过程

转录是生物合成 RNA 的过程，与复制相似，有起始、核苷酸链延长和链合成终止 3 个阶段。

一、转录的起始

转录的起始，就是形成转录起始复合物的过程。这一阶段反应所需的辅助因子，在原核生物与真核生物之间有较大的差异。

转录和复制都依赖 DNA 模板，DNA 的双链都需要解开成单链。复制解链范围大，形成复制叉，需诸多因子和酶的辅助。转录解链的范围只需要 10～20 个核苷酸对，形成转录空泡。

（一）原核生物转录的起始

转录空泡也称为转录复合物，就是 RNA 聚合酶的核心酶、DNA 模板和转录产物 RNA 三者结合在一起的复合体。RNA 聚合酶沿 DNA 链前移，RNA 链也逐渐延长，DNA 双链则随 RNA 聚合酶的移动不断小规模地展开，已转录的区段又随即复合。

原核生物需要靠 σ 因子辨认转录起始点，被辨认的 DNA 区段就是－35 区的 TTGACA 序列。在这一区段，酶与模板的结合很松弛，酶随即移向－10 区的 TATAAT 序列并跨入了转录起始点。转录起始不需引物，2 个与模板配对的相邻核苷酸，在 RNA 聚合酶催化下生成磷酸二酯键就可以直接连结起来，这也是 DNA 聚合酶和 RNA 聚合酶分别对 dNTP 和 NTP 的聚合作用最明显的区别。转录起始生成 RNA 的第 1 位，即 5′端总是 GTP 或 ATP，又以 GTP 更为常见。当 5′-GTP（5′-pppG-OH）与第 2 位 NTP 聚合生成磷酸二酯键后，仍保留其 5′端三个磷酸，也就是 1，2 位聚合后，生成 5′pppGpN-OH3′。这一结构也可理解为四磷酸二核苷酸，它的 3′端有游离羟基，可以加入 NTP 使 RNA 链延长下去。RNA 链上这种 5′端结构不但在转录延长中一直保留，至转录完成，RNA 脱落，也还有这 5′端的结构。

由此可见，转录的起始就是生成一个起始复合物，有别于转录复合物仅在于 RNA 链并未延伸，而 RNA 聚合酶是全酶而不是核心酶。

转录起始复合物＝RNApol（$\alpha_2\beta\beta'\sigma$）-DNA-pppGpN-OH3′

第 1 个磷酸二酯键生成后，σ 亚基即从转录起始复合物上脱落，核心酶连同四磷酸二核苷酸，继续结合于 DNA 模板上并沿 DNA 链前移，进入延长阶段。实验证明，σ 亚基若不脱落，RNA 聚合酶则停留在起始位置，转录不继续进行。每个原核细胞内，RNA 聚合酶各亚基比例为 $\alpha : \beta : \beta' : \sigma = 4000 : 2000 : 2000 : 600$，σ 因子的量在胞内明显比核心酶少得多。试管内的 RNA 合成实验也证明，RNA 的生成量与核心酶的加入量成正比；开始转录后，产物量与 σ 亚基加入与否无关。这些实验都可说明，转录延长与 σ 亚基无关，进而推论，σ 亚基是可反复使用于起始过程的。

（二）真核生物转录的起始

真核生物转录起始也需要 RNA 聚合酶对起始区上游 DNA 序列作辨认和结合，生成起始复合物。起始点上游多数有共同的 5′-TATA 序列，称为 TATA 盒。TATA 盒的位置不像原核生物上游－35 区和－10 区那样典型。某些真核生物或某些基因也可以没有 TATA 盒。不同物种、不同细胞或不同的基因，可以有不同的上游 DNA 序列，但都可统称为顺式作用元件。

有很多种类能直接或间接辨认、结合转录上游区段 DNA 的蛋白质，在真核生物中统称为反式作用因子。因子和因子之间又需互相辨认、结合，以准确地控制基因是否转录、何时转录。反式作用因子中，能直接或间接结合RNA聚合酶的，称为转录因子（transcription factor，TF）。相应于RNA聚合酶Ⅰ、RNA聚合酶Ⅱ、RNA聚合酶Ⅲ的TF，分别称为TFⅠ、TFⅡ、TFⅢ。目前研究得较深入、已知种类较多的是TFⅡ。

（三）转录因子和真核生物的转录起始复合物

真核生物的TFⅡ又分TFⅡA、TFⅡB等，对于其中主要的TFⅡ，已比较清楚它们的功能，列于表12-3。

表12-3　真核生物转录因子Ⅱ（TFⅡ）的种类及其功能

转录因子	亚基组成和（或）相对分子质量	功能
TFⅡA	12 000，19 000，35 000	稳定ⅡD-DNA复合物
TFⅡB	33 000	促进RNA聚合酶Ⅱ结合及作为其他因子结合的桥梁
TFⅡD	TBP 38 000	结合TATA盒
	TAF	辅助TBP与DNA结合
TFⅡE	57 000（α），34 000（β）	ATPase
TFⅡF	30 000，74 000	解螺旋酶

注：TBP为TATA框结合蛋白；TAF为TBP结合因子。

原核生物RNA聚合酶可以结合启动子。即使没有σ因子，核心酶也能非特异地结合模板DNA进行转录。但实验证明，真核生物RNA聚合酶不与DNA分子直接结合。在众多TFⅡ中，TFⅡD是目前已知唯一能结合TATA盒的蛋白质。TF的大分子还可划分为多个结构域，不同结构域有结合DNA，结合其他TF，激活其他TF，激活其他酶的作用。现在分离得到的TFⅡDz亚基是结合TATA盒的。

真核生物转录起始也形成RNA聚合酶开链模板的复合物，但在开链之前，必须先靠TF之间互相结合，然后RNA聚合酶Ⅱ才加入这个复合物中，再形成起始前复合物（preinitiation complex，PIC）。以TFⅡD先结合TATA盒为核心，逐步形成PIC。

二、转录的延长

原核生物和真核生物在转录延长阶段发生的反应比较相近。总的来说，一是聚合酶如何向转录起始点下游移动，继续指导核苷酸之间磷酸二酯键的形成，二是转录区的模板如何形成局部单链区，便于转录。

原核生物RNA聚合酶催化转录起始，即核苷酸链中的第1个磷酸二酯键形成后，σ因子从全酶中解离出来，核心酶就能沿DNA分子移动，真核生物RNA聚合酶不但需要较多的转录因子来催化起始，而且转录起始后，酶的移动也靠多种转录因子的共同作用使酶的构象发生改变来实现，如在 TFⅡH 等作用下，聚合酶Ⅱ C 端丝氨酸残基的磷酸化是聚合酶向下游移动的重要因素。

在转录延长过程中，DNA 双链需解开 10～20 bp，形成的局部单链区像一个小泡，故形象地称为转录泡。转录泡是指 RNA 聚合酶-DNA 模板-转录产物 RNA 结合在一起形成的转录复合物。为了保持局部的转录泡状态，在 RNA 聚合酶下游的 DNA 需不断解链，可使其下游的 DNA（未解开双链部分）越缠越紧，形成正超螺旋，而其上游 DNA 变得松弛，产生负超螺旋，需要解旋酶和拓扑异构酶来消除这些现象。

转录起始复合物中，核苷酸之间第 1 个磷酸二酯键的形成是由第 1 个核苷酸的 3′-OH 与第 2 个核苷酸的 5′-磷酸之间脱水而成。第 1 个核苷酸常为 G，来自 GTP 的 5′-三磷酸仍保留，第 2 个核苷酸的 3′-OH 仍然游离形成 5′pppGpN-OH3′。在聚合酶沿模板链的 3′→5′ 移动时，可按模板链碱基序列的指引，相应 NTP 上的 α-磷酸可与延长新链的 3′-OH 相继形成磷酸二酯键，其 β、γ 磷酸基脱落生成焦磷酸后迅速水解，释放的能量进一步推动转录，使新合成的 RNA 链沿着 5′→3′ 方向逐步延长。在转录局部形成的 RNA∶DNA 杂化双链之间的引力弱于 DNA 双链，延长中的 RNA 链的 5′端会被重新形成的 DNA 双链挤出，使合成中的 RNA 的 5′端游离于转录复合物。

三、转录的终止

当 RNA 聚合酶在 DNA 模板上停顿下来不再前进，转录产物 RNA 链从转录复合物上脱落下来，就是转录终止。

（一）原核生物转录的终止

原核生物转录的终止有 2 种主要机制。一种机制是需要蛋白质因子 ρ 的参与，称为依赖 ρ 因子的转录终止机制，另一种机制是在离体系统中观察到，纯化的 RNA 聚合酶不需要其他蛋白质因子参与，可使转录终止，称为不依赖 ρ 因子的转录终止机制。

1. 依赖 ρ 因子的转录终止　ρ 因子是一种分子量为 46 kDa 的蛋白质，以六聚体为活性形式。依赖 ρ 因子的终止位点，未发现有特殊的 DNA 序列，但 ρ 因子能与转录中的 RNA 结合。ρ 因子的六聚体被约 70～80 nt 的 RNA 包绕，激活 ρ 因子的 ATP 酶活性，并向 RNA 的 3′端滑动，滑至 RNA 聚合酶附近时，RNA 聚合酶暂停聚合活性，使 RNA∶DNA 杂化链解链，转录的 RNA 释放出来而终止转录。

2. 不依赖 ρ 因子的转录终止　在这种转录终止系统中，模板 DNA 在终止位点附近有特殊的连续 T 序列，在连续 T 之前有富含 GC 互补区及几个插入碱基。这种互补区的转录物可形成茎-环结构，影响 RNA 聚合酶的构象使转录暂停；同时，由于转录产物与模板之间的 dA∶rU 杂交区的双链最不稳定，使杂化链的稳定性下降，而转录泡模板区的两股 DNA 容易恢复双链，释出转录产物 RNA，使转录终止。

（二）真核生物转录的终止

真核生物转录终止的机制，目前了解尚不多，而且 3 种 RNA 聚合酶的转录终止不完全相同。RNA 聚合酶 I 催化的转录有 18 bp 的终止子序列，可被辅助因子识别。RNA 聚合酶 II 和 RNA 聚合酶 III 催化转录的终止子，可能有与原核生物不依赖 ρ 因子的终止子相似的结构和终止机制，即有富含 GC 的茎-环结构和连续的 U。由于成熟 mRNA 的 3′ 端已被切除了一段并加入了 poly（A）尾，具体的转录终止点目前尚未认识。

第三节　转录后的加工

转录后生成的 RNA 链还需经过一系列的变化才能变成成熟的 rRNA、tRNA、mRNA，这称为转录后的修饰。真核生物转录后的修饰比较复杂，包括 3 类 RNA 的加工，并且各有特点。

一、真核生物 mRNA 转录后的加工修饰

真核生物 mRNA 由 RNA 聚合酶 II 催化转录，初始产物为核不均一 RNA，新生的 hnRNA 从开始形成到转录终止，就逐步与蛋白质结合形成不均一核糖核蛋白颗粒，前 mRNA 加工的顺序是形成 5′ 帽子结构；内切酶去除 3′ 端的一段序列；poly（A）聚合酶催化形成 3′ poly（A）尾；最后剪接去除内含子转变为成熟的 mRNA。

1. 5′ 帽的形成　mRNA 的帽子结构（GpppmG-）是在 5′ 端形成的。转录产物第 1 个核苷酸往往是 5′-pppG。mRNA 成熟过程中，先由磷酸酶把 5′-pppG 水解，生成 5′-ppG 或 5′-pG-，释放出无机焦磷酸。然后，5′ 端与另一个 pppG 反应，生成三磷酸双鸟苷。在甲基化酶作用下，第 1 个或第 2 个鸟嘌呤碱基发生甲基化反应，形成帽子结构。

帽子结构可保护 RNA 免受核酸外切酶的水解，并且为多肽合成提供启动信号，与翻译过程的起始有关。原核生物 mRNA 没有帽子结构。

2. 前 mRNA 3′ 端切除及加 poly（A）尾　在大多数已研究过的基因中，都没有 3′ 端多聚 T 相应序列的事实，可以说明 poly（A）的出现是不依赖 DNA 模板的。转录最初生成的 mRNA 3′ 端往往长于成熟的 mRNA。因此认为，加入 poly（A）之前，先由核酸外切酶切去 3′ 端一些过剩的核苷酸，然后加入 poly（A）。在 hnRNA 上也发现 poly（A）尾，推测这一过程也应在核内完成，而且先于 mRNA 中段的剪接。尾部修饰是和转录的终止同时进行的过程。

Poly（A）在哺乳类动物长度为 20～200 个核苷酸，poly（A）可增加 mRNA 的稳

定性，提高翻译的效率，并与 mRNA 从细胞核向胞液转运过程有关。

3. mRNA 的剪接　断裂基因是指真核生物中，若干编码区序列被非编码区序列间隔但又连续镶嵌而构成的基因。断裂基因中具有表达活性的编码序列称为外显子，没有表达活性的间隔序列称为内含子。在转录过程中，外显子和内含子序列均转录到 hnRNA 中。剪接就是在细胞核中，由特定的酶催化，切除由内含子转录而来的非信息区，然后将由外显子转录而来的信息区进行拼接，使之成为具有翻译功能的模板。

二、真核生物 tRNA 转录后的加工

tRNA 的加工包括切除和碱基修饰，有些则需剪接。

1. 剪切　由多种核糖核酸酶分别在 5′ 端和 3′ 端切去一定的核苷酸序列以及 tRNA 反密码环的部分插入序列。

2. 加上 CCA-OH 的 3′ 端　在核苷酸转移酶的催化下，在 RNA 前体的 3′ 端加上 CCA-OH 结构。

3. 碱基的修饰　①甲基化：例如，tRNA 甲基转移酶催化下，某些嘌呤生成甲基嘌呤，如 A→mA，G→mG；②还原反应：某些尿嘧啶还原为双氢尿嘧啶；③核苷内的转位反应：如尿嘧啶核苷转变为假尿嘧啶核苷；④脱氨反应：某些腺苷酸脱氨成为次黄嘌呤核苷酸，次黄嘌呤是颇常见于 tRNA 的稀有碱基之一；⑤加上 CCA-OH 的 3′ 端：在核苷酸转移酶作用下，在 3′ 端除去个别碱基后加工而成。

三、真核生物 rRNA 转录后的加工

真核生物的 rRNA 有 5S、5.8S、18S 和 28S 四种，其中 5.8S、18S 和 28S 是由 RNA 聚合酶 I 催化 1 个转录单位，产生 45S rRNA 前体，rRNA 转录后加工包括前体 rRNA 与蛋白质结合，然后再切割和甲基化。

在研究 rRNA 转录加工的过程中，发现某些真核生物如四膜虫的 26S rRNA 的前体为 6.4 kb，含有 414 核苷酸的内含子，可以在完全没有蛋白质的条件下进行自身剪接，能很准确地将 414 核苷酸内含子剪除，而使 2 个外显子相连接为成熟的 26S rRNA。这种具有催化功能的 RNA 称为核酶，意为可切割特异性 RNA 序列的 RNA 分子。核酶的二级结构有多种，其中一种呈槌头状结构，含有若干茎和环。例如，烟草环斑病毒的卫星 RNA 的自身剪接序列具有槌头状结构（表 12-4）。

表 12-4　原核生物和真核生物转录的比较

转录过程	原核生物	真核生物
转录起始	－35 共有序列	－30 TATA 盒
	RNA-pol 全酶，σ因子识别	TFⅡD（TBP、TAF）识别结合，
	－10Pribnow box；局部解链＋1；第 1 个磷酸二酯键	TFⅡA、B、F、E、H＋1；第 1 个磷酸二酯键

（续表）

转录过程	原核生物	真核生物
转录延长	σ因子识别脱落开始 RNA聚合酶转录与翻译同步	TFⅡH使CTD磷酸化开始 RNA聚合酶Ⅰ：45S rRNA RNA聚合酶Ⅱ：hnRNA、snRNA RNA聚合酶Ⅲ：tRNA、5S rRNA、snRNA组 AA乙酰化、核小体移位
转录终止	依赖ρ因子的转录终止 ρ因子与终止区的富含C序列结合 非依赖ρ因子的转录终止区富含 GC的反向重复序列、6～8个连续的A	转录终止区的修饰点序列转录出AAUAAA GUGUGUG剪切信号序列 内切核酸酶识别剪切 多聚腺苷酸聚合酶加尾，剪接、编辑

——— [小结] ———

RNA的生物合成是遗传信息从DNA向RNA传递的过程，就是把DNA模板链上的碱基序列转抄成RNA链的碱基序列，因而称为转录。

复制和转录都是以核苷酸聚合成核酸大分子的过程，有不少相似之处。①均需要DNA为模板；②均需要依赖DNA的聚合酶（分别是RNA聚合酶或DNA聚合酶）；③均需要三磷酸核苷作底物（分别是NTP和dNTP）；④新链的延长均是从$5' \rightarrow 3'$方向；⑤均遵从碱基配对规律；⑥产物均是核酸链。

最明显的不同之处是复制保留了亲代的全套遗传信息，而转录只需要表达部分遗传信息。因此，转录有不对称性。其有两方面含义：一是DNA链上只有部分的区段作为转录的模板（有意义链或模板链）；二是模板链并非自始至终位于同一股DNA链上。转录生成的是RNA前体，必须经过加工修饰才能成为具有生物功能的RNA。

——— [思考题] ———

1. 简述原核生物和真核生物RNA聚合酶的作用。

2. 简述真核生物mRNA转录后的加工。

第十三章

蛋白质的生物合成

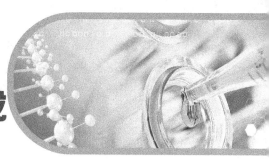

学习目标

1. 掌握翻译的概念，蛋白质生物合成体系的组成和 3 种 RNA 在翻译中的作用。
2. 熟悉蛋白质生物合成过程，蛋白质生物合成与医学的关系。
3. 了解翻译后的修饰加工。

蛋白质的生物合成是基因表达的重要步骤之一。生物体内以 mRNA 为模板、20 种氨基酸为原料，在一系列因子的作用下合成蛋白质的过程，称为翻译。其本质是将 mRNA 分子中 4 种核苷酸编码的遗传信息解读为蛋白质一级结构中氨基酸的排列顺序。翻译比复制和转录复杂，涉及数百种分子，也是细胞中消耗能量最多的过程。

第一节　参与蛋白质合成的物质

蛋白质的生物合成是细胞最为复杂的活动之一。除了 20 种编码氨基酸作为原料外，参与蛋白质生物合成的物质还包括 mRNA、tRNA、核蛋白体、有关的酶、蛋白质因子，以及 ATP、GTP 等供能物质和必要的无机离子。

一、3 种 RNA

（一）mRNA 与遗传密码

mRNA 是蛋白质生物合成的直接模板。在 mRNA 分子上，沿 5′ 至 3′ 方向，每 3 个相邻的核苷酸组成一组，形成三联体，在蛋白质生物合成时，代表一种氨基酸的信息或其他信息，称为遗传密码或密码子。在细胞核中转录生成的 mRNA，经加工修饰和跨核膜运输到达细胞质，把基因中储存的遗传信息携带出来，成为蛋白质多肽链合成的直接模板。mRNA 上遗传密码的顺序决定了蛋白质分子中氨基酸的排列顺序和基本结构。mRNA 上的 4 种核苷酸按三联体方式组合为 64 种密码子，有 61 个密码为 20 种氨基酸编码（表 13-1）。AUG 是起始密码，同时又是编码蛋氨酸（甲硫氨酸）的密码子。UAA、UGA、UAG 是终止密码，不代表任何氨基酸，在 mRNA 上出现表示多肽链合成的终止信号。

表 13-1　遗传密码表

第1个字母	第2个字母				第3个字母
	U	C	A	G	
U	苯丙氨酸	丝氨酸	酪氨酸	半胱氨酸	U
	苯丙氨酸	丝氨酸	酪氨酸	半胱氨酸	C
	亮氨酸	丝氨酸	终止密码	终止密码	A
	亮氨酸	丝氨酸	终止密码	色氨酸	G
C	亮氨酸	脯氨酸	组氨酸	精氨酸	U
	亮氨酸	脯氨酸	组氨酸	精氨酸	C
	亮氨酸	脯氨酸	谷氨酰胺	精氨酸	A
	亮氨酸	脯氨酸	谷氨酰胺	精氨酸	G
A	异亮氨酸	苏氨酸	天冬酰胺	丝氨酸	U
	异亮氨酸	苏氨酸	天冬酰胺	丝氨酸	C
	异亮氨酸	苏氨酸	赖氨酸	精氨酸	A
	甲硫氨酸	苏氨酸	赖氨酸	精氨酸	G
G	缬氨酸	丙氨酸	天冬氨酸	甘氨酸	U
	缬氨酸	丙氨酸	天冬氨酸	甘氨酸	C
	缬氨酸	丙氨酸	谷氨酸	甘氨酸	A
	缬氨酸	丙氨酸	谷氨酸	甘氨酸	G

遗传密码有以下特点。

1. 连续性　指 2 个相邻的密码子之间没有任何符号加以分解，翻译时从 5′端的起始密码 AUG 开始，1 个密码子挨着 1 个密码子连续阅读下去，直至遇到终止密码子。mRNA 上如果缺失或插入非 3 整倍数的碱基，就会导致密码子阅读框架改变，使翻译出的氨基酸序列异常，产生移码突变。

2. 简并性　合成蛋白质的常用氨基酸有 20 种，而编码氨基酸的遗传密码有 61 种，所以同一氨基酸可以由多个密码子编码。除了甲硫氨酸和色氨酸只有 1 个密码子外，其他氨基酸均有 1 个以上的密码子。这种一个氨基酸有 2 个或 2 个以上密码子的现象，称为遗传密码的简并性。同一氨基酸的不同密码子互称为简并密码子或同义密码子。简并性主要体现在密码子的第 3 位碱基不同，即密码子的专一性主要由前 2 个碱基决定，第 3 个碱基的突变不会造成翻译时氨基酸序列的改变。简并的意义在于将碱基突变带来的影响降到最小，一定程度上保证遗传的稳定性。

3. 通用性　从病毒、植物到人类，几乎所有生物在蛋白质生物合成中都使用同一套遗传密码表，这称为遗传密码的通用性。这表明地球上的生物是由同一起源分化而来的。但近些年的研究发现存在着少数例外，动物细胞线粒体中的遗传密码与通用遗传密码存在差异，如线粒体起始密码是 AUA（表 13-2）。

表 13-2　通用密码与线粒体密码的不同

密码	通用密码	线粒体密码
AUA	异亮氨酸	蛋氨酸、起始密码
AGA	精氨酸	终止密码
AGG	精氨酸	终止密码
UGA	终止密码	色氨酸

4. 摆动性　密码子与反密码子配对时，不严格遵守碱基配对原则的现象（表 13-3）。tRNA 反密码子的第 3 位碱基（3′端）、第 2 位碱基（中间）与 mRNA 上密码子的第 1 位和第 2 位严格按照碱基互补配对规则，但反密码子的第 1 位碱基（5′端）在识别密码子的第 3 个碱基时配对是不严格的，如出现有 U-G、I-C、I-A 等摆动配对。

表 13-3　反密码子与密码子配对的摆动现象

反密码子第 1 位碱基	密码子第 3 位碱基
C	G
A	U
U	A 或 G
G	C 或 U
I	U、C 或 A

（二）rRNA 与核糖体

在蛋白质合成中，rRNA 与多种蛋白质结合形成核糖体，作为多肽链合成的场所，是蛋白质生物合成的"装配机"。

无论是原核生物还是真核生物，核糖体都由大小 2 个亚基组成，亚基又分别由不同的 rRNA 分子与多种蛋白质分子组成。原核生物核糖体为 70S，其中小亚基为 30S，大亚基为 50S；真核生物核糖体为 80S，其中小亚基为 40S，大亚基为 60S（表 13-4）。

表 13-4　核糖体大小及其主要 rRNA 的组成

核糖体	来源	大亚基		小亚基	
		沉降系数	主要 rRNA	沉降系数	主要 rRNA
70S	原核生物	50S	23S	30S	16S
80S	真核生物	60S	28S	40S	18S

在细胞内，一类核糖体附着于内质网，参与分泌蛋白质的合成；另一类游离于胞质中。在蛋白质生物合成中，核糖体具有以下功能：在核糖体上有结合 mRNA 的部位，还有结合不同形式氨基酸的部位，其中能结合肽酰-tRNA 的部位称肽酰位（petidyl site，P 位），能结合氨基酰-tRNA 的部位称氨基酰位（aminoacyl site，A 位）。此外，还有排除卸载 tRNA 的排出位（exit site，E 位）和具有转肽酶活性的基团（图 13-1）。

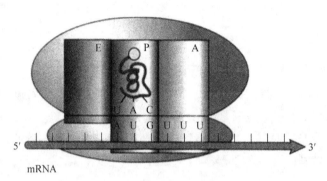

图 13-1　原核生物核糖体的活性中心

（三）tRNA 与氨基酸的活化

在蛋白质生物合成时，tRNA 分子具有 3′端的 CCA-OH 氨基酸接受臂，借助其结构中的反密码子环识别 mRNA 上的遗传密码，将氨基酸准确无误地运输到正确的位置参与多肽链的合成，因此，tRNA 起着"搬运工""适配器"的作用。

tRNA 分子中有 2 个重要的功能部位，氨基酸结合部位和 mRNA 结合部位。氨基酸结合部位是 tRNA 氨基酸臂的 3′-CCA-OH。在翻译开始之前，各种氨基酸在相应的氨基酰-tRNA 合成酶催化下分别加载到各自的 tRNA 上，形成氨基酰-tRNA，这一过程称为氨基酸的活化与转运。

生物体内有很多 tRNA 分子，根据 tRNA 分子在翻译的不同阶段发挥作用，将其分为起始 tRNA 和延伸 tRNA 两类。在肽链生成过程中，第 1 个进入核糖体与 mRNA 起始密码子 AUG 结合的 tRNA 叫起始 tRNA，其余 tRNA 参与肽链延伸，称为延伸 tRNA。原核生物中起始 tRNA 携带甲酰甲硫氨酸（formylmethionine，fMet），真核生物起始 tRNA 携带甲硫氨酸（methionine，Met）。由于密码子的摆动性，一种 tRNA 所携带的一种氨基酸可结合在几种同义密码子上。

二、参与翻译的酶类

蛋白质生物合成是一个酶促反应过程，参与蛋白质生物合成的酶主要有以下几种。

1. 氨基酰-tRNA 合成酶　该酶位于胞质，在 ATP 供能的情况下，能催化氨基酸的活化，对氨基酸及 tRNA 能高度特异识别。

2. 肽酰转移酶 该酶是核糖体大亚基的 rRNA 成分（核酶），催化核糖体 P 位上的肽酰基转移至 A 位氨基酰-tRNA 的氨基上，使酰基与氨基结合形成肽键。它经释放因子的作用后发生变构，表现出酯酶的水解活性，使 P 位上的肽链与 tRNA 分离。

3. 转位酶 催化核糖体向 mRNA 的 3′ 端移动 1 个密码子的距离，使下一个密码子定位于 A 位。

三、蛋白因子

蛋白质的生物合成中还需要多种蛋白因子协助，它们在翻译的不同阶段发挥作用，分为翻译起始因子（initiation factor，IF）、延伸因子（elongation factor，EF）和终止因子（release factor，RF）。各种蛋白因子的生物学功能见表 13-5。

1. 起始因子 参与蛋白质生物合成起始的蛋白因子。

2. 延伸因子 参与蛋白质生物合成过程中肽链延伸的蛋白因子。

3. 终止因子 与终止密码子结合，终止肽链的合成，并使肽链从核糖体上释放出来。

表 13-5　原核生物肽链合成所需要的蛋白因子

蛋白因子	种类	生物学功能
起始因子	IF-1	占据 A 位，防止结合其他 tRNA
	IF-2	促进 fMet-tRNAfMet 与小亚基结合
	IF-3	促进大、小亚基分离；提高 P 位对结合 fMet-tRNAfMet 的敏感性
延伸因子	EF-Tu	促进氨基酰-tRNA 进入 A 位，结合并分解 GTP
	EF-Ts	调节亚基
	EF-G	有转位酶活性，促进 mRNA-肽酰-tRNA 由 A 位移至 P 位，促进 tRNA 卸载与释放
终止因子	RF-1	识别 UAA、UAG；诱导转肽酶变为酯酶
	RF-2	识别 UAA、UGA；诱导转肽酶变为酯酶
	RF-3	有 GTP 酶活性，能介导 RF-1 及 RF-2 与核糖体的相互作用

四、供能物质及无机离子

在蛋白质生物合成的过程中，需 ATP、GTP 等提供能量，还需要 Mg^{2+}、K^+ 等无机离子参与。

第二节 蛋白质生物合成的过程

蛋白质生物合成过程是在核糖体上进行的，以 mRNA 为模板，从 mRNA 的起始密码子 AUG 开始，按照 5′→3′方向阅读密码子，直至遇到终止密码子。整个翻译过程分为起始、延长和终止 3 个阶段。

一、核糖体循环

氨基酸在核糖体上缩合成多肽链是通过核糖体循环而实现的。此循环可分为肽链合成的起始、肽链的延伸和肽链合成的终止 3 个主要过程。活化的氨基酸由 tRNA 携带至核糖体上，以 mRNA 为模板合成多肽链的过程称为广义的核糖体循环。狭义的核糖体循环是指肽链合成的延长阶段经进位、成肽和转位 3 个步骤而使氨基酸依次进入核糖体并聚合成多肽链的过程。这一过程在核糖体上连续循环进行直至终止，称为核糖体循环。每次核糖体循环肽链从 N 端向 C 端增加 1 个氨基酸残基。

二、肽链合成的起始

肽链起始阶段的任务是形成翻译起始复合物，即核糖体、mRNA 和起始 tRNA 组装成起始复合物，在此过程中还需要 GTP、IF 及 Mg^{2+} 的参与。以原核生物为例，共有 3 种翻译起始因子参与，分别为 IF-1、IF-2、IF-3。翻译起始过程如下（图 13-2）。

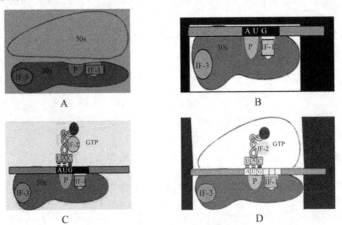

图 13-2　原核生物翻译的起始阶段

注：A. 核糖体大、小亚基分离；B. mRNA 与小亚基结合；C. 起始 tRNA 结合；D. 核糖体大亚基结合，起始复合物形成

1. 核糖体大、小亚基分离　此过程需要 IF-1、IF-3 参与。IF-1、IF-3 与核糖体 30S 小亚基结合，促进大、小亚基分离。此时小亚基与 mRNA 结合形成 mRNA-30S-IF-3 复合物。

2. mRNA 与小亚基结合　在原核生物 mRNA 起始密码子 AUG 的 5′端有一段富含嘌呤的特殊核苷酸序列，称为 SD 序列，能被核糖体 30S 小亚基 16S rRNA 的 3′端富含嘧啶的特殊序列辨认结合，实现 mRNA 与 30S 小亚基的结合。

3. fMet-tRNAfMet 的结合　IF-1 占据 30S 小亚基的 A 位点，而 fMet-tRNAfMet 在 IF-2 的帮助下，与 IF-2 和 GTP 结合形成三元复合体，然后与核糖体小亚基结合，并使 fMet-tRNAfMet 定位于起始密码子 AUG 的相应位置。

4. 核糖体大亚基结合　GTP 水解，释放能量促使 IF-1、IF-2 和 IF-3 脱落，50S 大亚基结合，形成 70S 翻译起始复合物。

三、肽链合成的延长

起始 tRNA 完成与核糖体的结合后，翻译进入延伸阶段。各种氨基酰-tRNA 按照 mRNA 上密码子的顺序在核糖体上依次对号入座，其携带的氨基酸通过肽键缩合，在多肽链的 C 端不断添加氨基酸形成新的多肽链。这是一个在核糖体上重复进行的循环，每个循环包括进位、成肽和转位 3 步连续反应（图 13-3）。延长阶段需要延伸因子的参与。

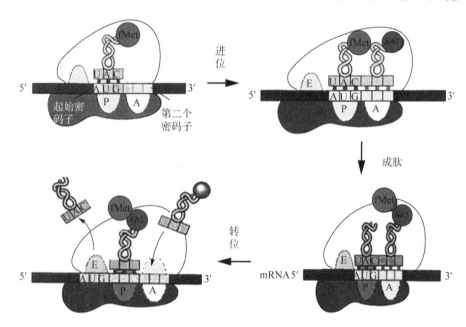

图 13-3　肽链合成的延伸过程

1. 进位　是指 1 个氨基酰-tRNA 按照 mRNA 模板的指引进入核糖体 A 位点的过程。此过程需要 GTP 和延伸因子 EF-Tu 的协助。70S 翻译起始复合物形成后，核糖体的 P 位点已被 fMet-tRNAfMet 占据，A 位空缺，相应的氨基酰-tRNA 通过其反密码子识别 mRNA 上的密码子，占据 A 位。

2. 成肽　经过进位反应后，核糖体的 A 位和 P 位都被氨基酰-tRNA 占据，在大亚基上肽基转移酶催化下，P 位上起始 tRNA 携带的甲酰甲硫氨酰基与 A 位上进入的氨基酸的氨基脱水缩合形成肽键，进而在 A 位上形成二肽酰-tRNA，该反应需要无机离子 Mg^{2+}、K^+ 参与。

3. 转位 是指核糖体沿 mRNA 向其 3′端移动 1 个密码子的距离，此过程需要延伸因子 EF-G，还需要 GTP 水解提供能量。移位后，原本位于 A 位的二肽酰-tRNA 进入 P 位，而 P 位空载的 tRNA 进入 E 位并从 E 位离开核糖体。A 位空缺，为下 1 个氨基酸做准备。

反复重复上述过程，使肽链不断延长。核糖体沿 mRNA 模板从 5′→3′方向阅读遗传密码，多肽链就不断添加 1 个氨基酸，直至终止密码子出现在核糖体的 A 位为止，多肽链延伸阶段完毕。

四、肽链合成的终止

肽链合成的终止阶段是指已经合成结束的多肽链从核糖体上被水解释放，同时结合在一起的核糖体大、小亚基，以及 mRNA 模板、tRNA 相互分离的过程（图 13-4）。

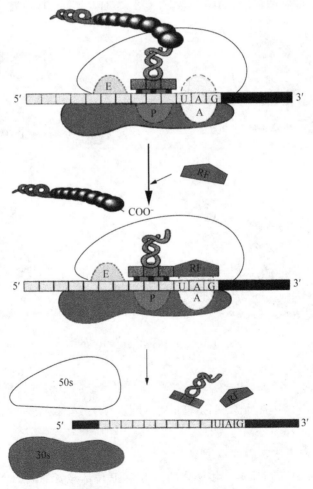

图 13-4　肽链合成的终止过程

当多肽链合成至核糖体 A 位上出现终止密码子（UAA、UAG、UGA）时，没有相应的氨基酰-tRNA 识别终止密码子，只有 RF 能识别并与之结合。当 RF 与终止密码子结合后，诱导肽基转移酶构象发生改变，发挥其水解酶活性，从而使新合成的多肽链从 P 位点上水解下来。终止阶段还需要 GTP 提供能量，使 tRNA 及 RF 释放出来，核糖体与 mRNA 模板相互分离。

蛋白质生物合成过程中，通常细胞内有多个核糖体组装在同一条 mRNA 模板上进行蛋白质合成。一条 mRNA 链上结合多个核糖体形成的串珠状结构称为多聚核糖体。这种蛋白质合成的方式能大大地提高 mRNA 的利用率和蛋白质生物合成的速率。

第三节　翻译后的修饰

新生的多肽链一般没有生物学活性，需要经过加工和修饰才能成为有功能的蛋白质，这一过程称为翻译后加工，常见的加工方式有多肽链的折叠、一级结构的修饰、空间结构的修饰等。

一、一级结构的修饰

1. N 端甲硫氨酸或甲酰甲硫氨酸的切除　无论是原核生物还是真核生物，N 端的甲硫氨酸或甲酰甲硫氨酸一般在多肽链合成完毕之前就被氨基肽酶或脱甲酰基酶催化水解切除。

2. 氨基酸残基侧链的修饰　蛋白质氨基酸侧链修饰主要包括磷酸化、糖基化、甲基化、乙基化、羟基化和羧基化等。

3. 二硫键的形成　蛋白质分子结构中一般都有多个半胱氨酸，2 个半胱氨酸被氧化后即形成二硫键。二硫键的正确形成对维持蛋白质的天然构象有重要作用。

4. 水解去除部分肽段　有一些多肽链合成后，必须在蛋白水解酶作用下切除某些肽段或氨基酸残基，才能生成有活性的多肽。如胰岛素前体由 A、B、C 三段组成，必须切除 C 段后，才能变成有活性的胰岛素。

二、空间结构的修饰

1. 亚基的聚合　具有 2 个或 2 个以上亚基的蛋白质，在各条肽链合成后，还需要通过非共价键将亚基聚合成多聚体，形成蛋白质的四级结构，才具有生物学活性，如血红蛋白。

2. 辅基的连接　结合蛋白质的合成过程中，多肽链合成后还需要进一步与辅基连接起来，才具有生物学活性。

第四节　蛋白质生物合成与临床

一、分子病

由于基因的遗传缺陷引起生物体蛋白质结构和功能异常，从而造成的疾病称为分子病。镰状红细胞贫血病是分子病最典型的代表，该病患者体内编码血红蛋白β亚基的基因发生点突变，从正常的 T 变为 A，导致合成的β亚基中第 6 位氨基酸残基改变，正常的亲水的谷氨酸被疏水的缬氨酸取代，血红蛋白分子结构发生改变，使原来水溶性的血红蛋白分子易相互黏着、聚集成丝，附着在红细胞膜上，进而影响红细胞形态，导致镰状红细胞贫血的发生。

二、抗生素对蛋白质合成的影响

1. 抗生素　多种抗生素可抑制细菌或肿瘤细胞的蛋白质合成，抑制细菌生长和繁殖，从而发挥其药理作用。对宿主无毒性的抗生素可用于预防和治疗人、动物和植物的感染性疾病。抗生素可通过影响翻译的不同过程而达到抑菌作用。常用抗生素抑制蛋白质生物合成的基本原理见表 13-6。

表 13-6　抗生素抑制蛋白质合成的基本原理

抗生素	作用位点	作用原理	应用
伊短菌素	原核、真核核糖体小亚基	阻碍翻译起始复合物的形成	抗肿瘤药
四环素、土霉素	原核核糖体小亚基	抑制氨基酰-tRNA 与小亚基结合	抗菌药
链霉素、新霉素、巴龙霉素	原核核糖体小亚基	改变构象引起读码错误、抑制起始	抗菌药
氯霉素、林可霉素、红霉素	原核核糖体小亚基	抑制转肽酶、阻断肽链延长	抗菌药
嘌呤霉素	原核、真核核糖体	使肽酰基转移到它的氨基上后脱落	抗肿瘤药
放线菌酮	真核核糖体大亚基	抑制转肽酶、阻断肽链延长	医学研究
夫西地酸、细球菌素	EF-G	抑制 FF-G、阻止转位	抗菌药
大观霉素	原核核糖体小亚基	阻止转位	抗菌药

2. 干扰素　是真核细胞被病毒感染后分泌的一种具有抗病毒作用的蛋白质。干扰素可抑制病毒的繁殖，保护宿主细胞。在某些病毒双链 RNA 存在时，干扰素能诱导特异的蛋白激酶活化，该活化的蛋白激酶使 eEF-2 磷酸化而失活，从而抑制病毒蛋白质合成。此外，干扰素能与双链 RNA 共同活化特殊的 $2'\text{-}5'$ 寡聚腺苷酸合成酶，催化ATP 聚合，生成 $2'\text{-}5'$ 寡聚腺苷酸，后者活化核酸内切酶 RNase L，降解病毒 mRNA，

从而阻断病毒蛋白质合成。干扰素除抗病毒作用外，还有调节细胞生长分化、激活免疫系统等作用，已普遍应用于临床治疗。

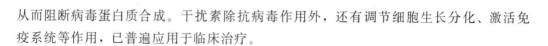

　　蛋白质生物合成也称为翻译，包括氨基酸的活化、肽链的形成和肽链形成后的加工等反应过程。蛋白质生物合成需要 20 种编码氨基酸作为原料，模板 mRNA、氨基酸的运载工具 tRNA、肽链的装配器核糖体、酶和蛋白因子、能源物质及无机离子共同参与。mRNA 作为蛋白质合成的直接模板，它上面分布的遗传密码子决定了蛋白质的氨基酸组成和排列顺序。遗传密码具有通用性、方向性、连续性、简并性和摆动性等特点。翻译过程中，核糖体沿 mRNA 遗传密码子的方向阅读，直至终止密码子。新生的多肽链一般没有生物学活性，需要经过各种加工处理才能成为有活性的成熟蛋白质，该过程包括肽链折叠、剪切、修饰等。蛋白合成异常可导致某些生理功能障碍引起疾病，某些药物和某些活性物质通过抑制或干扰蛋白质生物合成而发挥作用。

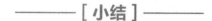

　　1. 简述遗传密码的特点。

　　2. 简述 3 种 RNA 在蛋白质合成中的作用。

　　3. 什么是核糖体循环？简述其过程。

　　4. 肽链合成后的加工修饰有哪些途径？

　　5. 简述蛋白质生物合成过程。

第十四章

细胞信息传递

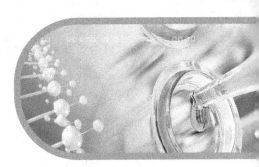

1. 掌握第一信使、第二信使、受体的概念，G 蛋白的组成成分及功能，通过 G 蛋白耦联受体介导的 2 条信号转导系统（cAMP 和 Ca^{2+} 为第二信使）的级联反应过程及胞内受体的信号途径。

2. 熟悉受体的分类、结构与功能，受体活性的调节，蛋白激酶 A 的激活与功能。

3. 了解信号转导途径间的相互联系。

多细胞生物为了协调和配合各组织细胞之间的功能活动，需要对各组织细胞的物质代谢或生理活动进行调节。此外，当外界环境变化时也需要在细胞间传递信息，从而调控机体活动。细胞针对特定外源信号分子所发生的一系列胞内生物化学及生物学功能的变化过程称为细胞信号传递。

第一节　细胞信息传递的方式

当生物体的内外环境发生变化时，机体各种功能活动发生相应变化，使机体适应不同生理和外界环境的变化，保持内环境相对稳定而进行生理功能的调节。这就需要在细胞间进行信息传递，细胞信息的传递是由许多不同的信息物质所组成的信息传递链来完成的。即通过神经传导和体液传导使机体功能协调统一，以适应环境的变化。

一、神经传导

广义上的神经传导是以神经系统为信息传递介质，机体对刺激产生的规律性反应是神经系统的调节各组织、器官、系统生理功能的方式，即神经调节。它是以反射弧为结构基础、以反射为基本形式的过程，将各器官系统联系到一起，成为一个整体，维持机体的稳态。达到阈值的刺激被全身各器官系统的感受器感知，经过传入神经将冲动上传至中枢，再经过传出神经下传到全身各器官系统效应器引起效应的过程。包括 5 个基本环节：感受器、传入神经、神经中枢、传出神经和效应器。例如，血液氧分压降低时，颈动脉窦等化学感受器感知并发生兴奋，经传入神经将信息传至呼吸中枢导致中枢兴奋，再通过传出神经使呼吸肌运动加强，吸入更多的氧使血液中氧分压回升，维持内环境的稳态。

狭义上的神经传导是指人体或动物体受到刺激后，其神经细胞的兴奋以电信号的形式在神经纤维上进行传导的过程。其是在神经纤维上顺序发生的一个电化学变化过程。它不仅参与了本体感觉、躯体感觉、视觉、听觉、内脏感觉的产生和传递，还参与了运动行为的产生和控制。

（一）神经传导的基本过程

以乙酰胆碱介导的神经冲动为例。

1. 神经元受刺激，形成动作电位　神经受到达到阈值的刺激时，细胞膜的通透性发生变化，出现细胞内外 Na^+-K^+ 离子流的变化。当神经冲动传来时，刺激神经纤维膜对 Na^+ 通透增加，Na^+ 大量从膜外流入，从原来的外正内负变为外负内正，引起膜电位的逆转，即动作电位的产生。神经冲动的传导就是动作电位的传播；随着神经纤维内的 K^+ 外流，膜逐渐恢复极化状态；随之，Na^+-K^+ 泵主动运输使膜内的 Na^+ 流出，使膜外的 K^+ 流入，由于 Na^+：K^+ 的主动运输量是 3：2，以及膜内存在着不能渗出的有机物负离子，促使膜内外 Na^+、K^+ 正常分布和膜外正内负的静息电位得到恢复。

2. 电信号沿轴突传导到突触　电信号导致突触前膜释放神经递质到突触间隙；神经递质经突触间隙弥散到突触后膜，与后膜上受体结合（图 14-1）。

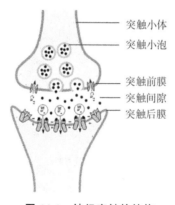

图 14-1　神经突触的结构

3. 突触后膜的离子通道开放　Na^+ 内流，K^+ 外流，突触后膜细胞形成新的动作电位。

4. 神经信号继续传导　神经信号在神经纤维上按顺序继续传导。

（二）神经传导的特点

1. 传导快 从突触到靶细胞可以仅用百万分之一秒。

2. 作用局部 神经递质在局部产生、局部分泌，其作用也在局部。

3. 作用精确 许多神经元在一起，但神经元间具有绝缘性，从而使其作用精确。

（三）神经递质

1. 按理化性质分类

（1）氨基酸类：谷氨酸、甘氨酸。

（2）氨基酸衍生物类：γ-氨基丁酸。

（3）胺类：多巴胺、肾上腺素、去甲肾上腺素、5-羟色胺。

（4）神经肽类：脑啡肽、内啡肽、P 物质、神经加压素、胆囊收缩素、生长抑素、抗利尿激素和缩宫素。

（5）其他含氮化合物：一氧化氮、乙酰胆碱。

2. 按功能分类

（1）激活性神经递质：谷氨酸、乙酰胆碱等，能使阳离子通道开放，Na^+ 内流，突触后膜去极化，触发阈电位。

（2）抑制性神经递质：γ-氨基丁酸、甘氨酸等，使阴离子通道开放，阴离子内流，突触后膜超极化，抑制电位触发。

3. 神经递质的特点

（1）在神经元内合成。

（2）贮存在突触前神经元，去极化时释放一定浓度的量才能引发后续生理效应。

（3）半衰期短：神经递质释放后通过水解酶类将其水解或重吸收处理，迅速降低其局部浓度。

（4）作用特异：离子通道本身也具有组织特异性。不同通道受体对神经递质和离子具有高度选择性。

（5）一氧化氮等特殊神经递质的作用：分子量小、疏水、通透性强，可以直接进入细胞，在胞内调节特定酶活性。它不以胞吐的方式释放，而是凭借其溶脂性穿过细胞膜，通过化学反应发挥作用并灭活。

二、体液传导

体液传导是指体内的一些细胞能生成并分泌某些特殊的化学物质（如激素、代谢产物等），经体液途径（血浆、组织液、淋巴）运输，作用于靶细胞，对这些细胞的活动进行调节，也称为体液调节。

细胞信息传递方式可以分为两种：①通过相邻细胞直接接触的联分泌模式；②通过细胞分泌各种化学信号分子来调节其他细胞代谢和功能的神经突触传递模式、自分泌模式、旁分泌模式和内分泌模式（图14-2）。在这些过程中，调节细胞生命活动的化学分子称为信号分子。神经递质、激素和一些体内的免疫化学分子被称为体液信息分子，他们协调不同组织器官相互联系，使机体适应不断变化的外界环境。

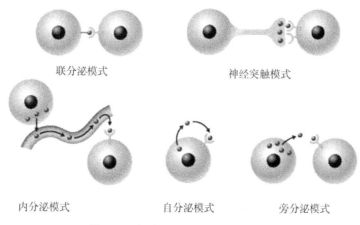

图 14-2　细胞外信息分子传递的方式

（一）体液传导的主要方式

1. 内分泌传导　内分泌传导是分泌细胞将所产生的物质（如激素）作用于较远的靶细胞，其传递介质为体液。是以体液为中介对靶细胞产生效应的一种信号传导形式。例如，由胰岛 β 细胞分泌的胰岛素能调节组织细胞的糖和脂肪代谢，有降低血糖的作用。

2. 旁分泌传导　旁分泌传导是指某些组织细胞产生的一些化学物质，分泌释放后作用于邻近的靶细胞，改变邻近组织细胞的活动，其传递介质为细胞间液。这种调节可看作是局部性体液调节。

3. 自分泌　自分泌是指细胞所分泌的化学物质主要作用于细胞本身，或分泌后在局部扩散又作用于产生该物质的内分泌细胞本身，其传递介质为胞液。

（二）神经-体液调节

传统生物学认为，人体生命活动的调节包括神经调节和体液调节，很多类型的体液调节是通过神经影响激素分泌，再由激素对机体功能实行调节的方式，也被称为神经-体液调节（图14-3）。例如，当内环境中某种理化因素发生变化时，有些内分泌细胞直接感知并作出相应的反应。例如，甲状旁腺细胞可直接感知血钙离子浓度降低，增加甲状旁腺激素分泌，使骨钙释放入血，回升血钙离子的浓度，保持内环境的稳态。而一些内分泌腺直接或间接地受神经系统的调节，以适应环境变化。此时，体液调节就成了神经调节的传出环节，可称其为神经-体液调节。例如，交感神经系统兴奋可通过肾上腺髓质分泌肾上腺素和去甲肾上腺素来调节机体的功能。

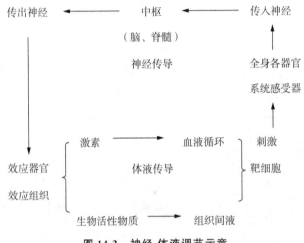

图 14-3　神经-体液调节示意

此外，机体除了有神经-体液调节的方式外，许多组织细胞自身也能对周围环境变化发生适应性的反应，这种反应是组织细胞本身的生理特性、不依靠外来神经或体液因素的作用，称为自身调节。现代生物学把人体的免疫也纳入其范围，认为人体的调节机制是神经调节、体液调节和免疫调节共同发挥作用。

（三）神经传导与体液传导的比较

神经传导的一般特点是迅速而精确，体液传导的一般特点是缓慢、持久而弥散，两者相互配合使生理功能调节更趋于完善。两者比较见表 14-1。

表 14-1　神经传导和体液传导的比较

项目	神经传导	体液传导
作用信号	电信号和化学信号	化学信号
作用器官	效应器	靶器官、靶细胞
信息物质浓度	浓度高	浓度低
反应速度	迅速、准确	比较缓慢
作用范围	精确，局部	弥散，全身
作用时间	短暂	较长
信息通路间	相互绝缘	相互作用、相互影响

第二节　信息分子与受体

一、信息分子

(一)细胞间信息物质

凡是由细胞分泌的、能够调节特定靶细胞生理活动的化学物质都称为细胞间信息物质或第一信使(表 14-2)。

表 14-2　细胞间信息物质影响细胞功能的途径

种类	信息物质	受体	引起细胞内的变化
神经递质	乙酰胆碱、谷氨酸、γ-氨基丁酸	质膜受体	影响离子通道关闭
生长因子	类胰岛素样生长因子-1、表皮生长因子、血小板衍生生长因子	质膜受体	引起酶蛋白和功能蛋白的磷酸化和去磷酸化，改变细胞的代谢和基因表达
激素	蛋白质、多肽及氨基酸衍生物类激素	质膜受体	同上
	类固醇激素、甲状腺素	胞内受体	调节转录
维生素	维生素 A、维生素 D	胞内受体	同上

1. 按照其化学本质不同进行分类

(1) 类固醇衍生物：如肾上腺皮质激素、性激素等。

(2) 氨基酸及其衍生物：如甲状腺激素，儿茶酚胺类激素、谷氨酸等。

(3) 多肽及蛋白质：如生长因子、细胞因子、胰岛素、下丘脑激素、垂体激素、甲状旁腺激素、胃肠激素等。

(4) 脂类衍生物：如前列腺素，磷脂酸等。

(5) 气体分子：如一氧化碳、一氧化氮等。

2. 按其生理作用的不同进行分类

(1) 神经递质：由神经元突触前膜释放的信号分子，可作用于突触后膜上的受体，传递神经冲动信号。如乙酰胆碱、去甲肾上腺素等。

(2) 内分泌激素：激素是由特殊分化细胞合成并分泌的一类生理活性物质，这些物质通过体液进行转运，作用于特定的靶细胞，调节细胞的物质代谢或生理活动。在体内，有些能够分泌激素的特殊分化细胞集中在一起构成内分泌腺；有些细胞则分散存在；有些细胞兼有其他功能。

（3）生长因子和细胞因子：体内的生长因子和细胞因子包括表皮生长因子、血小板衍生生长因子、转化生长因子、白细胞介素和各种淋巴细胞因子等。除生长因子外，体内的局部化学介质包括组胺、花生四烯酸等。大多数的生长因子和细胞因子属于局部化学介质，又称为旁分泌信号。指由细胞分泌的信息分子通过扩散作用于邻近的靶细胞，调节细胞的生理功能。

（4）药物和代谢物：如组胺、花生四烯酸、谷氨酸等。一氧化氮合酶通过氧化 L-精氨酸的胍基而产生一氧化氮；血红素加单氧酶氧化血红素产生一氧化碳。

（二）细胞内信息分子

在细胞内传递特定调控信号的化学分子称为细胞内信号分子。细胞内信号分子主要包括第二信使、第三信使、信号转导蛋白或酶、支架蛋白和衔接蛋白等。

1. 第二信使　在细胞质内传递信号的小分子化学物质常称为第二信使。

（1）第二信使的分类主要包括如下。①环核苷酸类：如 cAMP 和 cGMP；②脂类衍生物：如甘油二酯、神经酰胺、花生四烯酸；③无机物：如 Ca^{2+}、一氧化氮；④糖类衍生物：1,4,5-三磷酸肌醇。

（2）各种第二信使传递信号具有相似的特点。①通过细胞内浓度或分布的变化来传递信号；②其上游通常耦联酶或通道蛋白；③可作为变构剂调控下游信号转导分子的活性。

2. 信号转导蛋白或酶　细胞膜上或细胞内能够传递特定信号的蛋白质或酶分子，常与其他蛋白质或酶构成复合体以传递信息，包括以下几种。

（1）G 蛋白及其调节蛋白，如鸟苷酸交换因子、GTP 酶活化蛋白等。

（2）信号连接蛋白，如 SOS 蛋白、GRB2 蛋白等。

（3）具有酪氨酸激酶活性的胰岛素受体底物-1/2。

（4）各种蛋白激酶和磷蛋白磷酸酶等。

3. 第三信使　负责细胞核内外信息传递的物质称为第三信使，又称 DNA 结合蛋白。第三信使是一类可与靶基因特异序列结合的核蛋白，能调节基因的转录。如立早基因的编码蛋白质。

二、受体

受体是指存在于靶细胞膜上或细胞内能特异识别与结合生物活性分子（配体），进而引起靶细胞生物学效应的分子。绝大部分受体为蛋白质，少数为糖脂。有些受体位于质膜，有些位于胞内。质膜上的受体是糖基化蛋白（如胰岛素受体、促甲状腺素受体）、蛋白聚糖（一些细胞因子受体）或脂蛋白（胰高血糖素受体）；胞内受体主要位于细胞核内，少量位于胞质。能与受体呈特异性结合的生物活性分子则称配体。

（一）胞膜受体

这类受体是细胞膜上的结构成分，一般是糖蛋白、脂蛋白或糖脂蛋白。多肽及蛋白质类激素、儿茶酚胺类激素、前列腺素及细胞因子通过这类受体进行跨膜信号传递。当配体与受体结合后，往往引起细胞膜结构和功能的改变，导致细胞内某种化学物质浓度改变，由此触发一系列的化学和生理变化。

（二）胞内受体

胞内受体位于细胞液或细胞核内，通常为单纯蛋白质。此型受体主要包括类固醇激素受体，如糖皮质激素受体、雌激素受体、孕激素受体、雄激素受体和盐皮质激素受体、维生素 D_3 受体及甲状腺激素受体。这些激素进入细胞以后与特异性受体结合形成活性复合物，作用于染色体 DNA，调节基因表达，从而影响细胞的物质代谢和生理活动。

三、受体的结构与功能

（一）离子通道耦联型受体

离子通道耦联型受体，又称环状受体或配体依赖性离子通道，此型受体的共同结构特点是由均一或非均一性的亚基构成寡聚体，而每个亚基则含有 4～6 个跨膜区（图 14-4）。

通过受体离子通道的开合，主要在神经冲动的快速传递中起作用。

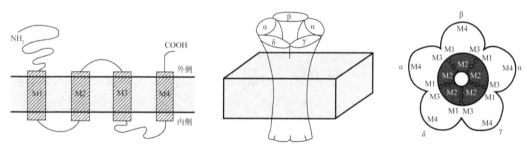

图 14-4　离子通道耦联型受体结构模式图

（二）G 蛋白耦联型受体

1. G 蛋白耦联受体（G-protein coupled receptor，GPCR）　又称蛇型受体，此型受体通常由单一的多肽链或均一的亚基组成，其肽链可分为细胞外区、跨膜区和细胞内区 3 个区。由 7 个 α-螺旋结构组成受体的跨膜区；多肽链的 N 端位于细胞外区，而 C 端位于细胞内区；与 G 蛋白耦联的区域位于第 5 及第 6 跨膜 α-螺旋结构间的细胞内环部分（第 3 内环区）（图 14-5）。

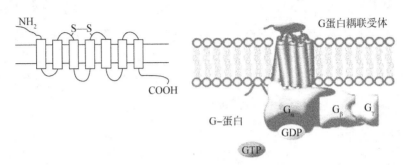

图 14-5　G 蛋白耦联型受体结构模式图

大多数常见的激素受体和慢反应神经递质受体是属于 G 蛋白耦联型受体。

2. G 蛋白　即鸟苷酸调节蛋白，因能与鸟苷酸结合而得名。是一类位于细胞膜胞液面的外周蛋白，通常由 α、β 和 γ 三种亚基构成的异三聚体。其中 α-亚基可与 GTP 或 GDP 结合，并具有 GTP 酶活性。

G 蛋白有许多种类，不同的 G 蛋白能特异地耦联受体与相应的效应酶，将特异的信息传递到细胞内。现已发现，在哺乳动物中，G 蛋白的 α-亚基有 20 余种，β-亚基有 5 种，γ-亚基有 12 种（表 14-3）。

表 14-3　G-蛋白类型及功能

G 蛋白的类型	α-亚基	功能
Gs	α_s	激活腺苷酸环化酶
Gi	α_i	抑制腺苷酸环化酶
Gq	α_q	激活磷脂酰肌醇的特异磷脂酶 C
Go*	α_o	大脑中主要的 G 蛋白，调节离子通道
GT**	α_T	激活视觉

注：o* 表示另一种，T** 表示传导素。

G 蛋白存在有活性和无活性 2 种状态，并可在 2 种状态间转变。当 α-亚基与 GDP 结合并构成 α-bg 异三聚体时，呈无活性状态。当配体与受体结合后，受体的构象发生变化，使 GTP 替换 GDP 而结合 α-亚基，G 蛋白活化，α-亚基与 bg 亚基分离，可分别与效应蛋白（酶）发生作用。随之，α-亚基的 GTP 酶活性将 GTP 水解为 GDP，α-亚基重新与 bg 亚基结合而失活。

（三）酶耦联型受体和酶蛋白受体

酶耦联型受体一般是由均一性的多肽链构成的单体或寡聚体，通常由 22～26 个氨基酸残基构成。每个单体或亚基的唯一跨膜 α-螺旋区具高度疏水性。受体的细胞膜外区较大，配体结合于此区域。受体的细胞膜内区可分为近膜区和酪氨酸蛋白激酶区，位于 C 末端，包括 ATP 结合和底物结合 2 个功能区（图 14-6）。受体膜内部分本身具有酶活性或者本身可以与酶蛋白耦联，如酪氨酸蛋白激酶、丝氨酸/苏氨酸蛋白激酶和鸟氨酸环化酶。

此型受体的主要功能与细胞生长及有丝分裂的调控有关。

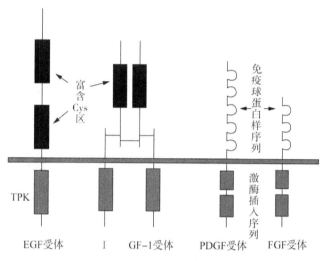

图 14-6　酶耦联型受体结构模式图

（四）胞内受体/转录因子耦联受体/基因转录调节型受体

胞内受体或基因转录调节型受体位于细胞液或细胞核内，通常为含 $400 \sim 1000$ 个氨基酸残基的单纯蛋白质。此型受体主要包括类固醇激素受体，如糖皮质激素受体、雌激素受体、孕激素受体、雄激素受体、盐皮质激素受体；维生素 D_3 受体以及甲状腺激素受体。

这些激素进入细胞与特异性受体结合，形成活性复合物，使之变构并活化，转位到细胞核内，以转录因子形式作用于染色体 DNA，调节基因表达，从而影响细胞的物质代谢和生理活动。

胞内受体通常兼有转录因子活性，分为 4 个功能结构域（图 14-7）。

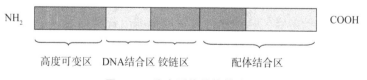

图 14-7　胞内受体结构模式图

四、受体与信息分子的结合特点

(一) 高度的专一性

专一性是指一种信号分子只能选择性与相应受体结合的性质，即配体通过具有特定结构的部位与受体上的特定结合部位相结合。

(二) 高度的亲和力

信号分子等配体与受体的结合具有高度亲和力。通常用解离常数来表示其亲和力的大小，多数配体与受体的解离常数为 $10^{-11} \sim 10^{-9}$ mol/L。

(三) 可逆性

配体与受体通常以非共价键结合，因此可以采用简单的方法将二者分离开。

(四) 可饱和性

因为存在于细胞膜上或细胞内的受体数目是一定的，所以配体与受体的结合也是可以饱和的。当全部受体被配体占据后，可使其效应达到最大。

(五) 特定的作用模式

在不同细胞中，受体的种类和含量分布不同，表现为特定的作用模式。

(六) 活性的可调节性

位于细胞膜上或细胞内受体的数目或与配体的结合能力是可以改变的。如果受体的数目增加或与配体的结合能力提高，则称为向上调节；反之则称为向下调节。

第三节　主要信息传递途径

细胞外信号分子的跨膜信息传递，通常由细胞内各种信号分子按一定顺序排列组成的信息传递通路以及各通路间信息传递分子的串话所构成，从而形成细胞信息传递途径及网络。细胞信息传递网络有其复杂性和基本规律；一种胞外信号分子可作用于几条不同的信息传递通路；同一受体可通过几条不同的信息传递通路传递信号；同一信息传递分子可参与构成几条不同的信息传递通路；一条信息传递通路的成员可参与激活或抑制另一条信息传递通路；不同信息传递通路可作用于同一种效应蛋白或同一基因调控区而协同发挥作用。其共同的作用模式如图 14-8。

一、经细胞膜传递的信号途径

（一）cAMP-蛋白激酶 A 信号转导通路

1. 信号转导通路的组成

（1）胞外信号分子及其受体：通过这一途径传递信号的第一信使主要有儿茶酚胺类激素、胰高血糖素、腺垂体激素、下丘脑激素、甲状旁腺激素、降钙素、前列腺素等。参与这一信息转导途径的受体大部分为 G 蛋白耦联型膜受体。

（2）G 蛋白及其效应酶：参与这一途径的 G 蛋白主要是两类，即激活型 G 蛋白和抑制型 G 蛋白。G 蛋白的效应酶主要是腺苷酸环化酶（adenylate cyclase，AC），可催化第二信使 cAMP 的产生，从而将胞外的信号传递到细胞内。

（3）第二信使：cAMP 由位于膜内侧的 AC 催化生成，可被磷酸二酯酶（phosphodiesterase，PDE）降解为 AMP 而失活（图 14-9）。

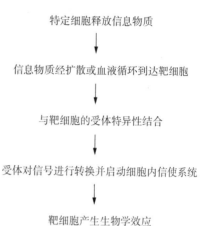

特定细胞释放信息物质

↓

信息物质经扩散或血液循环到达靶细胞

↓

与靶细胞的受体特异性结合

↓

受体对信号进行转换并启动细胞内信使系统

↓

靶细胞产生生物学效应

图 14-8　跨膜信号转导的一般步骤

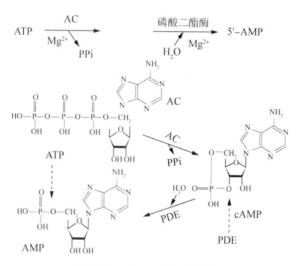

图 14-9　cAMP 的生成和分解

（4）蛋白激酶 A（protein kinase，PKA）：这是一种由 4 个亚基构成的寡聚体。其中有 2 个亚基为催化亚基，另 2 个亚基为调节亚基。当调节亚基与 cAMP 结合后发生变构（每一调节亚基可结合 2 分子 cAMP），与催化亚基解聚，从而激活催化亚基。PKA 可促使多种酶或蛋白质丝氨酸或苏氨酸残基的磷酸化，实现酶的催化活性或蛋白质的生理功能。

2. cAMP-PKA 的信息转导过程　cAMP-PKA 信号转导途径的过程（以胰高血糖素

为例）：第一信使与膜受体结合后，活化激活型 G 蛋白，后者激活 AC，使胞内的 cAMP 水平上升，cAMP 别构激活 PKA。活化的 PKA 可使酶蛋白磷酸化，从而引发一系列改变，具体如下：①物质代谢的改变；②核蛋白体蛋白质磷酸化，引起蛋白质翻译速度加快；③膜通道蛋白磷酸化，引起膜通透性增加；④cAMP 反应原件结合蛋白磷酸化，引起基因转录表达增加等（图 14-10）。

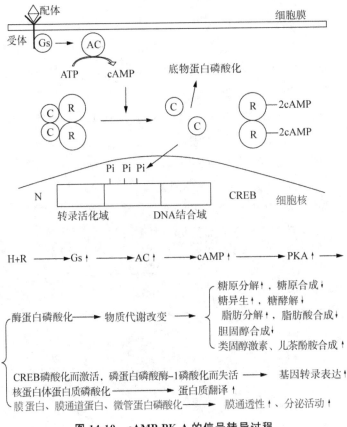

图 14-10　cAMP-PK A 的信号转导过程

注：CREB 为 cAMP 反应原件结合蛋白；Gs 为激活型 G 蛋白。

（二）DAG/Ca²⁺-PKC 信号转导通路

1. 信号转导通路的组成

（1）胞外信号分子及其受体：通过此途径传递信号的第一信使主要有以下几种。①激素：儿茶酚胺、血管紧张素Ⅱ、抗利尿激素、生长激素等；②生长因子：血小板衍生生长因子、表皮生长因子、成纤维细胞生长因子、集落刺激因子、胰岛素样生长因子等；③神经递质：乙酰胆碱、5-羟色胺等。这些胞外信号分子的受体可为 G 蛋白耦联型，也可为单跨膜酶耦联型。

（2）G 蛋白：由 α、β 和 γ 三种亚基构成的异三聚体型，称为 Gq 蛋白。

（3）磷脂酶 C（phospholipase，PLC）：通过 Gq 蛋白介导，存在于细胞膜上的 PLC β 可被激活；而 PLC γ 则是在受体的酪氨酸蛋白激酶催化下，其酪氨酸残基被磷酸化修饰而激活。PLC 激活后，可催化质膜上的磷脂酰肌醇 4，5-双磷酸（phosphatidyl inositol 4，5-biphosphate，PIP_2）水解产生 2 种第二信使，即甘油二酯（diglyceride，DAG）和肌醇三磷酸（inositol triphosphate，IP_3）（图 14-11）。

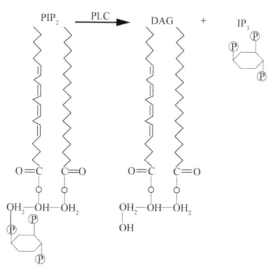

图 14-11　IP_3 的产生

（4）DAG 和 IP_3：DAG 在磷脂酰丝氨酸和 Ca^{2+} 协同下激活蛋白激酶 C。IP_3 与内质网和肌质网上的 IP_3 受体结合，促使细胞内 Ca^{2+} 释放。

（5）IP_3 受体与 Ca^{2+}：存在于内质网和肌质网膜表面，为四聚体，其亚基的羧基端部分构成钙通道。当受体与 IP_3 结合后，受体变构，钙通道开放，贮存于内质网中的 Ca^{2+} 释放进入胞液，引起胞液中 Ca^{2+} 浓度升高。

（6）钙调蛋白：是一种分子量为 17 kDa、耐热、耐酸的蛋白质，由 148 个氨基酸残基构成。1 分子的 CaM 可结合 4 分子的 Ca^{2+}（图 14-12）。当其与 Ca^{2+} 结合后，可发生变构，从而激活依赖 CaM 的蛋白激酶。

（7）依赖 CaM 的蛋白激酶：是一种作用底物非常广泛的蛋白激酶，目前已知能被该酶催化磷酸化的酶或蛋白质达数十种。通过对这些酶或蛋白质的磷酸化修饰，产生相应的调节作用。

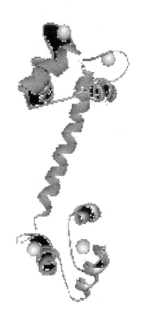

图 14-12　CaM 的结构模式图

（8）蛋白激酶 C：存在于胞液中，可催化底物蛋白质丝氨酸或苏氨酸残基的磷酸化，有 12 种同工酶。经典的蛋白激酶 C 需在 Ca^{2+}、DAG 和磷脂酰丝氨酸（PS）的存在下才能被激活。

2. DAG/Ca^{2+}-PKC 信号转导过程 如图 14-13。

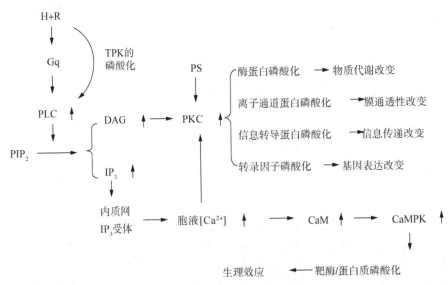

图 14-13 DAG/Ca^{2+}-PKC 信号转导过程

二、经细胞内传递途径

（一）信号转导通路的组成

（1）第一信使：通过细胞内受体传递信号的第一信使有以下几种。①类固醇激素：糖皮质激素、雌激素、孕激素、雄激素、盐皮质激素等；②维生素：1,25-$(OH)_2D_3$、视黄酸；③甲状腺激素：三碘甲腺原氨酸和甲状腺素。

（2）胞内受体：位于细胞液或细胞核内，通常为单纯蛋白质，兼有转录因子活性。主要包括如下。①类固醇激素受体：如糖皮质激素受体、雌激素受体、孕激素受体、雄激素受体、盐皮质激素受体；②维生素 D_3 受体；③甲状腺激素受体。

（二）信号转导过程

胞内受体介导的信号转导基本过程：胞内受体与相应的配体结合后，使受体变构及二聚化，转变为活化型受体（具有转录因子活性），向核内转移，调控特异基因的表达（图 14-14）。

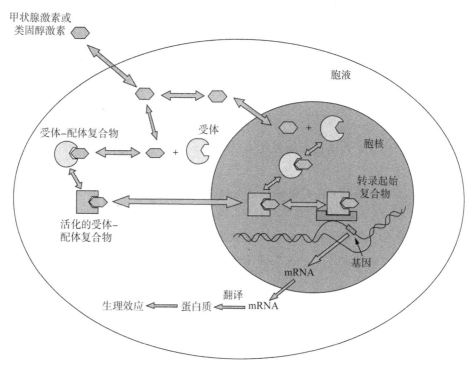

图 14-14　经细胞内传递的信号途径

———————［ 小结 ］———————

为协调细胞间的功能活动，多细胞生物的细胞间信息可以通过神经传导和体液传导来进行传递。细胞针对特定外源信号分子所发生的一系列胞内生物化学及生物学功能的变化过程称为细胞信息传递。

根据细胞信号分子发挥作用部位的不同，可分为第一信使、第二信使、第三信使。根据分子的存在形式不同，胞外信号分子分为可溶型和膜结合型两大类。可溶型信号分子的作用模式包括自分泌、旁分泌、内分泌和神经突触传递；膜结合型信号分子的作用模式为联分泌。按照化学本质的不同，胞外信号分子分为 5 大类，即类固醇衍生物、氨基酸及其衍生物、多肽及蛋白质、脂类衍生物、气体分子。按生理作用的不同，细胞外信号分子又可分为神经递质、内分泌激素、生长因子、细胞因子、药物和代谢物等。

细胞经由特异性受体接收细胞外信号。受体就是存在于靶细胞膜上或细胞内，能特异性识别与结合生物活性分子，并引起靶细胞产生生物学效应的生物大分子。大多数受体的化学本质是蛋白质，少数为糖脂。受体能够识别与结合信号分子，将信号进行转换及传递，并引起细胞产生相应的生物学效应。受体与配体的相互作用具有高度的专一性和亲和力，以及可逆性、可饱和性、特定的作用模式、活性的可调节性等特点。

细胞外信号分子通常经细胞内信息传递网络进行信号的转换和传递。细胞内信息传递网络由细胞内各种信息传递分子按一定顺序排列组成的信号转导通路以及各通路间信号转导分子的串话所构成，其可以分为通过细胞膜、细胞内传递的信号通路，前者又包括 cAMP-PKA 信号转导通路、DAG/Ca^{2+}-PKC 信号转导通路。

———— [思考题] ————

1. 细胞内可作为第二信使的物质主要分为哪几类？分别举例说明及其主要的生理作用。

2. 蛋白激酶 A 由哪些亚基组成，活化的机制，活化的蛋白激酶 A 有哪些生理意义？

3. 在生物体的整体性方面，神经传导和体液传导各有何作用及区别？

4. 试分析胰高血糖素作用于膜受体的细胞信号转导过程及升高血糖的机制。

第十五章

肝胆的生物化学

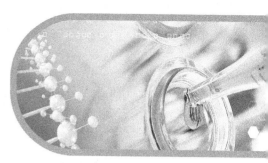

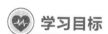 **学习目标**

1. 掌握生物转化的概念和类型、胆汁酸的分类和功能、结合胆红素与未结合胆红素的区别。

2. 熟悉肝脏在物质代谢中的作用、胆色素代谢、胆汁酸的肠肝循环、黄疸及其分类。

3. 了解影响肝脏生物转化的因素、胆汁酸代谢过程。

肝是人体内最大的实质器官,成年人肝脏约 1500 g,占体重的 2.5% 左右。肝有"物质代谢中枢"之称,不仅影响食物的消化、吸收,而且在物质代谢、生物转化及排泄中均具有十分重要的作用。

肝的功能与它的解剖、组织学特点密切相关。①肝具有肝动脉和门静脉的双重血液供应。其血液约 3/4 来自门静脉,消化道吸收的营养物质通过门静脉运入肝被改造利用,有害物质则可进行转化和解毒。剩余的 1/4 血液供应来自肝动脉,肝动脉可以提供充足的氧,保证肝内各种生化反应的进行;②肝有胆管和肝静脉 2 条输出通道。通过胆管系统与肠道相通,将肝分泌的胆汁排泄入肠道;通过肝静脉与体循环相通,将肝生成的诸如酮体之类的代谢产物运到肝外组织利用,也可将尿素等运送到肾脏排出体外;③肝细胞表面有大量的微绒毛,内含丰富的血窦,可增加血液与肝细胞的接触面积。肝细胞膜通透性较高,允许分子量在 40 000 左右的蛋白质通透,有利于血液与肝细胞进行物质交换;④肝亚细胞结构与其生理功能相适应。如每个肝细胞可多达200 个线粒体,为肝细胞活跃的物质代谢提供充足的能源;⑤肝内酶种类丰富,许多酶是其他组织脏器中没有或含量极少的。例如,合成酮体和尿素的酶系几乎仅存在于肝中,这使得肝细胞具有一些特殊的代谢功能。基于上述特点,肝不仅在机体的糖、脂类、蛋白质、维生素和激素等物质的代谢过程中处于中心地位,还在生物转化、分泌和排泄等方面发挥重要的作用。

第一节 肝在物质代谢中的作用

一、肝在糖代谢中的作用

(一) 调节维持血糖浓度稳定

肝脏在糖代谢中的最重要作用是通过糖原的合成与分解及糖异生作用维持血糖浓度的相对恒定。当饭后血糖浓度升高时，肝脏利用血糖合成糖原。肝可利用各种己糖如葡萄糖、果糖等合成糖原，同时血糖浓度降低。相反，在空腹、饥饿状态下，血糖浓度下降，肝糖原则可迅速分解为葡萄糖以补充血糖。当肝功能严重受损时，肝糖原的合成与分解及糖异生作用降低，维持血糖浓度恒定的能力下降，在饥饿时易发生低血糖，进食后易出现一过性高血糖。临床上可通过半乳糖耐量试验及测定血中乳酸含量来观察肝脏糖原生成及糖异生是否正常。

(二) 磷酸戊糖途径及其他糖代谢

肝细胞中葡萄糖经磷酸戊糖途径生成 NADPH，其作为供氢体参与多种代谢反应，为脂肪酸及胆固醇合成所必需；该途径还可为核酸的生物合成提供核糖；肝脏通过糖醛酸代谢生成 UDP-葡糖醛酸，参与肝脏生物转化作用，是肝生物转化反应中最重要的结合物质。

二、肝在脂类代谢中的作用

肝在脂类的消化、吸收、分解、合成以及运输等代谢过程中均起重要作用。

(一) 脂类消化与吸收

肝脏将胆固醇转化为胆汁酸，生成和分泌胆汁，胆汁中的胆汁酸盐可乳化脂类，促进脂类消化吸收。当肝脏受损或胆道阻塞时，肝细胞分泌胆汁能力下降或胆汁排出受阻，可致脂类消化不良，如脂肪泻、厌油腻食物等临床症状。

(二) 脂类合成与运输

肝脏是合成脂肪酸和脂肪的主要场所，还是人体中合成胆固醇最旺盛的器官。肝脏合成的甘油三酯、胆固醇及其酯和磷脂以极低密度脂蛋白和高密度脂蛋白的形式分泌入血，供其他组织器官摄取和利用。磷脂是脂蛋白的重要组成成分，肝脏合成磷脂非常活跃，特别是卵磷脂。肝脏是合成胆固醇最活跃的器官，其合成量占全身总合成量的 3/4 以上。此外，肝脏还合成并分泌卵磷脂-胆固醇酰基转移酶，可催化血浆中大部分胆固醇转化为胆固醇酯，以利运输。肝脏是人体内生成酮体的主要场所。生成的酮体不能在肝脏氧化利用，而要经血液运输到其他组织（心、肾、骨骼肌等）氧化利用，是良好的供能原料。

（三）脂肪分解

肝脏是氧化分解脂肪酸的主要场所。肝内脂肪酸的代谢有 2 条途径：内质网中的酯化作用和线粒体内的氧化作用。饱食后，肝合成脂肪酸并以甘油三酯的形式储存于脂肪库。饥饿时，脂肪库脂肪动员释放脂肪酸进入肝内进行 b-氧化，产生酮体供肝外组织利用。

三、肝在蛋白质代谢中的作用

肝脏在蛋白质合成与分解代谢中均起重要作用。

（一）蛋白质合成代谢

肝脏除合成自身所需蛋白质外，还合成多种分泌蛋白质。肝脏是合成和分泌血浆蛋白的重要器官。除 G 蛋白外，几乎所有的血浆蛋白均由肝细胞合成，如白蛋白、纤维蛋白原、凝血酶原、载脂蛋白以及部分球蛋白。其中合成量最多的是白蛋白，成年人每天合成量约 12 g，几乎占肝脏合成蛋白质总量的 1/4。此外，大部分的凝血因子由肝细胞合成，故肝功能严重障碍时，常出现血液凝固功能障碍。

（二）蛋白质分解代谢

1. 肝脏是清除血浆蛋白质的重要器官　很多血浆蛋白是糖蛋白，它们在肝细胞膜表面唾液酸酶的作用下脱去糖基末端的唾液酸后，被肝细胞膜上特异的受体——肝糖结合蛋白所识别，并经胞饮作用进入肝细胞而被溶酶体水解酶降解。

2. 肝脏中氨基酸的分解代谢也十分活跃　肝脏中有关氨基酸分解代谢的酶如转氨基、脱氨基及脱羧基等反应的酶含量丰富。体内大部分氨基酸，除支链氨基酸主要在肌肉中分解外，其余氨基酸特别是芳香族氨基酸主要在肝脏分解。因此，肝功能严重障碍时，会引起血中氨基酸含量增高及支链氨基酸/芳香族氨基酸比值的变化。

胚胎肝细胞还可合成一种与血浆白蛋白分子量相似的甲胎蛋白，胎儿出生后其合成受阻，因而正常人血浆中几乎没有这种蛋白质，故对原发性肝癌的诊断有一定的意义。

3. 肝是清除血氨及胺类解毒的主要器官　氨在肝中通过鸟氨酸循环合成尿素。肝可将氨转变成谷氨酰胺，当肝脏功能严重损害（如急性黄色肝萎缩）时，肝脏合成尿素的能力降低，可使血氨增高，导致神经系统症状（肝性脑病），临床上出现肝昏迷。另外，肝脏也是胺类物质解毒的重要器官。胺类主要来自肠道细菌对氨基酸（特别是芳香族氨基酸）的脱羧基作用，它们的结构类似于儿茶酚胺类神经递质，故又称假性神经递质，可以取代或干扰大脑正常神经递质的作用。当肝功能严重减退时，假性神经递质含量升高，与肝性脑病的发生有一定关系。

四、肝在维生素代谢中的作用

肝脏在维生素的贮存、吸收、运输、改造和利用等方面具有重要作用。

(一) 肝脏参与维生素的贮存

人体内维生素 A、维生素 K、维生素 B_{12} 以肝为主要储存场所。肝脏含维生素 A、维生素 K、维生素 B_1、维生素 B_2、维生素 B_6、维生素 B_{12}、叶酸及泛酸等较多。

(二) 肝脏参与维生素的吸收

肝脏所分泌的胆汁酸可促进脂溶性维生素 A、维生素 D、维生素 E、维生素 K 的吸收。所以，肝胆系统疾病易引起脂溶性维生素的吸收障碍。例如，维生素 K 和维生素 A 的吸收障碍可分别引起出血倾向和夜盲症。

(三) 肝脏参与多种维生素的代谢

多种维生素在肝内转变为辅酶的组成成分。如维生素 B_1 转化成硫胺素焦磷酸酯，维生素 B_6 转化成磷酸吡哆醛，维生素 PP 转变为辅酶 I（NAD^+）和辅酶 II（$NADP^+$）；泛酸转变为辅酶 A 等。此外，肝脏还将维生素 A 原（β-胡萝卜素）转化成维生素 A，将维生素 D_3 羟化为 $25\text{-}OH\text{-}D_3$，有利于活性维生素 D_3 的生成。维生素 K 是肝合成凝血因子 II、凝血因子 VII、凝血因子 IX、凝血因子 X 不可缺少的物质。

五、肝在激素代谢中的作用

雌激素、醛固酮、抗利尿激素、甲状腺素、胰岛素等激素在发挥调节作用后，主要在肝脏内代谢转化，从而降低或失去活性，称为激素的灭活。激素灭活过程是体内调节激素作用时间长短和强度的重要方式之一。肝脏是体内类固醇激素、蛋白质激素、儿茶酚胺类激素灭活的主要场所。例如，类固醇激素可在肝内与葡糖醛酸或活性硫酸根结合而被灭活。肝功能障碍时，激素灭活作用受影响，体内的雌激素、醛固酮、抗利尿激素水平升高，临床上可出现男性乳房发育、皮肤蜘蛛痣、肝掌（雌激素对小血管的扩张作用）、面部色素沉着及水钠潴留等现象。

第二节　肝脏的生物转化作用

一、生物转化作用的概念

人体内存在许多非营养物质，这些物质既不能构成组织细胞的结构成分，又不能氧化供能，同时也不能为组织的生存和代谢提供条件，而且其中部分还对人体产生不利的生物学效应或毒性作用，需及时清除。机体可将这些非营养性物质转变为水溶性增高且利于排出体外的物质，此过程称为生物转化。

非营养物质可分为内源性和外源性两大类。内源性物质包括代谢中所产生的各种生物活性物质如激素、神经递质，以及对机体有毒的代谢中间产物如胺类、胆红素等。外源性物质包括药物、毒物、食物防腐剂、色素及经肠道细菌作用产生的腐败产物（如胺、酚、吲哚和硫化氢等）等。

肝脏是生物转化的主要器官，在肝细胞的微粒体、胞质、线粒体等部位都存在着生物转化的相关酶类。其他组织如肾、胃肠道、肺、皮肤及胎盘等也可进行一定的生物转化，但以肝脏生物转化功能最强。

二、生物转化作用类型

根据化学反应发生在分子内或分子间，生物转化可分为两相反应。第一相反应是指被转化分子上的某些基团发生变化，包括氧化、还原和水解反应。有些物质经过第一相反应即可被迅速排出体外。第二相反应为结合反应，许多物质经过第一相反应后，极性改变仍不大，必须与某些极性更强的物质（如葡糖醛酸、硫酸、氨基酸等）结合，进一步增加溶解度，才能最终排出体外。这些结合反应被称为生物转化的第二相反应。实际上，许多物质的生物转化反应非常复杂，往往需要连续经历不同类型的转化反应。

（一）第一相反应

1. 氧化反应 是最常见的生物转化第一相反应，由肝细胞中多种氧化酶系所催化，即在肝细胞的微粒体、线粒体及胞液中含有参与生物转化的不同氧化酶系，包括加单氧酶系、单胺氧化酶系、脱氢酶系等。

$$RH + O_2 + NADPH + H^+ \longrightarrow ROH + NADP^+ + H_2O$$

（1）微粒体加单氧酶系：是定位于微粒体的依赖细胞色素 P450 的加单氧酶系，又称混合功能氧化酶，由 NADPH、NADPH-细胞色素 P450 还原酶、细胞色素 P450 等组成。该酶系催化许多脂溶性物质从分子氧中接受 1 个氧原子，生成羟基化合物或环氧化合物；另 1 个氧原子被 NADPH 还原为水，所以又称为羟化酶或混合功能氧化酶。

其中许多化合物不稳定，再经分子内部变换，生成稳定的化合物。如苯胺在加单氧酶系的催化下生成对氨基苯酚。

加单氧酶系的生理意义是参与多种药物和毒物的转化，经羟化作用后可加强药物或毒物的水溶性，有利于排泄。加单氧酶的羟化作用也是许多物质代谢不可缺少的步骤。如类固醇激素和胆汁酸的合成需经过羟化作用，维生素 D_3 转变成活性维生素 D_3 也需要羟化反应。然而，有些致癌物质经氧化后丧失其活性，而有些本来无活性的物质经氧化反应后生成有毒或致癌物质。例如，多环芳香烃经加单氧酶作用生成的环氧化合物是致癌物质。黄曲霉素 B_1 和苯并芘在加单氧酶的催化下生成具有致癌作用的环

氧化合物黄曲霉素 B_1-2,3-环氧化合物和苯并芘二醇环氧化合物。

（2）线粒体单胺氧化酶系统：线粒体内的单胺氧化酶属于黄素酶类，是另一类参与生物转化的氧化酶，可催化胺类物质氧化脱氨基生成相应的醛，后者进一步在胞液中醛脱氢酶催化下生成酸。可催化组胺、酪胺、尸胺、腐胺等肠道腐败产物氧化脱胺，使之丧失生物活性。

（3）醇脱氢酶和醛脱氢酶：肝细胞液和微粒体内含有非常活跃的以 NAD^+ 为辅酶的醇脱氢酶和醛脱氢酶，可催化醇类氧化成醛，后者再经醛脱氢酶催化生成相应的酸。例如，苯甲醇经醇脱氢酶和醛脱氢酶催化后生成苯甲酸，但是苯甲酸的溶解度低，需进一步与甘氨酸结合生成马尿酸才能随尿液排出。

人类摄入乙醇后，30％由胃吸收，70％经肠上段吸收。吸收后的乙醇 90％～98％ 在肝脏进行代谢，由醇脱氢酶和醛脱氢酶将其最终氧化为乙酸。

人类血中乙醇的清除水平为 100～200 mg/（kg·h）。大量饮酒后，乙醇除经醇脱氢酶氧化外，还可诱导微粒体乙醇氧化系统。微粒体乙醇氧化体系（microsomal ethanol oxidizing system，MEOS）催化反应的产物是乙醛。只有血液中乙醇浓度很高时，该系统才发挥催化作用。持续乙醇摄入或慢性乙醇中毒时，可诱导 MEOS 活性增加 50％～100％，乙醇总量的 50％可由此系统代谢。但是，乙醇诱导 MEOS 活性不但不能使乙醇氧化产生 ATP，反而增加对氧和 NADPH 的消耗，造成肝细胞能量耗竭，引起肝细胞损害。通常人体中都存在醇脱氢酶且数量基本相等，但部分人群缺少醛脱氢酶或醛脱氢酶活性较低。该类人群在饮酒后容易造成体内乙醛堆积，引起血管扩张、面部潮红、心动过速等反应。乙醛可通过血脑屏障刺激小脑，使负责人体平衡的小脑失调，从而出现酒后的蹒跚步态；乙醛对舌咽神经的麻痹可导致口齿不清，还可导致胃肠平滑肌痉挛，以及通过对呕吐中枢的刺激引起恶心呕吐。

2. 还原反应　肝细胞微粒体内存在由 NADPH 供氢的还原酶类，主要包括硝基还原酶类和偶氮还原酶类，分别催化硝基化合物和偶氮化合物从 NADPH 接受氢，还原成相应的胺类。如硝基苯经脱氧加氢生成苯胺；催眠药三氯乙醛可在肝脏被还原生成三氯乙醇而失去催眠作用。硝基化合物和偶氮化合物多见于食品防腐剂、工业试剂、食品色素、化妆品等。

3. 水解反应　肝细胞的胞液和微粒体中含有多种水解酶类，如酯酶、酰胺酶、糖苷酶等，分别水解各种酯键、酰胺键及糖苷键，以减低或消除其生物活性。这些水解产物通常需要进一步反应，以利排出体外。例如，乙酰水杨酸的生物转化包括水解反应和结合反应 2 个过程。

（二）第二相反应——结合反应

结合反应是体内最重要的生物转化方式，属于第二相反应。体内一些内源性小分子作为结合剂，与含有羟基、羧基或氨基等功能团的非营养物质在肝内酶的催化下结合，从而遮蔽非营养物质分子中的某些功能基团，使其生物学活性改变，增加其溶解度，易于排泄。作为结合剂的有葡糖醛酸、硫酸、乙酰辅酶 A、谷胱甘肽、甘氨酸等。与葡糖醛酸和硫酸的结合反应最为重要。

1. 葡糖醛酸结合反应 肝细胞微粒体中含有非常活跃的葡糖醛酸基转移酶，它以尿苷二磷酸-α-葡糖醛酸为活性供体。反应催化葡糖醛酸基转移到含醇、酚、胺、羧基等极性基团的化合物分子上。例如，苯酚与尿苷二磷酸-α-葡糖醛酸反应生成苯 β-葡糖醛酸苷。

2. 硫酸结合反应 以 PAPS 为活性硫酸供体，在肝细胞内硫酸基转移酶的催化下，将 PAPS 中的硫酸基转移到多种醇、酚、芳香族胺类分子以及内源性固醇类物质上，生成硫酸酯化合物。例如雌酮就是通过形成硫酸酯进行灭活的。

3. 酰基化反应 在肝细胞液中乙酰基转移酶的催化下，由乙酰辅酶 A 作为乙酰基供体，与芳香族胺类化合物结合生成相应的乙酰化衍生物。例如，大部分磺胺类药物和异烟肼在肝内通过这种形式灭活。但是磺胺类药物经乙酰化后，溶解度反而降低，在酸性尿中容易析出。所以，在服用磺胺类药物时应服用适量的小苏打，以提高其溶解度。

4. 谷胱甘肽结合反应 肝细胞中含丰富的谷胱甘肽 S-转移酶。在谷胱甘肽 S-转移酶催化下，谷胱甘肽可与许多卤代化合物和环氧化合物结合，生成含谷胱甘肽的化合物，主要随胆汁排出体外，不能从尿液排出。谷胱甘肽结合物可在肝内和肾脏进一步分解代谢，最后形成硫醚氨酸，随尿液排出体外。例如，环氧萘与谷胱甘肽的结合。

5. 甘氨酸结合反应 某些毒物、药物的羧基与辅酶 A 结合形成酰基辅酶 A 后，在肝细胞线粒体酰基转移酶催化下与甘氨酸结合，生成相应的结合产物。例如，胆酸和脱氧胆酸可与甘氨酸生成甘氨胆酸，苯甲酰辅酶 A 与甘氨酸生成马尿酸。

6. 甲基化反应 肝细胞液及微粒体中具有多种转甲基酶，含有羟基、巯基或氨基的化合物可进行甲基化反应，由 S-腺苷甲硫氨酸提供甲基。例如，烟酰胺可甲基化生成 N-甲基烟酰胺。

三、生物转化作用特点

（一）生物转化反应的连续性

一种非营养性物质，在体内常需连续进行几种反应，才能完成生物转化，此即生物转化的连续性。如乙酰水杨酸进入体内后，先被水解为水杨酸，少量即以水杨酸的形式排出体外，大部分水杨酸在肝进行结合反应，或先氧化再结合。因此，服用乙酰水杨酸的患者尿中可以出现多种生物转化的产物。

（二）生物转化的多样性

有一些非营养物质在体内有多条代谢通路进行生物转化，故可产生多种不同产物，此即生物转化的多样性。还是乙酰水杨酸水解生成水杨酸，水杨酸既可与甘氨酸反应，又可与葡糖醛酸结合，还可以进行氧化反应。

（三）解毒与致毒的双重性

生物转化具有解毒与致毒的双重性。大多情况下，生物转化作用可使非营养物质的生物活性降低或消失，或使有毒物质的毒性降低或失去其毒性，对机体是一种保护作用。但是，有些物质经过生物转化后不但没有降低毒性，其生物活性或毒性反而增加，有的还可能导致溶解度降低，不易排出体外。所以，生物转化具有解毒与致毒的双重性，不能将肝脏的生物转化作用简单地看作是"解毒作用"。

四、影响生物转化作用的因素

（一）年龄的影响

新生儿肝中生物转化酶体系发育还不够完善，对药物及毒物的转化能力较差，易发生药物及毒物中毒。老年人肝细胞的数量减少，肝代谢药物的酶不易被诱导，对许多药物的耐受性降低，服药后药效较强，不良反应较大。例如，安替比林的半衰期在青年人为 12 小时，在老年人为 17 小时。因此，老年人的用药量应比青年人低。

（二）药物的影响

一些药物或毒物本身可诱导生物转化相关酶的合成，长期服用某种药物可使肝脏的生物转化能力增强，称为药物代谢酶的诱导。例如，长期服用苯巴比妥，可诱导肝微粒体加单氧酶系的合成，从而使机体对苯巴比妥类催眠药产生耐药性。同时，由于加单氧酶特异性较差，可利用诱导作用增强药物代谢和解毒作用，如用苯巴比妥治疗地高辛中毒。苯巴比妥还可诱导肝微粒体 UDP-葡糖醛酸转移酶的合成，故临床上用来治疗新生儿黄疸。另外，许多药物的生物转化反应受同一酶体系的催化。因此，同时服用多种药物时可发生药物之间的竞争性抑制作用，影响其生物转化作用。例如，保泰松在体内可抑制双香豆素的代谢，从而增强双香豆素的抗凝作用，同时使用这 2 种药物容易引起出血。

（三）肝脏疾病的影响

肝炎、肝硬化等可导致肝功能低下，使微粒体中加单氧酶系和 UDP-葡糖醛酸转移酶活性显著降低，加上肝血流量的减少，患者对许多药物及毒物的摄取、转化发生障碍，使药物或毒物的灭活速度下降，药物的治疗剂量与毒性剂量之间的差距缩小。如慢性活动性肝炎患者有甲苯磺丁脲、利福平、氯霉素、异烟肼、安替比林、保泰松等的代谢障碍，延长了药物的消除半衰期。因此对肝病患者用药应慎重。同时应注意选择药物，掌握剂量，避免加重肝脏的负担。

第三节　胆汁与胆汁酸代谢

一、胆汁、胆汁酸及分类

胆汁是肝细胞分泌的一种液体，主要成分是胆汁酸、胆色素、胆固醇、磷脂、黏蛋白、无机盐和多种酶类等。正常人的肝脏平均每天分泌 300～700 ml 胆汁，清澈透明，呈橙黄色，称为肝胆汁；肝胆汁进入胆囊后，经浓缩为原体积的 10%～20%，并掺入黏液等物而成为胆囊胆汁，随后经胆总管流入十二指肠，胆囊胆汁呈黄褐色或棕绿色。2 种胆汁的部分性质及组成见表 15-1。

表 15-1　正常人肝胆汁与胆囊胆汁的组成成分比较

组成	胆囊胆汁	肝胆汁
比重	1.026～1.032	1.009～1.013
水（%）	80～86	96～97
pH	5.5～7.7	7.1～8.5
固体成分（%）	14～20	3～4
无机盐（%）	0.5～1.1	0.2～0.9
胆汁酸盐（%）	1.5～10	0.5～2
胆固醇（%）	0.2～0.9	0.05～0.17
黏蛋白（%）	1～4	0.1～0.9
胆色素（%）	0.2～1.5	0.05～0.17
磷脂（%）	0.2～0.5	0.05～0.08

胆汁酸是存在于胆汁中一大类胆烷酸的总称，其以钠盐或钾盐的形式存在，即胆汁酸盐，简称胆盐。胆汁酸是胆汁的主要成分，在脂类消化吸收及调节胆固醇代谢方面起重要作用。

胆汁酸按其来源可分为初级胆汁酸和次级胆汁酸两大类。肝细胞内，以胆固醇为原料直接合成的胆汁酸为初级胆汁酸，包括胆酸和鹅脱氧胆酸及其与甘氨酸或牛磺酸结合后生成的甘氨胆酸、牛磺胆酸、甘氨鹅脱氧胆酸或牛磺鹅脱氧胆酸。初级胆汁酸分泌到肠道后受肠道细菌作用生成的产物为次级胆汁酸，包括脱氧胆酸和石胆酸及其在肝中生成的结合产物。按胆汁酸结构也可分为两类，一类是游离胆汁酸，包括胆酸、脱氧胆酸、鹅脱氧胆酸和少量石胆酸；另一类是结合胆汁酸，是游离胆汁酸与甘氨酸或牛磺酸的结合产物，主要包括甘氨胆酸、牛磺胆酸、甘氨鹅脱氧胆酸和牛磺鹅脱氧胆酸。存在于人胆汁中的胆汁酸以结合型为主；存在于胆汁中的初级胆汁酸与次级胆汁酸均以钠盐或钾盐形式存在，形成相应的胆汁酸盐。上述胆汁酸的分类及结构式见图 15-1。

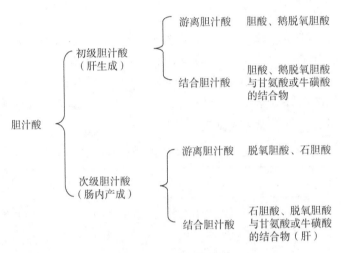

图 15-1　胆汁酸的分类

二、胆汁酸的生理功能

（一）促进脂类的消化吸收

胆汁酸分子内既含有亲水性的羟基及羧基，又含有疏水性烃核和甲基，且羟基和羧基的空间配位均为 α 型，位于分子的同一侧构成亲水面，而分子的另一侧构成疏水面。两类不同性质的基团位于环戊烷多氢菲核的两侧，使胆汁酸构型上具有亲水和疏水的 2 个侧面。这些结构特点赋予胆汁酸较强的界面活性，能降低油水两相间的表面张力，促进脂类乳化，有利于脂类物质的消化吸收。

🔍 临床拓展

某女，23 岁，半年前进食油腻食物后出现右上腹痛，呈持续性胀痛，向腰背部放射，无发热，无恶心呕吐，无尿急、尿频、尿痛等。此患者最可能的诊断是什么，应行何辅助检查明确诊断，可选择的治疗方案有哪些？

（二）抑制胆固醇析出、防止结石产生

胆汁酸还具有防止胆结石生成的作用。胆汁中含有胆固醇，由于胆固醇难溶于水，

须掺入卵磷脂-胆汁酸盐微团中运输。胆汁中胆固醇的溶解度与胆汁酸盐、卵磷脂与胆固醇的相对比例有关。如果肝合成胆汁酸的能力下降，消化道丢失胆汁酸过多、肠肝循环中摄取胆汁酸过少，或排入胆汁中的胆固醇过多，均可造成胆汁中胆汁酸、卵磷脂和胆固醇的比值下降，易引起胆固醇析出沉淀，形成结石。同胆汁酸对结石形成的作用不同，鹅脱氧胆酸可使胆固醇结石溶解，而胆酸及脱氧胆酸则无此作用。临床常用鹅脱氧胆酸治疗胆固醇结石。

三、胆汁酸的代谢

（一）初级胆汁酸的生成

肝细胞以胆固醇为原料在一系列酶的催化下生成初级胆汁酸，这是胆固醇排泄的重要途径之一。正常人每日合成 $1\sim1.5$ g 胆固醇，其中 $2/5$（$0.4\sim0.6$ g）在肝脏中转变为胆汁酸。胆汁酸的合成过程非常复杂，需经过多步酶促反应才能完成。催化各步反应的酶类主要分布在微粒体和胞液。胆固醇首先在 7α-羟化酶的催化下生成 7α-羟胆固醇，后者再经还原、羟化、侧链氧化断裂和加辅酶 A 等多步反应，最后生成具有 24 碳的初级胆汁酸。

胆固醇 7α-羟化酶是胆汁酸生成的限速酶，而 3-羟基-3-甲基戊二酰辅酶 A 还原酶是胆固醇合成的关键酶，2 种均系诱导酶，同时受胆汁酸和胆固醇的调节。胆汁酸浓度升高可同时抑制这 2 种酶的合成；高胆固醇饮食在抑制 HMG-CoA 还原酶合成的同时，诱导 7α-羟化酶基因的表达。肝细胞通过这 2 个酶的协同作用维持肝细胞内胆固醇的水平。甲状腺素能促进肝细胞初级胆汁酸的合成，所以甲状腺功能亢进患者的血清胆固醇浓度常偏低，而甲状腺功能减退患者血清胆固醇含量则偏高。

（二）次级胆汁酸的生成

随胆汁流入肠腔的结合型初级胆汁酸，在小肠下端和大肠经肠道细菌作用，部分（约 20%）被水解，80% 被重吸收进入肠肝循环，被水解的结合型初级胆汁酸脱去甘氨酸和牛磺酸而成为游离初级胆汁酸；后者继续在肠菌作用下，7-α 位脱羟基而转变成次级胆汁酸，其中胆酸转变成脱氧胆酸，鹅脱氧胆酸转变成为石胆酸，这 2 种次级胆汁酸的 75% 被重吸收入肝后与甘氨酸或牛磺酸结合而成次级结合胆汁酸进入肠肝循环，约 25% 次级胆汁酸随粪便排出体外（图 15-2）。

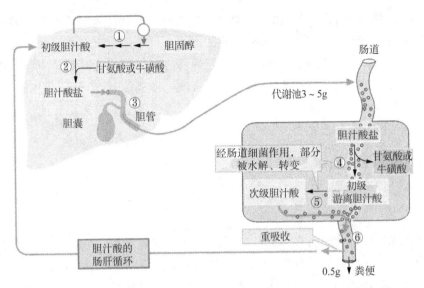

图 15-2　胆汁酸的代谢

注：①胆固醇在系列酶的催化下生成游离初级胆汁酸；②游离初级胆汁酸与甘氨酸或牛磺酸结合生成初级结合型胆汁酸；③初级胆汁酸随胆汁流入肠腔；④部分初级结合型胆汁酸在肠菌作用下水解生成游离初级胆汁酸；⑤进一步在肠菌作用下经 7-α 位脱羟，生成次级胆汁酸；⑥约 5% 随粪便排出，95% 被重吸收回肝，参与胆汁酸的肠肝循环。

（三）胆汁酸的肠肝循环及其意义

排入肠道的初级胆汁酸和次级胆汁酸，95% 可由肠道重吸收入血，其中结合型的胆汁酸在回肠部位以主动吸收为主，游离型胆汁酸在肠道其他部位以被动扩散为主。重吸收的胆汁酸经门静脉入肝，在肝细胞内初级游离胆汁酸和次级游离胆汁酸均可再结合成结合型胆汁酸，并与肝细胞新合成的初级结合胆汁酸一起由胆道重新排入肠腔，形成胆汁酸的肠肝循环。未被重吸收的胆汁酸（主要为石胆酸）在肠菌作用下，衍生成多种胆烷酸的衍生物并随粪便排出。

由于肝每天合成胆汁酸的量仅 0.4～0.6 g，机体内胆汁酸储备总量（又称胆汁酸库）共 3～5 g，即使全部倾入小肠也难以满足饱餐后脂类乳化的需求。人体每天进行6～12 次肠肝循环，从肠道吸收的胆汁酸总量可达 12～32 g，从而使有限的胆汁酸满足人体生理需要和最大限度发挥乳化作用，以利于食物中脂类的消化吸收。

口服阴离子交换树脂药物考来烯胺，可通过抑制胆汁酸反复吸收阻断胆汁酸的肠肝循环；由于肝中胆汁酸含量减少，促使胆固醇向胆汁酸转化且不断排出体外，因此降低血中胆固醇和低密度脂蛋白。

第四节　胆色素代谢

　　胆色素是铁卟啉化合物在体内分解代谢时所产生的各种物质的总称，包括胆红素、胆绿素、胆素原和胆素等化合物，其中，除胆素原族化合物无色外，其余均有一定颜色，正常时主要随胆汁排泄，是胆汁的主要色素，故统称胆色素。胆色素代谢以胆红素为主，肝脏在胆色素代谢中起着重要作用。胆红素随胆汁排入肠道后，在肠道细菌的作用下转变为胆素原族化合物，最后氧化成胆素族化合物，随粪便排出体外。胆色素代谢异常时可导致高胆红素血症——黄疸。

一、胆红素的来源和生成

（一）胆红素的来源

　　体内含铁卟啉的化合物有血红蛋白、肌红蛋白、细胞色素、过氧化氢酶及过氧化物酶等。正常成年人每天产生 250～350 mg 胆红素，胆红素来源如下。

　　1. 衰老红细胞中血红蛋白的分解，是胆红素的主要来源，占 80% 左右。

　　2. 造血过程中红细胞的过早破坏。

　　3. 含铁卟啉的酶类分解。

（二）胆红素的生成

　　红细胞的寿命平均为 120 天。衰老的红细胞在肝、脾、骨髓的单核吞噬系统被识别、吞噬，释放出血红蛋白。血红蛋白随后分解为珠蛋白和血红素。正常成年人每天约有 2×10^{11} 个红细胞被破坏，约释放出 6g 血红蛋白，每 1 个血红蛋白分子含 4 个血红素分子。

　　血红蛋白继续分解，其珠蛋白部分被分解为氨基酸，被再利用；血红素则在单核吞噬细胞微粒体的血红素加氧酶催化及 O_2 和 NADPH 的参与下，其分子中的 α-次甲基桥（＝CH—）的碳原子两侧断裂，从而生成 CO、铁和胆绿素。血红素中的铁进入体内铁代谢池，可供机体再利用或以铁蛋白形式储存。胆绿素进一步在胞液中胆

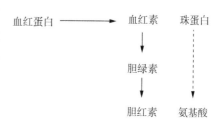

图 15-3　胆红素的生成过程

绿素还原酶的催化下，从 NADPH 获得 2 个氢原子，还原生成胆红素。由于该酶活性较高，反应迅速，故正常人无胆绿素堆积。胆红素的生成过程见图 15-3。胆红素的亲水基团形成氢键后隐藏于分子的内部，而疏水基团暴露在分子的表面，使胆红素成为难溶于水的脂溶性物质。

二、胆红素的转运

胆红素是脂溶性物质，分子量很小，仅为585，极易透过细胞膜产生细胞毒性作用。胆红素进入血液后主要与血浆清蛋白结合，生成胆红素-白蛋白复合物进行运输。这种结合增加了胆红素在血浆中的水溶性，便于运输，同时又限制胆红素自由透过各种生物膜，避免对组织细胞产生毒性作用。每分子白蛋白有一个高亲和力和一个低亲和力结合部位，可结合2分子胆红素。正常人每100 ml血浆白蛋白能与20～25 mg胆红素结合，而正常情况下血浆胆红素浓度仅为3.4～17.1 μmol/L（0.2～1.0 mg/dL）。所以正常人血浆中白蛋白结合胆红素的潜力很大，不与白蛋白结合的胆红素甚微。胆红素与白蛋白的结合是非特异、非共价且可逆的。若出现白蛋白含量明显降低、结合部位被其他物质占据或胆红素对结合部位的亲和力降低等，均可导致胆红素由血浆向组织细胞转移。某些有机阴离子（如水杨酸、磺胺类药物、脂肪酸、胆汁酸、甲状腺素等）可与胆红素竞争，与白蛋白结合，使胆红素游离。过多的游离胆红素可与脑部基底核的脂类结合，干扰脑的正常功能，称为胆红素脑病。因此对有黄疸倾向的患者或新生儿生理性黄疸期，应慎用上述药物。

胆红素与白蛋白结合仅起到暂时性的解毒作用，根本性的解毒依赖肝与葡糖醛酸结合的生物转化作用。把未经肝结合转化、在血浆中与白蛋白结合运输的胆红素称为未结合胆红素或游离胆红素。因为未结合胆红素分子内存在氢键，不能直接与重氮试剂反应。只有在加入乙醇或尿素等破坏氢键后才能与重氮试剂反应，生成紫红色的偶氮化合物，故未结合胆红素又可以称为间接反应胆红素或间接胆红素。

肝细胞摄取血中胆红素的能力很强。随血液运输至肝的未结合胆红素可很快与肝细胞膜上胆红素载体蛋白结合，使白蛋白从胆红素上脱落。此后，胆红素被转运到肝细胞膜内表面，进入胞液进一步转化。

三、胆红素在肝脏中的转化

胆红素的进一步代谢主要在肝脏进行，肝细胞对胆红素有摄取、结合、排泄等重要作用。

（一）肝细胞摄取胆红素

血浆中的胆红素以胆红素-白蛋白复合物的形式运输，由于其未与葡糖醛酸结合，故称为游离胆红素或未结合胆红素。血浆白蛋白运输的胆红素在肝血窦中先与白蛋白分离，随即与肝细胞膜表面的特异性受体蛋白结合，迅速被肝细胞摄取。

肝细胞中存在2种胆红素结合蛋白——Y蛋白和Z蛋白，也称为配体蛋白，是肝细胞内主要的胆红素载体蛋白，对胆红素具有高亲和力。胆红素进入肝细胞后与胞质中的Y蛋白和Z蛋白结合。Y蛋白是一种碱性蛋白，在肝细胞内含量丰富，约占人肝细胞胞质蛋白总量的2%，对胆红素的亲和力较强，是转运胆红素的主要蛋白质。Z蛋白是一种酸性蛋白质，它与胆红素结合力较差，在胆红素代谢中的重要性次于 Y 蛋白。当胆红素浓度较低时，胆红素优先与 Y 蛋白结合，在胆红素的浓度高到使 Y 蛋白结合量接近饱和时，Z 蛋白的结合量就会增加。胆红素被载体蛋白结合后，即以"胆红素-Y 蛋白/胆红素-Z 蛋白"形式送至内质网。此外，脂溶性物质如固醇类物质、磺溴酚酞、某些染料及一些有机阴离子等与 Y 蛋白都具有很强的结合力，可竞争 Y 蛋白的结合，影响胆红素的转运。婴儿在出生 7 周后，体内 Y 蛋白的水平才能达到成年人的水平，故此时期可发生生理性新生儿黄疸。许多药物如苯巴比妥等可诱导肝细胞合成 Y 蛋白，加强胆红素的运输。因此，临床上可用苯巴比妥消除新生儿黄疸。

（二）结合胆红素的生成

在滑面内质网 UDP-葡糖醛酸转移酶的催化下，胆红素接受来自UDP-葡糖醛酸的葡糖醛酸基，生成水溶性的胆红素葡糖醛酸酯，胆红素与葡糖醛酸的结合与前 2 种结合不同，是共价结合。这种结合彻底改变了胆红素的理化性质，结合后：①无毒；②具水溶性；③可透过肾小球基底膜；④不易通过细胞膜和血脑屏障。由于胆红素有 2 个自由羧基，故可与 2 分子葡糖醛酸结合。胆红素葡糖醛酸二酯是主要的结合产物，仅有少量胆红素葡糖醛酸一酯生成。除与葡糖醛酸结合外，少量的胆红素还可与硫酸根结合生成硫酸酯。这些经肝细胞转化、与葡糖醛酸或硫酸相结合的胆红素称为结合胆红素。

（三）结合胆红素的排泄

结合胆红素水溶性强，被肝细胞分泌进入毛细胆管，作为胆汁的组成成分随之进入小肠。经肝转化生成的结合胆红素极性增强，可通过肾随尿排出，但不易通过细胞膜和血脑屏障，因此不易造成组织中毒。苯巴比妥具有诱导肝细胞合成 UDP-葡糖醛酸转移酶的作用，故临床上可用于治疗新生儿高胆红素血症。

血浆中的胆红素通过肝细胞膜特异受体、肝细胞质内载体蛋白和内质网的葡糖醛酸转移酶的联合作用，不断被肝细胞摄取、结合、转化与排泄，从而不断地被清除。

四、胆红素在肠中的转变与胆素原的肠肝循环

（一）胆红素在肠中的转变

结合胆红素随胆汁排入肠道后，在肠道菌群的作用下进行水解反应和还原反应，脱去葡糖醛酸基，再被逐步还原成多种无色的胆素原族化合物，包括中胆素原、粪胆素原和尿胆素原，总称胆素原。大部分胆素原（80%～90%）随粪便排出。在结肠下段，无色的胆素原经空气氧化成尿胆素和粪胆素，呈棕褐色，是粪便的主要色素。成年人一般每天排出胆素原 40～280 mg。如因胆道阻塞，结合胆红素不能排入肠道，不能形成粪胆素原及粪胆素，粪便呈灰白色，临床上称之为白陶土样便。

(二) 胆素原的肠肝循环

在生理情况下，有 10%～20% 胆素原可被肠黏膜重吸收，经门静脉入肝，其中大部分再由肝排入胆道，构成胆色素的肠肝循环。重吸收的胆素原有少部分进入体循环，运至肾脏随尿排出，即尿胆素原，其再经空气氧化成尿胆素，是尿中重要色素。正常人每天从尿中排出的尿胆素原为 0.5～4.0 mg。尿胆素原、尿胆素及尿结合胆红素，临床上合称为尿三胆。胆红素的代谢与胆素原的肠肝循环见图 15-4。

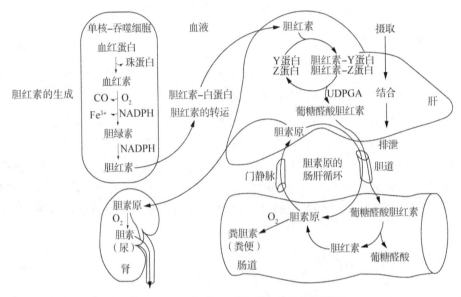

图 15-4　胆红素的代谢与胆素原的肠肝循环

五、血清胆红素与黄疸

(一) 血清胆红素的分类及性质

正常血清中存在的胆红素按其性质和结构不同可分为两大类。一类未经肝细胞内葡糖醛酸结合转化反应，称为未结合胆红素；另一类经过肝细胞转化，与葡糖醛酸或其他物质结合，称为结合胆红素。正常人血清胆红素浓度为 3.4～17.1 μmol/L，其中约 80% 为未结合胆红素。未结合胆红素和结合胆红素由于结构和性质不同，与重氮试剂的反应不一样。未结合胆红素因其侧链丙酸基上的羧基和其他极性基团在分子内形成氢键，使分子卷曲而封闭其作用部位，与重氮试剂反应缓慢，必须先加入乙醇或尿素等破坏分子内氢键，才能与重氮试剂产生紫红色反应，所以未结合胆红素也称为间接胆红素。结合胆红素分子中的侧链丙酸基与葡糖醛酸结合，无分子内氢键生成，分子处于比较伸展的状态，能直接与重氮试剂起紫红色反应，故结合胆红素也称为直接胆红素。结合胆红素与未结合胆红素的主要区别见表 15-2。

表 15-2　结合胆红素与未结合胆红素的区别

性质及特点	未结合胆红素	结合胆红素
其他名称	间接胆红素 游离胆红素	直接胆红素 葡糖醛酸胆红素
与葡糖醛酸结合	未结合	结合
与重氮试剂反应	缓慢、间接反应	迅速、直接反应
水中溶解度	小	大
经肾随尿排除	不能	能
透过细胞膜对大脑的毒性作用	有	无

（二）黄疸的形成及分类

未结合胆红素是脂溶性物质，极易穿过细胞膜对细胞造成危害，尤其是能严重影响神经系统的功能。因此，肝脏通过摄取、生物转化及排泄等作用将胆红素变成极易排泄的水溶性结合胆红素，对机体具有重要的保护作用。凡能引起胆红素生成过多，或肝细胞对胆红素摄取、生物转化、排泄过程发生障碍的因素都可使血清胆红素浓度升高，造成高胆红素血症。胆红素是金黄色物质，若其在血清中含量过高，大量的胆红素扩散入组织造成组织黄染，称为黄疸。特别是巩膜或皮肤含有较多弹性蛋白，后者与胆红素有较强亲和力，故易被染黄。黏膜中含有能与胆红素结合的血浆白蛋白，因此也能被染黄。

黄疸的程度与血清胆红素的浓度密切相关。若血清中胆红素浓度高于正常值：①≤34.2 μmol/L 时，肉眼看不到巩膜或皮肤黄染，称为隐性黄疸。②＞34.2 μmol/L 时，皮肤、巩膜、黏膜等组织明显黄染，称为显性黄疸。凡能引起胆红素代谢障碍的各种因素均可形成黄疸。根据黄疸产生的原因，可分为溶血性黄疸、肝细胞性黄疸和阻塞性黄疸 3 类。

1. 溶血性黄疸　由于某些疾病（如恶性疟疾、过敏等）、药物和输血不当等情况，引起红细胞大量破坏，产生胆红素过多，超过肝细胞的处理能力，因而引起血清未结合胆红素浓度异常增高，称为溶血性黄疸或肝前性黄疸。此时，血中结合胆红素的浓度改变不大，重氮反应试验间接反应强阳性，尿胆红素阴性。由于肝对胆红素的摄取、转化和排泄代偿性增多，从肠道吸收的胆素原增多，造成尿胆素原增多。

2. 肝细胞性黄疸　因肝细胞功能障碍（如各种肝炎、肝肿瘤等）导致对胆红素的摄取、结合及排泄能力下降所引起的高胆红素血症，称为肝细胞性黄疸。肝细胞性黄疸特点：①肝细胞摄取胆红素障碍造成血中未结合胆红素升高；②由于肝细胞肿胀坏死，毛细胆管阻塞、破裂或毛细胆管与肝血窦直接相通，使部分结合胆红素反流到血循环，造成血清结合胆红素浓度增高；③通过肠肝循环到达肝的胆素原也可经损伤的肝细胞进入体循环，使较多的胆素原经血液循环到达肾脏并随尿排出体外。所以，临床检验可以发现血清重氮反应试验呈双向阳性，尿胆红素阳性，尿胆素原增高。

3. 阻塞性黄疸　由于各种原因引起胆汁排泄通道受阻（如胆管炎症、肿瘤、结石或先天性胆管闭锁等疾病），使胆小管或毛细胆管压力增高而破裂，胆汁中结合胆红素反流入血而引起的黄疸，称为阻塞性黄疸，也称为肝后性黄疸。实验室检查可发现血清结合胆红素浓度升高，重氮反应试验呈直接反应强阳性；血清未结合胆红素无明显改变；由于结合胆红素可以从肾排出体外，所以尿胆红素检查阳性；胆管阻塞使肠道生成胆素原减少或无生成，尿胆素原降低或无。3 种黄疸时血、尿、粪的实验室检查变化见表 15-3。

表 15-3　3 种黄疸时血、尿、粪的实验室检查变化

指标	正常	溶血性黄疸	肝细胞性黄疸	阻塞性黄疸
血清胆红素总量	<17.1 μmol/L	>17.1 μmol/L	>17.1 μmol/L	>17.1 μmol/L
结合胆红素	正常	正常	↑	↑↑
未结合胆红素	正常	↑↑	↑	正常
尿三胆				
尿胆红素	（—）	（—）	＋	＋＋
尿胆素原	少量	↑	↑	↓
尿胆素	少量	↑	↑	↓
粪便				
粪胆素原	40～280 mg/24h	↑↑	↓或正常	（—）或微量
粪便颜色	正常	深	变浅或正常	完全阻塞时呈白陶土色

第五节　肝脏的生化代谢紊乱

一、肝硬化

肝硬化是由各种因素导致肝的一类晚期肝纤维化疾病。病理组织学上有广泛的肝细胞坏死、残存肝细胞结节性再生、结缔组织增生与纤维隔形成，导致肝小叶结构破坏和假小叶形成，使得肝脏逐渐变形、变硬而发展为肝硬化。早期由于肝脏代偿功能较强可无明显症状，后期则以肝功能损害和门静脉高压为主要表现，并有多系统受累，晚期常出现上消化道出血、肝性脑病、继发感染、脾功能亢进、腹腔积液、癌变等并发症。肝移植是目前治疗肝硬化唯一有效的手段，但受到供肝及费用等问题限制。干

细胞治疗具有巨大潜力，但其作用机制及许多测量指标尚待进一步探明，对于肝硬化患者应早发现、早预防、早治疗，避免临床失代偿及并发症的出现。

二、酒精引起的肝脏疾病

酒精性肝病是西方国家最常见的肝病，在我国发病率有增高的趋势，是长期过量饮酒导致的一类肝脏疾病。患病初期通常表现为脂肪肝，进而可发展成酒精性肝炎、酒精性肝纤维化和酒精性肝硬化。严重酗酒时可诱发广泛肝细胞坏死甚至肝衰竭。早期酒精性肝病患者在严禁饮酒的基础上进行抗氧化、抑制纤维化等治疗，可延缓疾病发展。晚期酒精性肝病患者则需要进行肝移植，而术后保持戒酒状态可以提高存活率。

临床拓展

某企业董事长，51岁，平素身体健康，工作以来经常陪客户喝酒，酒龄已有20多年。去年，他发现自己肝区疼痛，全身乏力，食欲缺乏，B超检查显示为酒精性肝病。请问，该患者的治疗方案主要有哪些？

三、肝性脑病

肝性脑病是由急、慢性肝功能失代偿所导致的脑功能障碍的总称，轻者表现为性格或行为异常，重者出现意识障碍，甚至昏迷。其发病机制主要包括：①神经毒素产生增多或神经毒素的毒性效应升高；②脑组织对各种毒性物质的敏感性增加；③血脑屏障的通透性增加而诱发脑病等。肝性脑病是反映肝衰竭患者病情严重性的重要指征之一，在此基础上出现的脑消肿又是导致肝衰竭患者死亡的重要原因。因此，积极预防与治疗肝性脑病是阻止重症肝病患者疾病进展、改善预后的重要治疗措施之一。

——— [小结] ———

肝脏独特的组织结构和化学组成赋予了肝脏复杂多样的生物化学功能，使其成为人体最重要的器官之一。肝脏的代谢极为活跃，不仅在糖、脂、蛋白质、维生素、激素等代谢中起重要作用，还具有分泌、排泄、生物转化等功能。

肝脏是调节血糖浓度的主要器官，通过糖原的合成与分解及糖异生作用维持血糖浓度的相对恒定。肝在脂类的消化、吸收、分解、合成以及运输等代谢过程中均起重要作用。肝是合成甘油三酯、磷脂、胆固醇的重要器官，并通过合成 VLDL 及 HDL，参与甘油三酯和胆固醇的转运。肝脏是氧化分解脂肪酸的主要场所，也是人体内生成酮体的主要场所。肝脏是合成和分泌血浆蛋白的重要器官，除 G 蛋白外，几乎所有的血浆蛋白均由肝细胞合成，同时也是清除血浆蛋白质的重要器官。体内大部分氨基酸，除支链氨基酸主要在肌肉中分解外，其余氨基酸特别是芳香族氨基酸主要在肝脏分解。

氨主要在肝内经合成尿素而解毒。肝脏在维生素的贮存、吸收、运输、改造和利用等方面起重要作用，它也是多种激素灭活的场所。

肝脏对各种非营养物质进行生物转化，提高其水溶性和极性，利于从尿液或胆汁排出。肝的生物转化可分为两相反应。第一相反应包括氧化、还原和水解反应；第二相反应为结合反应，主要与极性强的基团如葡糖醛酸、硫酸、氨基酸等结合。许多物质的生物转化需要连续经历不同类型的转化反应。肝的生物转化作用受年龄、性别、疾病、药物等体内各种因素的影响，并具有解毒与致毒的双重特点。

胆汁是肝细胞分泌的一种兼具消化与排泄功能的液体。胆汁酸是胆汁的主要成分，是胆固醇的代谢产物，在脂类消化吸收及调节胆固醇代谢方面起重要作用。胆固醇 7-α 羟化酶是胆汁酸生成的限速酶，HMG-CoA 还原酶是胆固醇合成的关键酶，二者共同受胆汁酸和胆固醇的调节。胆汁酸按其来源可分为初级胆汁酸和次级胆汁酸两大类，肝细胞内合成的胆汁酸为初级胆汁酸，初级胆汁酸分泌到肠道后受肠道细菌作用生成的产物为次级胆汁酸。胆汁酸按结构也分为游离胆汁酸和结合胆汁酸两类。

胆汁酸的肠肝循环使有限的胆汁酸反复利用，以满足脂类消化吸收的需求。

胆色素是铁卟啉化合物在体内分解代谢的主要产物。衰老红细胞中血红蛋白的分解，是胆红素的主要来源。胆红素为难溶于水的脂溶性物质，对细胞具有毒性，在血液中主要与血浆白蛋白结合成胆红素-白蛋白复合物进行运输。到达肝细胞后，通过肝细胞对胆红素的摄取、转化，与葡糖醛酸结合生成水溶性的结合胆红素，进而经胆管排入小肠。

结合胆红素随胆汁排入肠道后，在肠菌的作用下还原为胆素原。大部分胆素原在结肠下段经空气氧化成黄褐色的胆素，10％～20％的胆素原进入肠肝循环，另有一小部分经肾排入尿中。

所有引起胆红素生成过多或肝细胞对胆红素摄取、生物转化、排泄过程发生障碍的因素都可使血清中胆红素浓度升高，造成高胆红素血症。大量的胆红素可扩散入组织，造成组织黄染，称为黄疸。根据黄疸产生的原因可分为溶血性黄疸、肝细胞性黄疸和阻塞性黄疸 3 类。

———— [思考题] ————

1. 肝在人的物质代谢中起哪些作用？

2. 何谓生物转化作用？有何生理意义？

3. 生物转化作用的反应类型有哪些？

4. 如何区别未结合胆红素和结合胆红素？

5. 如何鉴别肝细胞性黄疸、溶血性黄疸和梗阻性黄疸？

第十六章

水和电解质平衡

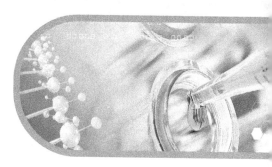

 学习目标

1. 掌握体液的含量、分布与交换，水的代谢，体液电解质的含量和分布及钠、氯、钾的代谢。

2. 熟悉无机盐的生理功能及钙、磷的代谢。

3. 了解微量元素的代谢，水与电解质平衡的调节和紊乱。

人体各种细胞的内外都充满着水溶液，通常称为体液。体液分为细胞内液和细胞外液（包括组织间液与血浆）。它们都是由水与溶于水中的无机盐、有机物组成的，无机盐及部分以离子形式存在的有机物统称为电解质。体液构成机体的内环境。保持体液的容量、分布和组成的动态平衡是维持正常生命活动的必要条件。疾病和内外环境的剧烈变化都可能破坏这种动态平衡，对机体产生各种不利的影响，严重时甚至危及生命。因此，掌握体液平衡的基本理论、水和无机盐的代谢与功能，对防治疾病有很重要的意义。

第一节　体液平衡

一、正常人体的体液

体液以细胞膜为间隔，分为细胞内液和细胞外液，成年人体液占体重的 60％左右，其中分布在细胞内的体液占体重的 40％，是体内容量最大的体液，人体大部分生化反应都在细胞内液中进行。细胞外的体液占体重 20％，以血管为间隔，又分为约占体重 15％的细胞间液和约占体重 5％的血浆，它们是细胞生存的内环境。

$$
\text{体液}(60\%)
\begin{cases}
\text{细胞内液}(40\%) \\
\text{细胞外液}(20\%)
\begin{cases}
\text{血浆}(5\%) \\
\text{组织间液}(15\%)
\end{cases}
\end{cases}
$$

体液的含量和分布因年龄、性别和体型不同有很大差异。如人体内体液总量随年龄增长而减少，新生儿、婴幼儿、学龄儿童体液总量分别占体重的80％、70％、65％，主要是组织间液比重依次减少。脂肪和肌肉组织含水量比较少，肌肉含水量为75％～80％，脂肪含水量为10％～30％。一般情况下，女性脂肪含量较多，肥胖者体液含量较非肥胖者明显少，因此肥胖者对失水疾病耐受差（表16-1）。

表16-1　不同年龄、不同体型者的体液占体重百分比（％）

体型	成年男性	成年女性	婴儿
正常	60	50	70
瘦	70	60	80
胖	50	42	60

二、体液电解质的组成

（一）体液电解质的含量

体液电解质常按含量分为主要电解质和微量元素两类，前者主要包括 K^+、Na^+、Ca^{2+}、Mg^{2+}、Cl^-、HCO_3^-、HPO_4^{2-}、有机酸根和蛋白质负离子等，后者含量较少，主要有铁、铜、锌、硒、碘、钴、锰、钼、氟、硅等。

（二）体液电解质分布的特点

1. 体液电解质的含量若以毫克当量/升（mEq/L）表示，无论细胞外液或细胞内液，阴、阳离子总量相等而呈电中性。

2. 细胞内、外液中各种电解质的含量差异很大。细胞外液的阳离子以 Na^+ 为主，阴离子以 Cl^- 和 HCO_3^- 为主；细胞内液的阳离子以 K^+ 为主，阴离子以 HPO_4^{2-} 和蛋白质负离子为主。

3. 以 mEq/L 表示时，细胞内液的电解质总量较细胞外液高，但细胞内液与细胞外液的渗透压仍基本相等。这是因为细胞内液含大分子蛋白质和二价离子较多，而这些电解质产生的渗透压较小。

4. 血浆与组织间液的电解质组成及含量比较接近，但血浆中蛋白质的含量远远大于组织间液，这种差别有利于血浆与组织间液之间水的交换。

第二节　水平衡

一、水的生理功能

1. 参与和促进物质代谢　水是体内的良好溶剂，能使物质溶解，促进化学反应的发生；水分子还直接参与体内物质代谢反应（水解、水化、加水脱氢等），在代谢过程中起着重要作用。

2. 调节体温　水的比热大，1 g 水从 15℃升至 16℃时，需吸收 4.2 J（1 cal）热量，比等量固体或其他液体所需的热量多，水分能吸收或释放较多的热量而本身的温度却无明显升降，从而使体温不致因机体产热或外界温度的变化而剧变。水的蒸发热大，1 g 水在 37℃时，完全蒸发需吸收 2415 J（575 cal）热量，故蒸发少量汗液就能散发大量热量，这在高温环境中尤为重要。水的流动性大，导热性强，循环血液能使代谢产生的热在体内迅速均匀分布并通过体表散发。

3. 润滑作用　唾液有利于食物吞咽及咽部湿润，泪液能防止眼球干燥，关节滑液有助于关节活动，胸腔与腹腔浆液、呼吸道与胃肠道黏液都有良好的润滑作用。

4. 结合水的作用　结合水是指与蛋白质、核酸和蛋白多糖等物质结合而存在的水。它与自由状态的水不同，无流动性，对保持组织和器官的形态、硬度及弹性起到一定作用。如心肌含水量约为 79%，比血液含水量仅少 4%（血液平均含水量为 83%），但心肌主要含的是结合水，故能维持一定的形态；而血液中主要含的是自由水，故能循环流动。

二、水平衡

（一）水的来源

1. 饮水（包括饮料）　饮水量随个人习惯、气候条件和劳动强度的不同而有较大差别。成年人一般每天饮水量约 1200 ml。

2. 食物　各种食物含水量均不相同，成年人每天随食物摄入的水量约 1000 ml。

3. 代谢水（内生水）　糖、脂肪和蛋白质等营养物质在氧化过程中生成的水，称为代谢水。成年人每天体内生成的代谢水量约 300 ml。

（二）水的排出

1. 呼吸蒸发　肺呼吸时可以水蒸气形式排出水，成年人每天由此蒸发的水量约 350 ml。肺排水量的变化取决于呼吸的深度和频率，如高热时呼吸加深、加快，排水量增多。

2. 皮肤蒸发　皮肤排水有 2 种方式：①非显性出汗，即体表水分的蒸发。成年人每天由此蒸发水量约 500 ml，因其中电解质含量甚微，故可将其视为纯水。②显性出汗，为皮肤汗腺活动分泌的汗液，出汗量与环境温度、湿度及活动强度有关。汗液是低渗溶液，其中 Na^+ 为 $40\sim80$ mmol/L，Cl^- 为 $35\sim70$ mmol/L，K^+ 为 $3\sim5$ mmol/L，故人体在高温作业或强体力劳动大量出汗后，除失水外也有 Na^+、K^+、Cl^- 等电解质的丢失，此时在补充水分的基础上还应注意电解质的补充。

3. 粪便排出　成年人每日有 8000 ml 左右的消化液进入消化道，内含多种电解质，大多数水分及电解质被重吸收，由粪便排出仅 150 ml。

4. 肾排出　正常成年人每天尿量约为 1500 ml，但尿量受饮水量和其他途径排水量的影响较大。成年人每天约由尿排出至少 35 g 左右的固体代谢废物，每 1 g 固体溶质至少需要 15 ml 水才能使之溶解，故成年人每天至少须排尿 500 ml 才能将代谢废物排尽，因此 500 ml 称为最低尿量。尿量 < 500 ml 时称为少尿，此时代谢废物将潴留在体内，造成尿毒症。

（三）水的动态平衡

正常成年人每日从尿中排出代谢废物约 35 g，其尿中最大浓度为 $6\%\sim8\%$，故每天至少排出 500 ml 尿液，才能将体内的代谢废物完全排出，加上皮肤和呼吸蒸发的 1000 ml 水分，每天至少需要 1500 ml 水才能维持水平衡（表 16-2）。因此，对于禁食的患者，每日最低补液量应为 1500 ml，再根据额外丢失的情况，酌情增加补液量。

表 16-2　正常成年人每日水的出入量

水的来源	摄入量（ml）	排出方式	排出量（ml）
饮水	1300	尿量	1500
食物含水	900	呼吸排出	400
代谢生水	300	皮肤蒸发	500
合计	2500	粪便	100
		合计	2500

第三节　电解质平衡及调节

一、电解质的生理功能

（一）维持体液渗透压和酸碱平衡

无机盐在体内以解离状态存在，其中 Na^+ 和 Cl^- 是维持细胞外液渗透压的主要离子；K^+ 和 HPO_4^{2-} 是维持细胞内液渗透压的主要离子。所以适当含量的离子对保持组织与体液间的渗透压平衡有调节作用，并有保持细胞和各组织正常结构和容量的作用。生理盐水就是根据血浆中各种无机盐离子浓度比例和渗透压等生理要求而配制的。有些无机盐如 $NaHCO_3$、NaH_2PO_4、Na_2HPO_4 等，其本身就是缓冲剂，因而有调节和维持体内酸碱平衡的作用。

（二）参与新陈代谢

1. 维持或影响酶的活性 有些无机离子是酶的辅助因子或辅基的组成部分，如磷酸化酶和各种磷酸激酶需要 Mg^{2+}，碳酸酐酶需要 Zn^{2+}，细胞色素氧化酶需要 Fe^{2+} 和 Cu^{2+}，另外有些酶需要 Mn^{2+} 等无机离子。此外，有些无机离子是一些酶的激动剂或抑制剂，如 Cl^- 和 K^+ 分别是唾液淀粉酶和果糖磷酸激酶的激动剂，而 Na^+ 和 Ca^{2+}/Mg^{2+} 分别是丙酮酸激酶和醛缩酶的抑制剂。

2. 构成骨骼、牙齿及其他组织 如钙、磷、镁是构成骨骼和牙齿的主要原料。

3. 构成体内有特殊功能的化合物 如血红蛋白和细胞色素中的铁，维生素 B_{12} 中的钴，甲状腺素中的碘，磷脂和核酸中的磷等。

（三）维持神经肌肉的应激性

神经、肌肉的应激性和兴奋性与环境中的一些离子浓度有关。

$$神经、肌肉应激性 \propto \frac{[Na^+] + [K^+] + [OH^-]}{[Ca^{2+}] + [Mg^{2+}] + [H^+]}$$

上式中分子部分的离子浓度增高时，神经肌肉的应激性增高；分母部分的离子浓度增高时，应激性就降低。神经肌肉的正常兴奋性即依赖这些离子的相互作用来维持。

二、钠、钾、氯代谢

（一）含量与分布

人体内 Na^+ 含量为 $40\sim50$ mmol（$0.9\sim1.1$ g）/kg 体重。其中约 40% 结合于骨骼的基质，约 50% 存在于细胞外液，约 10% 存在于细胞内液。血清钠浓度平均为 142 mmol/L。Cl^- 主要存在于细胞外液，血清氯浓度平均为 103 mmol/L。

人体内 K^+ 的含量为 $31\sim57$ mmol（$1.2\sim2.2$ g）/kg 体重。其中约 98% 分布于细胞内，约 2% 存在于细胞外液。血清钾浓度为 $3.5\sim5.5$ mmol/L，细胞内液 K^+ 浓度为 150 mmol/L。

K^+、Na^+ 在细胞内外分布极不均匀，主要是由于细胞膜上钠泵的作用。此外，其还受物质代谢和酸碱平衡等的影响。

1. 糖代谢的影响 每合成 1 g 糖原需要 0.15 mmol K^+ 进入细胞内；而分解 1 g 糖原又可释放等量的 K^+ 到细胞外。因此，当大量补充葡萄糖时，细胞内糖原合成作用增强，K$^+$从细胞外进入细胞内，可引起血浆钾浓度降低，故应注意适当补钾。对于高血钾患者，可采用注射葡萄糖溶液和胰岛素的方法，加速糖原合成，促使 K$^+$ 由细胞外液进入细胞内，以降低血钾。

2. 蛋白质代谢的影响 每合成 1 g 蛋白质，需 0.45 mmol K$^+$ 进入细胞内；而分解 1 g 蛋白质又可释放等量的 K$^+$ 到细胞外。因此，在组织生长或创伤恢复期等情况下，蛋白质合成代谢增强，K$^+$ 进入细胞内，可使血钾浓度降低，此时应注意 K$^+$ 的补充；而在严重创伤、感染、低氧以及溶血等情况下，蛋白质分解代谢增强，细胞内 K$^+$ 释放到细胞外，如超过肾排 K$^+$ 能力时，则可导致高血钾。

3. 细胞外液 H$^+$ 浓度的影响 酸中毒时细胞外液 H$^+$ 浓度增高，部分 H$^+$ 与体细胞和肾小管上皮细胞内的 K$^+$ 进行交换，可以引起高血钾；碱中毒则可以引起低血钾。

(二) 吸收与排泄

人体的 Na$^+$ 与 Cl$^-$ 主要来自食盐（NaCl），成年人每天 NaCl 的需要量为 4.5～9.0 g，其摄入量因个人饮食习惯不同而差别很大。低盐饮食 NaCl 每天的摄入量也不应少于 0.5～1.0 g，NaCl 几乎全部被消化道吸收。

Na$^+$ 和 Cl$^-$ 主要经肾随尿排出。肾对 Na$^+$ 排出有很强的调控能力，即"多吃多排、少吃少排、不吃不排"，如果数天或数十天摄入无盐饮食，则尿钠排出量几乎近于零。此外，汗液和粪便亦可排出极少量的 Na$^+$、Cl$^-$，但大量出汗或腹泻，丢失的 Na$^+$、Cl$^-$ 也相当可观。

成年人每天钾的需要量为 2～3 g。体内钾主要来自食物，蔬菜和肉类均含有丰富的钾，故一般食物即可满足对钾的生理需要。90％的钾被消化道吸收，未被吸收部分随粪便排出体外。80％～90％的钾经肾由尿排出，肾对钾的排泄特点是"多吃多排，少吃少排，不吃也排"。禁食或大量输液者常常出现缺钾现象，此时应注意适当补钾。约 10％的钾由粪便排出，严重腹泻时粪便中钾的丢失量可达正常时的 10～20 倍，故应注意钾的补充。此外，汗液也可排出少量钾。

三、钙、磷、镁代谢

(一) 体内钙、磷、镁的含量、分布与功能

钙和磷是人体含量最丰富的无机元素。人体内钙含量占体重的 1.5％～2.2％，总量为 700～1400 g，磷占体重的 0.8％～1.2％，总量为 400～800 g。其中 99％以上的钙和 85％以上的磷以羟磷灰石的形式构成骨盐，存在于骨和牙齿中；其余则以溶解状态分布于体液和软组织中。

血液中的钙、磷含量很少，但它既可反映骨质代谢状况，又能反映肠道和肾对钙、磷的吸收和排泄状况。

成年人体内镁总量为 21～28 g（1750～2400 mmol/L）。其中，50％存在于骨骼

中，48％存在于细胞内，仅 2％存在于细胞外液。骨骼肌、心肌、肝、肾、脑等组织含镁量都高于血液中镁浓度。血中 65％～70％的镁与蛋白质结合，30％～35％为游离镁，后者包括离子镁（<1％）及由磷酸盐、柠檬酸盐和碳酸盐组成的复合镁。

（二）吸收与排泄

1. 钙的吸收　由于生长发育阶段不同，机体对钙的需要量和吸收量随年龄和生理状态的不同有较大差异，且易导致钙缺乏症。

十二指肠和空肠上段为钙的最有效吸收部位。钙的吸收率一般为 25％～40％，当体内缺钙或钙需要量增加时，吸收率可随之增加。多种因素可影响钙的吸收。

（1）维生素 D 是影响钙吸收的最重要因素。

（2）降低肠道 pH 能促进钙的吸收。

（3）食物成分过多的草酸、植酸、脂肪酸、碱性磷酸盐等可与钙形成难溶性钙盐，阻碍钙的吸收；镁盐过多也可抑制钙的吸收。

（4）与年龄成反比，年龄越大，吸收率越低。

2. 钙的排泄　人体每天摄入的钙，约有 80％从粪便排出，20％从肾排出。肠道排出的钙主要为食物中未被吸收和消化液中未被重吸收的钙。肾排钙比较恒定，不受食物钙含量的影响，但随血钙水平升降而增减。成年人每天进出体内的钙量大致相等，其特点为"多吃多排，少吃少排"，保持动态平衡。

3. 磷的吸收和排泄　磷在食物中分布很广，可随钙一同吸收，且能在体内保存，不易缺乏，人体每天需要量为 800～900 mg。磷的吸收部位及其影响因素与钙大致相同，食物中的 Ca^{2+}、Fe^{2+} 和 Mg^{2+} 过多时，易与磷酸根结合成不溶性的盐而影响其吸收。

体内的磷 60％～80％由尿排出，其余由粪便排出。肾功能不全时可引起血浆无机磷升高，使磷与血浆钙结合而在组织中沉积，从而导致某些软组织发生异位钙化。

4. 镁的吸收和排泄　镁普遍存在于天然食物中，在富含叶绿素的新鲜蔬菜、茶叶中尤为丰富，海味、谷类、坚果、肉类、蛋、乳中含量也很高。成年人每天需要 300～400 mg/kg，孕妇及哺乳期妇女需 450 mg，婴儿 40～70 mg，10 岁儿童 250 mg。男性需镁量大于女性，孕妇每天需 450 mg。摄取钙、磷、蛋白质及维生素 D 增加时，镁的需要量也随之增加。

正常健康人需镁量并不多，每日摄入量常超过生理需要，所以体液内的镁经常维持饱和状态。若肠功能吸收好，即使进食不足，短期内也不容易产生镁的缺乏。镁主要在小肠吸收，吸收后 4 小时，血浆镁即达高峰。镁随尿、粪及汗液而排泄。粪镁为未吸收部分，汗镁只在高热或活动量增多时出现少量。尿镁随饮食摄入镁的高低而升降。

四、微量元素

凡是占人体总重量万分之一以下的元素，如铁、锌、铜、锰、铬、硒、钼、钴、氟等，均称为微量元素。

（一）铁代谢

1. 来源 人体铁的来源有两方面：一是食物中的铁；二是体内血红蛋白分解释放出来的铁。后者80%用于重新合成血红蛋白，20%以铁蛋白等形式储存备用。

2. 含量与分布 人体含铁总量为40 mmol（3～5 g）或50 mg/kg体重，女性略低于男性。铁在体内分布很广，其中血红蛋白铁占65%，肌红蛋白铁占10%，各种酶类含铁约占1%，其余的铁以铁蛋白、含铁血黄素和未知铁化合物等形式，存在于肝、脾、骨髓、肌肉和肠黏膜等器官中，在血浆中运输的铁仅占0.1%左右。

3. 吸收与运输 铁主要在十二指肠和空肠上段吸收，并受很多因素的影响。在肠腔pH条件下，Fe^{2+}比Fe^{3+}溶解度大，易吸收，而食物中的铁多以Fe^{3+}形式存在，故胃酸、维生素C、半胱氨酸和谷胱甘肽等还原性物质能将Fe^{3+}还原为Fe^{2+}，从而促进铁的吸收；某些氨基酸、柠檬酸、苹果酸和胆汁酸等可与铁结合成可溶性的螯合物，有利于铁的吸收；植酸、草酸和鞣酸等可与铁形成不溶性铁盐而阻碍铁吸收；此外，小肠黏膜细胞中存在与铁结合的特异性受体，能根据需要控制铁的摄取，当铁在体内储存增多时则吸收减少，储存铁不足时则增加铁的吸收。此外，若造血速度加快，则铁吸收增加，如献血后。

从肠道吸收入血的Fe^{2+}在血浆铜蓝蛋白催化下被氧化生成Fe^{3+}，然后再与血浆运铁蛋白结合而运输。运铁蛋白是一种结合三价铁的糖蛋白，由2条多肽链构成，每条多肽链有一个结合铁的位点。

4. 储存与排泄 铁蛋白是铁储存的主要形式，大部分存在于肝、脾、骨髓和骨骼肌，其次在肠黏膜上皮细胞。铁在铁蛋白中以Fe^{3+}形式存在，在出血或其他需要铁的情况下，储存铁可以释放，参与造血及其他含铁化合物的合成。含铁血黄素内的铁也可利用，但不如铁蛋白内的铁易于动员，且含铁总量低于铁蛋白。正常情况下，铁的吸收和排泄保持动态平衡。成年男性排铁量为0.5～1.0 mg/d，主要随胃肠道黏膜细胞脱落从粪便排出，少部分从泌尿生殖道和皮肤脱落的上皮中排出，生育期女性铁的排出较多，平均排出量约为2 mg/d。

5. 生理功能 作为血红蛋白、肌红蛋白和细胞色素的组成成分，参与体内氧和二氧化碳的运输，组成呼吸链参与氧化磷酸化作用。此外铁还是过氧化氢酶等的辅助因子。

成年人缺铁可导致贫血，未成年人缺铁可导致生长发育迟缓，免疫功能降低，而出现易感染、易疲劳等症状。据流行病学调查表明，我国3岁以下儿童为缺铁性贫血的高发人群，其发病率为11%～22%，农村为16%～29%；成年男性在城乡均为10%左右，女性显著高于男性，而城市女性约为男性的2倍。

由于误服过量铁制剂等可引起体内铁过多，可出现急性胃肠刺激症状及呕吐、黑色粪便等。慢性铁过多可出现肤色变深，甚至肝硬化等。

（二）其他几种微量元素的主要生理功能

见表 16-3。

表 16-3　几种微量元素的主要生理功能

微量元素	主要生理功能	含量或需要量
氟	在形成骨骼组织、牙齿釉质以及钙磷的代谢等方面有重要作用，缺乏时可致龋齿，老人易致骨质疏松	人体约合 2.6 g
碘	缺乏时可引起甲状腺肿，严重缺乏时可影响生长发育，妨碍儿童身体和智力的发育	每日需要 0.1～0.3 mg
硒	缺乏时可能使心脏、关节等产生病变，引起克山病、大骨节病等。土壤含硒量低的地区，癌症的总死亡率高，增加硒的摄入，可减少癌的发生。高硒地区冠心病、高血压等的发病率均比低硒地区低。硒还能增强视力，刺激免疫球蛋白和抗体的产生	据中国科学院报道，成年人每日最低摄入量应为 0.03～0.05 mg（国际会议推荐量为 0.06 mg/d）
铁	血红蛋白中氧的携带者，也是很多种酶的活性成分，缺乏时引起贫血	人体均含 4～5 g
铜	为各种金属的成分，是氧化还原体系的有效催化剂，参与造血过程，缺乏时可引起低色素小细胞性贫血。还参与细胞色素 C、酪氨酸酶等的合成，缺乏时可使血管、骨骼及各种组织的脆性增加	人体约含 0.15 g
钴	对血红蛋白的合成、红细胞的发育成熟均有重要作用，是组成维生素 B_{12} 的分子成分	人体约含 1.1 mg
锌	参与体内许多酶的合成，性腺、胰腺、脑下垂体的活动都有锌的参与。锌具有促进生长发育、改善味觉等的作用，缺乏时生长停滞、生殖无能、机体衰弱，可有结膜炎、口腔炎、舌炎、食欲缺乏、慢性腹泻、味觉丧失、神经症状等。锌对儿童的生长发育关系重大。病儿可见体瘦、发育迟缓等	人体约含 2 g。一般人每日需要量为 10～15 mg，妊娠期为 25 mg，哺乳期为 30～40 mg

五、水与电解质平衡的调节

水和电解质的平衡，受神经系统和某些激素的调节，而这种调节又主要是通过神经，特别是一些激素对肾处理水和电解质的影响而得以实现的。

（一）渴感的作用

下丘脑视上核侧面有口渴中枢。使这个中枢兴奋的主要刺激是血浆晶体渗透压的升高，因为这可使口渴中枢的神经细胞脱水而引起渴感。饮水后血浆渗透压回降，渴感消失。此外，有效血容量的减少和血管紧张素Ⅱ的增多也可以引起渴感。

（二）抗利尿激素的作用

抗利尿激素（antidiuretic hormone，ADH）是主要由下丘脑视上核神经细胞分泌，并在神经垂体贮存的激素。ADH能提高肾远曲小管和集合管对水的通透性，从而使水的重吸收增加。

促使ADH释放的主要因素是血浆晶体渗透压的增高和循环血量的减少。当机体失去大量水分而使血浆晶体渗透压增高时，便可刺激下丘脑视上核或其周围区的渗透压感受器而使ADH释放增多。血浆渗透压可因肾重吸收水分增多而有所回降。大量饮水时的情况正好相反。由于ADH释放减少，肾排水增多，血浆渗透压得以回升。血量过多时，可刺激左心房和胸腔内大静脉的容量感受器。反射性地引起ADH释放减少，结果引起利尿而使血量回降。反之，当失血等原因导致血量减少时，ADH可因容量感受器所受刺激减弱而释放增加，尿量减少，有助于血量的恢复。

此外，动脉血压升高可通过刺激颈动脉窦压力感受器而反射性地抑制ADH的释放；疼痛刺激和情绪紧张可使ADH释放增多；血管紧张素Ⅰ增多也可刺激ADH的分泌。

（三）醛固酮的作用

醛固酮是肾上腺皮质球状带分泌的盐皮质激素。醛固酮的主要作用是促进肾远曲小管和集合管对Na^+的主动重吸收，同时通过Na^+-K^+和Na^+-H^+交换而促进K^+和H^+的排出，所以醛固酮有排钾、排氢、保钠的作用。随着Na^+主动重吸收的增加，Cl^-和水的重吸收也增多，可见醛固酮也有保水作用。

醛固酮的分泌主要受肾素-血管紧张素系统和血浆Na^+、K^+浓度的调节。当失血等原因使血容量减少、动脉血压降低时，肾入球小动脉管壁的牵张感受器就因入球小动脉血压下降和血容量减少而受到刺激，近球细胞的肾素分泌增多。同时由于肾小球滤过率也相应减少，流经致密斑的Na^+因而也减少，这也可使近球细胞的肾素分泌增多。肾素增多后，血管紧张素Ⅰ、血管紧张素Ⅱ、血管紧张素Ⅲ便相继增多，血管紧张素Ⅱ、血管紧张素Ⅲ都能刺激肾上腺皮质球状带，使醛固酮的合成和分泌增多。

此外，近球细胞处的小动脉管内有交感神经末梢支配，肾交感神经兴奋时能使肾素的释放量增加。肾上腺素和去甲肾上腺素也可直接刺激近球细胞，使肾素释放增加。血浆K^+浓度升高或Na^+浓度降低，可直接刺激肾上腺皮质球状带使醛固酮分泌增多；反之，当血浆K^+浓度降低或Na^+浓度升高时，醛固酮的分泌减少。

第四节　水与电解质代谢紊乱

一、水平衡紊乱

(一) 脱水

1. 等渗性脱水　等渗性脱水又称急性脱水或混合性脱水，主要指钠水等比例丢失，血清钠在正常范围，细胞外液渗透压可保持正常，细胞外液量迅速缩减，细胞内液一般不发生变化。若丧失时间较久，细胞内液可外移使细胞脱水。此外，等渗性脱水可向高渗性及低渗性转化。

病因：可因急性腹膜炎、急性肠梗阻、肠瘘、大面积烧伤早期体液大量渗出和胃肠道丢失或肾丢失等引起，如呕吐、腹泻、利尿药治疗、肾脏疾病、肾上腺疾病。

2. 高渗性脱水　又称原发性脱水，失水大于失钠，血清钠＞150mmol/L，细胞外液渗透压增高。由于细胞内液渗透压相对较低，细胞内水分移向细胞外间隙，导致细胞内脱水。

病因：主要因摄水不足或排出过多引起，如多汗、尿崩症、大面积皮肤烧伤、长期禁食、上消化道梗阻、昏迷、高热、气管切开等情况。

3. 低渗性脱水　又称慢性脱水或继发性脱水，失钠大于失水，细胞外液渗透压降低，导致低钠血症。

病因：因慢性失液、反反复复呕吐、腹泻、肠瘘或大面积烧伤面渗液、大量出汗后等因素丧失体液，之后只补水而未补钠。

(二) 水中毒

正常人在神经-体液、肾脏等的调节下，虽入水较多，但肾脏可以及时排出过多的水分。如果摄入过多的水，超过肾脏排出的限度，则易引起水中毒。

1. 病因　抗利尿激素分泌过多（如恐惧、疼痛、失血、休克、外伤及手术后等）、肾血流量不足使肾脏不能正常地排出水分（如急慢性肾功能不全的少尿期、严重心功能不全及肝硬化合并肾血流量不足的患者）、低渗性脱水患者过多输入水或葡萄糖溶液时，易发展成水中毒。

2. 功能变化　水过多时，细胞外液呈低渗状态。当肾脏对过剩的水不能及时排出，则水向细胞内转移，直至细胞内外液渗透压达到平衡，因而细胞内外液渗透压均低于正常，同时容量也较正常大。

正常人细胞外液容量增加时，肾上腺皮质醛固酮的分泌减少或停止，肾小管对

Na^+ 重吸收减少，排出 Na^+ 增多伴随排出适量的水分，从而降低细胞外液的容量。但抗利尿激素分泌过多、心功能不全或肝及肾疾病引起继发性醛固酮增多，可致肾排水减少，造成水的潴留。

3. 临床表现　轻型或慢性患者可表现为畏食、恶心、呕吐，少数表现为头痛和肌肉痉挛等；重症水中毒患者起病急骤，以脑细胞水肿的症状最为突出，如神志不清、嗜睡、躁动，甚至抽搐昏迷。

因此，手术后、急慢性肾功能不全、心功能不全的患者，应严格控制水的摄入量，预防水中毒。

二、钾代谢紊乱

血清钾 < 3.5 mmol/L 为低血钾症，血清钾 > 5.5 mmol/L 为高钾血症。临床上低钾血症更常见。

(一) 低钾血症

1. 病因　主要有摄入不足（禁食）、排出量增加（如呕吐、腹泻、使用利尿药）、在体内分布异常（如碱中毒、合成代谢增强造成 K^+ 细胞内转移）等。

2. 临床表现　表现为神经-肌肉兴奋性降低及中枢神经抑制症状，患者出现肌肉无力，甚至弛缓性瘫痪、神志淡漠、嗜睡；消化道症状有腹胀、便秘、恶心呕吐以及肠鸣音减弱或消失；循环系统改变，心肌应激性增强，出现心悸及心动过速、心律不齐、血压下降，严重时心室纤颤。

(二) 高钾血症

1. 病因　主要有 K^+ 摄入过多（如静脉补钾过多、过快、过浓），排出障碍（如因肾功能减退或盐皮质激素分泌不足，排钾失常而造成），以及 K^+ 在细胞内外分布异常（如酸中毒、组织损伤造成细胞内钾外移）等。

2. 临床表现　手足麻木、四肢极度疲乏、软弱无力，腱反射消失，严重者弛缓性瘫痪及呼吸困难；皮肤苍白、湿冷、血压变化、心动过缓、心律不齐，甚至心脏停搏。

三、血钙与血磷

(一) 血钙

由于血液中的钙几乎全部存在于血浆中，所以血钙主要指血浆钙（临床上一般采用血清标本来进行测定）。血钙水平仅在极小范围内波动，正常成年人血钙浓度为 2.03～2.54 mmol/L，儿童为 2.25～2.67 mmol/L。

血钙主要以离子钙和结合钙 2 种形式存在，约各占 50%。大部分结合钙与血浆蛋白质（主要是白蛋白）结合，小部分与柠檬酸、重碳酸盐结合为柠檬酸钙、磷酸氢钙等。由于血浆蛋白结合钙不能透过毛细血管壁，故称为非扩散钙；离子钙和柠檬酸钙等可以透过毛细血管壁，称为可扩散钙。血浆蛋白结合钙与离子钙之间处于一种动态平衡，此平衡受血液 pH 的影响。

$$Ca\text{-}白蛋白 \underset{HCO_3^-}{\overset{H^+}{\rightleftharpoons}} Ca^{2+} + 白蛋白$$

当血液 H^+ 增高（即 pH 下降），如尿毒症合并代谢性酸中毒的患者，Ca^{2+} 浓度则升高；当血液 H^+ 降低（即 pH 升高），如碱中毒患者，Ca^{2+} 浓度则下降，严重时可出现低血钙引起的抽搐现象。

(二) 血磷

血磷实际上是指血浆中的无机磷，以 HPO_4^{2-} 和 $H_2PO_4^-$ 存在，前者占 80%，后者占 20%。由于磷酸根不易测定，所以通常以无机磷表示。正常人血磷浓度：成年人为 $0.96\sim1.62$ mmol/L，儿童为 $1.45\sim2.10$ mmol/L。血钙和血磷浓度保持一定的数量关系。当血钙和血磷浓度以 "mg/dL" 表示时 [血钙（mg/dL）＝血钙（mmol/L）× 4；血磷（mg/dL）＝血磷（mmol/L）×3.1]，正常人 [Ca] × [P] ＝ $35\sim40$，当两者乘积＞40 时，钙、磷以骨盐的形式沉积于骨组织中；若乘积＜35 时，则会影响骨组织的钙化和成骨作用，甚至会发生骨盐再溶解而产生维生素 D 缺乏症。

四、钙代谢紊乱

(一) 低钙血症

低钙血症在临床上较为常见，尤其多见于小儿。主要有下列几种。

1. 维生素 D 缺乏症——佝偻病或骨软化症。

2. 患有肝病或肾病时，如慢性胆汁性肝硬化、慢性肾衰竭等疾病，均可导致 $1,25\text{-}(OH)_2\text{-}D_3$ 合成减少，从而使肠道对钙的吸收不良而出现低血钙，继而使甲状旁腺功能亢进，严重时可导致骨软化症。由于此种骨软化症不是由于维生素 D 缺乏而引起的，故以维生素 D 治疗无效，所以又称为抗维生素 D 佝偻病。

(二) 高钙血症

高血钙较少见，多数由恶性肿瘤引起。如肾或支气管腺癌等恶性肿瘤引起的甲状旁腺素的异位分泌、甲状旁腺肿瘤等引起的原发性甲状旁腺功能亢进等，都可因甲状旁腺素分泌增多而导致高血钙。恶性肿瘤伴有骨转移时，骨质被大量破坏，肾及肠道不能及时排出过多的钙时，也可导致高血钙。

────── [小结] ──────

人体内物质代谢是在体液环境中进行的。体液是由水、无机盐、低分子有机物和蛋白质等组成，广泛分布在细胞内外，构成人体的内环境。正常成年人的体液约占体重的60%。体液分为细胞内液（占体重40%）与细胞外液（占体重20%）两大部分。细胞内液的容量和化学组成直接影响细胞代谢和生理功能；细胞外液是沟通细胞之间和细胞与外界环境之间进行物质代谢的媒介。血浆、组织间液和细胞内液之间的水分、电解质、小分子有机物经常不断地进行交换，维持动态平衡。

水具有调节体温、促进并参与物质代谢、润滑等作用。水的来源有饮用水、食物、代谢水，排出方式有呼吸蒸发、皮肤蒸发、粪便排出、肾脏排尿等。无机盐的生理功能是维持体液渗透压和酸碱平衡、维持神经和肌肉的兴奋性、构成组织细胞成分、参与物质代谢。人体钠与氯主要来自食盐（NaCl），成年人每天NaCl的需要量为$4.5\sim9.0\,g$，其摄入量因个人饮食习惯不同而差别很大。Na^+和Cl^-主要经肾随尿排出。肾对Na^+排出有很强的调控能力，即"多吃多排、少吃少排、不吃不排"。成年人每天的钾需要量为$2\sim3\,g$。80%～90%的钾经肾由尿排出，肾对钾的排泄特点是"多吃多排，少吃少排，不吃也排"。

钙和磷是体内含量最多的无机盐。主要以骨盐形式存在于骨、牙齿中，少量以溶解状态分布于体液和软组织中。血钙和血磷浓度保持一定的数量关系。当血钙和血磷浓度以"mg/dL"表示时［血钙（mg/dL）=血钙（mmol/L）×4；血磷（mg/dL）=血磷（mmol/L）×3.1］，正常人$[Ca]\times[P]=35\sim40$。钙磷代谢受甲状旁腺激素、降钙素、$1,25\text{-}(OH)_2\text{-}D_3$的调节。

凡是占人体总重量的万分之一以下的元素，如铁、锌、铜、锰、铬、硒、钼、钴、氟等，称为微量元素。

在神经激素调控下，通过抗利尿激素、醛固酮及心钠素等的作用，以及肾、肺和皮肤等器官的活动，调节水和Na^+的重吸收，维持其体液的平衡。许多因素（如肠胃道疾病、创伤、感染及环境变化等）常会影响体液的平衡，造成水与电解质平衡失调，出现脱水、水中毒及钠钾代谢紊乱等，严重时可威胁生命。

———————— [思考题] ————————

1. 由于肾对钠和钾的排泄原则不同，临床上低血钾较常见，说说补钾应注意的问题。

2. 从无机盐的功能分析为什么不吃盐会没有力气？缺钙会引起抽搐吗？

3. 人的一生中骨骼的钙磷代谢受哪些因素的控制？

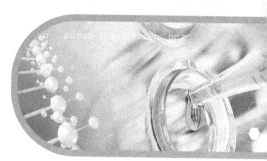

第十七章

酸碱平衡

 学习目标

1. 掌握酸碱平衡的概念及调节机制。
2. 熟悉酸碱平衡与血钾、血氯浓度及阴离子间隙关系。
3. 了解酸碱平衡有关的生化诊断指标、酸碱平衡紊乱的基本类型。

人体在生命活动过程中不断地产生酸性和碱性物质，同时也不断从食物中获取酸性和碱性物质，但体液 pH 总能维持在 7.35～7.45 相对恒定的范围之内，这一过程为酸碱平衡。正常人体酸碱平衡的维持主要依赖三方面调节来实现，即血液的缓冲作用（快，数秒），肺的呼吸作用排除挥发酸（约数分钟）以及肾的分泌作用排出固定酸（慢，数小时）。这三方面相互协调、制约，共同维持体液 pH 相对恒定。如果机体内酸性或碱性物质来源过多，超过了机体调节作用或调节异常，则都会引起酸碱平衡紊乱，导致酸中毒或碱中毒。

第一节 体内酸性和碱性物质的来源

一、酸性物质的来源

体内酸性物质或碱性物质的来源主要有 2 个途径，主要来自于细胞内糖、脂及蛋白质等物质的分解代谢；少量来自于食物中酸性或碱性物质，食物代谢中，酸性物质可分为挥发酸（碳酸）和非挥发酸（固定酸）。

（一）挥发酸

挥发酸是指碳酸，是机体在代谢过程中产生最多的酸性物质。碳酸可释放出 H^+，也可以形成 CO_2，从肺排出体外，所以成为挥发酸。

糖、脂肪和蛋白质在体内彻底氧化可产生 CO_2。成年人在安静状态下每天产生

$300\sim400$ L 的 CO_2。CO_2 与 H_2O 结合生成碳酸，如果全部生成碳酸后并释放 H^+，可释放出 H^+ $13\sim15$ mol。CO_2 和 H_2O 结合为碳酸的可逆反应可自发进行，主要是在红细胞、肾小管细胞和肺泡上皮细胞内的碳酸酐酶下完成。

$$CO_2 + H_2O \leftrightarrow H_2CO_3 \leftrightarrow H^+ + HCO_3^-$$

(二) 非挥发酸 (固定酸)

不能变成气体由肺呼出而只能通过肾随尿排出的酸性物质，称非挥发酸或固定酸，也可理解为除碳酸外的酸。

体内糖氧化分解产生的丙酮酸和乳酸，磷脂和核酸分解代谢产生的磷酸，含硫氨基酸分解氧化产生的硫酸，嘌呤分解代谢产生的尿酸、脂肪酸分解氧化产生的乙酰乙酸和 β-羟丁酸，直接从食物中获得的醋酸、苹果酸、柠檬酸，以及药物阿司匹林、水杨酸等都是固定酸。上述酸性物质解离产生的 H^+ 每天仅有 $50\sim100$ mmol，远远少于挥发酸。

二、碱性物质的来源

人体碱性物质主要来源于蔬菜、水果类食物，该类食物中所含的有机酸钾 (钠) 盐，如柠檬酸钾 (钠) 盐，苹果酸钾 (钠) 盐和草酸钾 (钠) 盐，可与 H^+ 反应，分别转化成柠檬酸、苹果酸和草酸，Na^+ 或 K^+ 则可与 HCO_3^- 结合成碱性盐。蔬菜、瓜果的有机酸盐含量较高。另外，体内代谢过程中也可产生碱性物质，血液中的氨经肝脏代谢后生成尿素，通过肾排出体外。正常机体碱的生成量与酸相比要少得多，故机体主要对酸进行调节。

第二节 酸碱平衡的调节

一、血液的缓冲作用

正常人体的 pH 稳定在一定范围内，是由血液中的缓冲体系、肺和肾共同调节来完成的。在体液多种缓冲体系中，以血液缓冲体系尤为重要。

(一) 组成

血液缓冲系统由弱酸 (缓冲酸) 及其相对应的共轭碱 (缓冲碱) 组成，主要有 4 个缓冲系：碳酸氢盐缓冲系、磷酸盐缓冲系、血浆蛋白缓冲系、血红蛋白和氧合血红蛋白缓冲系。

其中血浆 (Na-型) 缓冲体系有 3 个：主要的 $NaHCO_2/H_2CO_3$，次要的

Na_2HPO_4/NaH_2PO_4 和 $Na-Pr/H-Pr$（Pr 为血浆蛋白）。

红细胞（K-型）缓冲体系有 5 个：主要的 $K-Hb/H-Hb$ 和 $K-HbO_2$（Hb 为血红蛋白，HbO_2 为氧和血红蛋白），次要的 $KHCO_3/H_2CO_3$、K_2HPO_4/KH_2PO_4、有机磷酸钾盐/有机磷酸。

（二）机制

临床上测定的 pH 为血浆 pH，血浆 pH 主要取决于血浆中 $NaHCO_3$ 与 H_2CO_3 浓度的比值。在正常人体中，血浆中 $NaHCO_3 = 24$ mmol/L，$H_2CO_3 = 1.2$ mmol/L，两者比值为 $24/1.2 = 20/1$。

由亨德森-哈赛巴尔赫（Henderson-Hassalbach）方程式计算 pH：

$$pH = pK + lg\frac{HCO_3^-}{H_2CO_3} = 6.1 + lg\frac{20}{1} = 6.1 + 1.3 = 7.4$$

其中 pK 为碳酸解离常数的负对数值。由此可见，要保持血浆 pH 的恒定，其实质就是调节 $NaHCO_3/H_2CO_3$ 的比值恒定来维持 pH 恒定。而 $NaHCO_3$ 浓度反映体内 pH 变化，其受肾的调节，H_2CO_3 从浓度可通过肺进行呼吸调节。

（三）作用

血液缓冲系统可以立即缓冲所有的固定酸，其中以碳酸氢盐缓冲系含量多，可进行开放性调节。血液对挥发酸的缓冲主要靠血红蛋白和氧合血红蛋白缓冲系统。各缓冲系统的含量和分布如表 17-1 所示。

表 17-1　全血缓冲系统的含量和分布

缓冲系统	占全血缓冲系统（%）
HCO_3^- 缓冲系统	53
血浆 HCO_3^-	35
红细胞内 HCO_3^-	18
非 HCO_3^- 缓冲系统	47
HbO_2 及 Hb	35
磷酸盐	5
血浆蛋白	7

二、肺呼吸对酸碱平衡的调节

肺在酸碱平衡中的作用是通过改变肺泡通气来控制的排出量，使血浆中 HCO_3^-/H_2CO_3 接近正常，以保持 pH 相对恒定。

肺泡通气量受延髓呼吸中枢控制。呼吸中枢接受来自中枢化学感受器和外周化学感受器的刺激。血中 CO_2 分压增高和 pH 降低均可刺激呼吸中枢，使呼吸加深加快，血液将 CO_2 运送至肺部进行交换，CO_2 呼出体外，使 HCO_3^-/CO_2 溶解比值接近 20：1，pH 恢复正常范围。当碱性物质进入血液时，血中 H_2CO_3 浓度降低，pH 升高，CO_2 分压降低和 pH 升高均可抑制呼吸中枢，呼吸变浅变慢，减少 CO_2 排出，以维持血中 H_2CO_3 浓度，使 HCO_3^-/H_2CO_3 接近 20：1 的正常比值，血液 pH 在正常范围。

肺对酸碱平衡的调节能力非常强大，PCO_2 的正常值为 5.33 kPa，若增加到 5.87 kPa，肺通气量可增加数倍。肺的调节作用较迅速，正常情况下 10～30 分钟内即可完成。但注意，如果 PCO_2 增加到 8.40 kPa 以上时，呼吸中枢反而受到抑制，成为 CO_2 麻醉。

三、肾在调节酸碱平衡中的作用

肾是通过排酸保碱来维持酸碱平衡。固定酸可以通过肾小管泌氢作用自尿中排出。近曲小管、远曲小管和集合管细胞都可以泌氢。肾小管在排出酸性尿时，可通过 H^+-Na^+ 交换，生成新的 HCO_3^-，从而使在体液缓冲系统和呼吸调节机制中损失的 HCO_3^- 得到补充。

肾对酸碱平衡的调节主要是通过肾小管泌氢作用。自尿排出机体在代谢过程中产生的过多的酸和碱，调节血浆中 $NaHCO_3$ 浓度，以维持血浆 pH 恒定。当血浆中 $NaHCO_3$ 浓度降低时，肾则加强对酸的排泄及对 $NaHCO_3$ 的重吸收作用，恢复血浆中 $NaHCO_3$ 的正常浓度；当血浆中 $NaHCO_3$ 浓度升高时，肾则减少对 $NaHCO_3$ 的重吸收并排出过多碱性物质，使血浆中 $NaHCO_3$ 浓度仍维持在正常范围内。可见肾对酸碱平衡的调节作用，实质上就是调节 $NaHCO_3$ 的浓度。肾的这种调节主要是通过肾小管细胞的泌氢、泌氨及泌钾作用，排出多余的酸碱物质来实现。

(一) 肾小管泌 H^+ 及重吸收 Na^+ （H^+-Na^+ 交换）

肾小管细胞主动分泌 H^+ 的作用和对 Na^+ 的重吸收同时进行。

1. $NaHCO_3$ 的重吸收　肾小管上皮细胞内含有碳酸酐酶，在该酶催化下 CO_2 与 H_2O 结合生成 H_2CO_3，H_2CO_3 又解离为 H^+ 和 HCO_3^-。

解离出的 H^+ 从肾小管上皮细胞主动分泌到小管液中，而 HCO_3^- 则保留在细胞内。分泌到小管液的 H^+ 与其中的 Na^+ 进行交换，称为 H^+-Na^+ 交换。进入肾小管上皮细胞内的 Na^+ 可通过钠泵主动转运回血浆，肾小管细胞中的 HCO_3^- 则被吸收入血，二者重新结合生成 $NaHCO_3$，以补充固定酸所消耗的 $NaHCO_3$。人体每天肾小球滤过的 HCO_3^- 有 90% 在近曲小管重吸收，其余的在髓袢及远曲小管重吸收。小管液中的 H^+ 一部分与 HCO_3^- 结合生成 H_2CO_3，又分解为 CO_2 与 H_2O。CO_2 可扩散入肾小管细胞，也可入血运至肺部呼出。此过程没有 H^+ 的真正排出，只是管腔中的 $NaHCO_3$ 全部重吸收入血，故称为 $NaHCO_3$ 的重吸收。

血液中 $NaHCO_3$ 的正常值为 22～28 mmol/L。当血浆中 $NaHCO_3$ 浓度 < 28 mmol/L 时，原尿中的 $NaHCO_3$ 可完全被肾小管重吸收。当血浆中 $NaHCO_3$ 的浓度超过此值时，

则不能完全吸收，多余的部分随尿排出体外。故代谢性碱中毒时，有较多的 $NaHCO_3$ 随尿排出。

2. 尿液的酸化　在正常血液 pH 条件下，Na_2HPO_4/NaH_2PO_4 缓冲对的比值为 4：1。在近曲小管管腔中，这一缓冲系统仍保持原来的比值，但终尿中这一比值变小，尿中排出 NaH_2PO_4 增加，尿液 pH 降低，这一过程为尿液酸化。

当原尿流经远曲小管时，其中的 Na_2HPO_4 解离成 Na^+ 和 HPO_4^{2-}，Na^+ 与肾上小管上皮细胞分泌的 H^+ 交换，Na^+ 进入肾小管上皮细胞并与 HCO_3^- 重吸收入血液结合形成 $NaHCO_3$，而管腔中的 H^+ 和 Na^+ 与 HPO_4^{2-} 结合形成 Na_2HPO_4 随尿排出，使尿液的 pH 下降。

尿液 pH 的高低因食物成分的不同有较大的差异。正常人的尿液 pH 为 4.6～8.0。在食入混合食物时，终尿的 pH 在 6.0 左右。当小管液的 pH 由原尿中的 7.4 下降到 4.8 时，Na_2HPO_4/NaH_2PO_4 比值下降，Na_2HPO_4 几乎全部转变为 NaH_2PO_4。

（二）肾小管泌 NH_3 及 Na^+ 的重吸收（NH_4^+-Na^+ 交换）

肾远曲小管和集合管上皮细胞有分泌 NH_3 作用。NH_3 主要来源于血浆转运的谷氨酰胺（占 60%），在谷氨酰胺酶催化下可分解为谷氨酸和 NH_3；另有一部分 NH_3 来源于肾小管细胞内氨基酸的脱氨基作用（占 40%）。

NH_3 生成后与 H^+ 结合生成 NH_4^+，并与强酸盐（如 $NaCl$、Na_2SO_4 等）的负离子结合生成酸性的铵盐随尿排出。同时，小管液强酸盐解离出的 Na^+ 重吸收入小管壁细胞与 HCO_3^- 进入血液结合生成 $NaHCO_3$，维持血浆中 $NaHCO_3$ 的正常浓度。

正常情况下，每天 30～50 mmol 的 H^+ 和 NH_3 结合生成 NH_4^+ 由尿排出；而在严重中毒时，每天由尿排出的 NH_4^+ 可高达 500 mmol。随着 NH_3 的分泌，小管液中 H^+ 浓度降低，有利于肾小管细胞继续分泌 H^+。同时，肾小管细胞分泌 H^+ 增强，又能促进 NH_3 的分泌。NH_3 的分泌量随尿液 pH 变化，尿液酸性越强，NH_3 的分解越多；若尿液呈碱性，则 NH_3 的分泌减少甚至停止。这种调节酸碱平衡的强大代偿作用对于迅速排出体内多余的强酸具有重要意义。

（三）肾小管泌 K^+ 及 Na^+ 的重吸收（K^+-Na^+ 交换）

肾远曲小管上皮细胞还有主动分泌 K^+ 并重吸收钠的作用，从而使血液中的 K^+ 与肾小管中部的 Na^+ 进行交换，Na^+ 吸收入血，K^+ 随终尿排出体外。K^+-Na^+ 交换虽不能直接生成 $NaHCO_3$，但与 H^+-Na^+ 交换有竞争性抑制作用，故间接影响 $NaHCO_3$ 的生成。血钾浓度增高时，肾小管泌 K^+ 作用增强，即 K^+-Na^+ 交换加强，而 H^+-Na^+ 交换受抑制，结果是细胞外液中 H^+ 浓度升高，高血钾时常伴有酸中毒；血钾浓度降低时，H^+-Na^+ 交换增强，而 K^+-Na^+ 交换减弱，结果尿液中排 K^+ 减少，排 H^+ 增多，细胞外液中 H^+ 浓度降低，故低血钾时常伴有碱中毒。

第三节 酸碱平衡与电解质平衡的关系

人体正常酸碱平衡的维持，除体液自身的缓冲作用、肺和肾的调节作用外，还与肌肉、骨骼等组织细胞内外电解质调节密切相关，通过离子交换完成，特别是 H^+ 与 Na^+、K^+ 离子交换，H^+ 与 Cl^- 离子交换等。

一、H^+ 与血钾浓度的关系

细胞内外的离子交换发生在肾小管上皮细胞、骨骼肌细胞等。当细胞外液 H^+ 浓度降低时，H^+ 则由细胞内向细胞外转移，而细胞外的 K^+ 则进入细胞内，一般情况下，3个 H^+ 交换1个 K^+ 和2个 Na^+，而使血液中 K^+ 降低，这是碱中毒引起低血钾的原因之一。相反，当细胞外液 H^+ 浓度增加时，则导致 H^+ 进入细胞内，而细胞内的 K^+ 或 Na^+ 则进入细胞外，这就是酸中毒引起高血钾的原因。

低钾血症指细胞内外 K^+-H^+ 交换导致细胞外 H^+ 降低，而远端小管 H^+-Na^+ 交换增强引起排 H^+ 和 HCO_3^- 重吸收增强，从而导致低钾血症。

二、H^+ 与血氯浓度的关系

红细胞内 HCO_3^- 离子与细胞外 Cl^- 进行交换的过程称 Cl^- 转移。在肺部，当肺泡中 PO_2 升高、PCO_2 降低，使血液中的还原血红蛋白解离成 H^+，而使血液中 H^+ 浓度升高，H^+ 与 HCO_3^- 结合成 H_2CO_3，经碳酸酐酶催化分解成 CO_2 和 H_2O，CO_2 从红细胞扩散至血浆后经肺呼出，此时红细胞内的 HCO_3^- 减少，血浆中 HCO_3^- 进入，与红细胞内的 Cl^- 进行等量交换补充，达到平衡。

反之，当血液中 PCO_2 升高时，在红细胞中碳酸酐酶作用下生成 H_2CO_3，使血细胞内 H^+ 浓度升高，H^+ 与 HbO_2 结合释放氧后被缓冲，此时红细胞内的 HCO_3^- 浓度增高而向血浆扩散，胞内 K^+ 相对剩余而需等量的 Cl^- 进入红细胞与之交换平衡。

低氯血症常见如下：低氯血钾→Na^+、Cl^- 重吸收降低→H^+-Na^+、K^+-Na^+ 交换增强和 H^+-ATP 酶泵功能增强→排 H^+ 和重吸收 HCO_3^- 增强。

第四节 酸碱平衡失常

机体血液 pH、代谢指标和呼吸指标3个参量发生变动，超过了机体调节能力的范围，称酸碱平衡失常。原因包括机体内酸碱产生（摄入）过多或不足、肾和肺的调节功能不健全、过多消化缓冲体系不能及时补充和维持。

一、酸碱平衡有关的生化诊断指标

1. 血浆 pH 和 H⁺ 浓度　血浆 pH 是表示血浆 H^+ 浓度的指标，$pH = -\lg [H^+]$。正常人动脉血 pH 为 $7.35 \sim 7.45$，平均值是 7.40，$pH < 7.35$ 为酸血症或酸中毒，>7.45 为碱血症或碱中毒。而仅靠血浆 pH 的变化并不能区分出是代谢性中毒还是呼吸性中毒，还需要其他指标，如 PCO_2、标准碳酸氢盐（standard bicarbonate，SB）和实际碳酸氢盐（actual bicarbonate，AB）等。

2. 血浆 $PaCO_2$　血浆 $PaCO_2$ 属呼吸指标，是呼吸性酸碱平衡失常的重要诊断指标，是指血浆中呈物理溶解状态 CO_2 分子产生的张力。$PaCO_2$ 与肺泡通气量成正比，通过 $PaCO_2$ 可了解肺泡气量的情况，正常值为 $4.5 \sim 6.0$ kPa，平均值为 5.3 kPa。超过上限表示有 CO_2 潴留，低于下限表示 CO_2 呼出过多。

原发性 $PaCO_2$（呼吸限制）引起的 pH 降低称为呼吸性酸中毒，如肺气肿、肺癌等患者。而原发性 $PaCO_2$ 降低（呼吸过度）引起 pH 升高，称为呼吸性碱中毒，如癔症、发热等患者。

3. 血浆二氧化碳结合力（combining power，CO_2-CP）　血浆 CO_2-CP 也是临床了解酸碱平衡失常的重要指标，是指 25℃、$PaCO_2 = 5.3$ kPa 的条件下，每 1L 血浆中以 $NaHCO_3$ 形式存在的 CO_2 毫摩尔数。其正常参数范围 $23 \sim 31$ mmol/L，平均为 27mmol/L。代谢性碱中毒时 CO_2-CP 升高，代谢性酸中毒则 CO_2-CP 降低。但呼吸性碱中毒时，经肾代谢作用继发引起血浆 $NaHCO_3$ 含量的升高，CO_2-CP 降低；呼吸性酸中毒时，则 CO_2-CP 升高。

4. SB 和 AB　SB 是全血在 37℃时，$PaCO_2$ 在 5.3 kPa，Hb 在 100% 氧饱和条件下测得的血浆碳酸氢钠浓度。该测定值是代谢性成分的指标，不受呼吸性成分的影响，是判断代谢改变的指标。正常平均值为 24 mmol/L，范围为 $22 \sim 27$ mmol/L。代谢性酸中毒患者 SB 降低，代谢性碱中毒患者则 SB 升高。但在慢性呼吸性酸中毒中或碱中毒时，由于代偿作用（肾脏长时间调节），也可出现前者有所升高，后者有所降低的情况。

AB 是指隔绝空气的条件下取血分离血浆标本，在保持其实际 PCO_2、体温和血氧饱和度不变的条件下测得的血浆碳酸氢盐浓度。因此 AB 受代谢和呼吸两方面因素影响。AB 与 SB 的关系是：在标准条件下（正常人），AB＝SB；代谢性酸中毒时，AB、SB 均下降，若有呼吸代偿，则相对的 AB＜SB；在代谢碱中毒时，AB、SB 均升高，有呼吸性代偿时，相对的 AB＞SB。在呼吸性酸中毒时，CO_2 呼出过多，AB 降低，但 SB 正常；若有肾代偿，则 SB 也降低，相对 AB＜SB。

5. 缓冲碱（buffer base，BB）　缓冲碱是体内每升血液中所有缓冲作用的碱量总和，主要包括 HCO_3^-、蛋白质、血红蛋白及磷酸盐。正常值为 $45 \sim 51$ mmol/L。若只指血浆的 BB，则正常值为 $42 \sim 44$ mmonl/L（不包括 Hb 的缓冲碱）。代谢性酸中毒时

BB 也减少，而代谢性碱中毒时 BB 升高。

6. 碱剩余（base excess，BE） BE 为标准状态温度（37℃、PCO_2 5.3 kPa、Hb 的氧饱和度为 100%）下将 1 L 血液滴定至 pH 为 7.4 时，所需酸或碱的量（毫摩尔数）。

全血 BE 正常值范围为 $-3.0 \sim +3.0$ mmol/L，它是代谢成分指标。代谢性酸中毒时用碱滴定，BE（负值）增加；代谢性碱中毒时用酸滴定，BE（正值）增加。

7. 阴离子间隙（anion gap，AG） 血浆中可测定的阳离子有 Na^+ 和 K^+，主要指 Na^+，可测定的阴离子有 Cl^- 和 HCO_3^-，其余的皆为未测定离子。

阴离子间隙指血浆中未测定的阴离子（undetermined，UA）与未测定的阳离子（undetermined，UC）浓度碱的差值，AG＝UA－UC。该值可根据血浆中常规可测定的阳离子（Na^+）与常规测定的阴离子（Cl^- 和 HCO_3^-）的差算出，即 AG＝$[Na^+]$ －$\{[Cl^-] + [HCO_3^-]\}$，波动范围是 12 ± 4 mmol/L。AG 增高的意义较大，临床上将 AG＞16 mmol/L 作为判断 AG 是否增高作为代谢性酸中毒的界限。多见于肾衰竭所致酸中毒；AG 值降低则多见于低蛋白血症等。

二、酸碱平衡失调的基本类型

(一) 呼吸性酸中毒

呼吸性酸中毒是原发性 PCO_2（或血浆 H_2CO_3）升高导致 pH 下降。

临床上多以肺通气功能障碍所引起的 CO_2 排出受阻为主。主要包括呼吸中枢抑制、呼吸肌麻痹、呼吸道阻塞严重、肺部疾患、胸廓和胸腔疾患、呼吸机使用不当、CO_2 吸入过多等。急性呼吸性酸中毒的主要代偿方式是通过细胞内外离子交换的细胞内液缓冲进行。慢性呼吸性酸中毒的主要代偿方式为肾脏代偿调节。

反映呼吸性因素的酸碱指标增高，PCO_2＞6.0 kPa，AB 增高，AB＞SB；反映代谢性因素的指标因肾脏是否参与代偿而不同。急性呼吸性酸中毒时，pH＜7.35，由于肾脏来不及代偿，反映代谢性因素的指标（如 SB、BE、BB）可在正常范围或轻度升高；慢性呼吸性酸中毒时，由于肾脏参与了代偿，则 SB、BB 增高，BE 正值增大，pH ＜7.35（机体失代偿）或在正常范围。

呼吸性酸中毒对机体的影响主要表现为中枢神经系统的功能障碍。典型的中枢神经系统功能障碍是"肺性脑病"。呼吸性酸中毒也可以引起心律失常、心肌收缩力减弱及心血管系统对儿茶酚胺的反应性降低等。

(二) 呼吸性碱中毒

呼吸性碱中毒是原发性 PCO_2（或血浆 H_2CO_3）下降导致 pH 上升。

临床呼吸性碱中毒多发生过度通气。常见于低氧疾病、肺疾患、呼吸中枢受到直接刺激、呼吸机使用不当等。其机体代偿调节包括细胞外液缓冲、细胞内外离子交换和细胞内液缓冲。慢性呼吸性碱中毒主要由肾脏进行代偿调节。

呼吸性碱中毒时机体多失代偿，pH＞7.45。酸碱指标变化为慢性呼吸性碱中毒，SB、BB降低，BE负值增大。

呼吸性酸中毒对机体的影响主要表现为中枢神经系统功能障碍、神经肌肉应激性增高、低钾血症。

（三）代谢性酸中毒

代谢性酸中毒是指原发性 HCO_3^- 减少而导致 pH 降低。可分为 AG 增高型（血氯正常）和 AG 正常型（血氯升高）两类。

代谢性酸中毒是因为 H^+ 产生过多或肾分泌 H^+ 障碍。任何固定酸的血浆浓度增加，AG 就增加，此时 HCO_3^- 浓度降低，Cl^- 浓度无明显变化，即发生 AG 增大型正常血氯性酸中毒。乳酸酸中毒、酮症酸中毒、尿毒症酸中毒、水杨酸中毒也可导致代谢性酸中毒。

机体代偿调节是通过血液缓冲、细胞内外液离子交换和细胞内液缓冲、肺代偿调节、肾脏代偿调节发挥一定作用。

酸碱指标变化：SB、AB、BB 均降低，BE 负值增大；PCO_2 可因机体代偿活动而减小；pH＜7.35（为机体失代偿）或正常范围（酸中毒得到机体的完全代偿）。

代谢性酸中毒主要引起心血管系统和中枢神经系统的功能障碍。严重酸中毒时，对骨骼系统也有一定影响。

（四）代谢性碱中毒

代谢性碱中毒是由于各种原因导致血浆 HCO_3^- 原发性增多，使 pH 上升（pH＞7.45）。临床常见于严重呕吐时胃肠道 H^+ 丢失过多、盐类皮质激素分泌过多、缺钾和碱性物质输入过量等。

血液对碱性物质增多的缓冲能力有限，肺的代偿调节也有一定限度，且呼吸还受其他因素的影响。原发性的代谢性指标增加，表现为 AB、SB 及 BB 均升高，AB＞SB，BE 正值加大，pH 升高。

代谢性碱中毒的临床表现往往被原发性疾病所掩盖，缺乏典型的症状或体征，仅在严重的代谢性碱中毒出现。

————— [小结] —————

正常机体体液 pH 维持在恒定范围内，即 7.35～7.45。体内酸性物质主要来源于糖、脂类、蛋白质的分解代谢，分为挥发性酸和固定酸。碱性物质主要来源于食物，少量由体内产生。

机体通过血液缓冲系统、肺和肾脏的协同作用来完成体液酸碱平衡的调节。其中以 $NaHCO_3/H_2CO_3$ 缓冲对最为重要。

酸碱失衡的类型有呼吸性酸中毒、呼吸性碱中毒、代谢性酸中毒、代谢性碱中毒。

判断酸碱平衡的临床生化指标有血液 pH、血浆 $PaCO_2$、血浆 CO_2-CP、SB、AB、BB 和 BE 等。

—————— [思考题] ——————

1. 正常人血液 pH 是多少？机体通过哪些机制进行体液的酸碱平衡调节？

2. $NaHCO_3/H_2CO_3$ 缓冲对有哪些重要意义？

3. 肾脏调节在酸碱平衡中有什么重要作用？

4. AG 在判断酸碱失衡时的重要作用是什么？

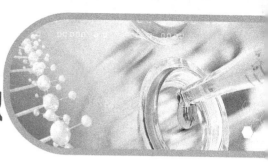

第十八章

生物化学检验基础知识

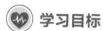 **学习目标**

1. 掌握生物化学检验的概念、岗位主要工作任务和内容，血液标本和尿液标本的采集方法，常用抗凝剂及抗凝原理，生物化学检验项目类型，危急值、危急值报告的概念。

2. 熟悉生物化学检验实验室的现代化状况，生物化学检验岗位工作任务及流程，急诊检验与危急值对临床诊断的重要意义，血液、尿液标本的类型，尿液常用防腐剂，影响检验结果的生物学因素。

3. 了解生物化学检验的发展史，实验室信息管理系统的概念、基本功能、管理流程和维护。

4. 能根据检验项目正确采集标本、选择抗凝剂、真空采血管，基本胜任生物化学检验岗位工作要求。

5. 具有生物化学检验岗位工作的初步能力，正确采集常用标本、收检、处理标本的基本能力。

第一节　概述

生物化学检验又称临床化学，是在研究人体健康和疾病的生物化学过程变化的基础上，利用物理学、化学、生物学、病理学、免疫学、生物化学的理论与技术，通过检验人体血液、尿液、脑脊液及某些分泌液等标本中化学物质的量与质变化，为临床医生提供疾病诊断、病情监测、疗效观察、判断预后及健康评价等信息，最终判断被检者是否存在潜在疾病或排除某些疾病，揭示疾病变化及药物治疗对机体生物化学过程影响的一门理论性和实践性较强的交叉应用学科。

30余年来，生物化学检验获得了迅速发展和逐步完善。它是医学检验的主干学科之一，其服务质量直接关系到疾病的诊断、治疗、预防的水平和效果，关系到整个医疗水平的提高，是医院中不可缺少的部门。每当科学有新的突破或技术上有新的发展时，很快就会在医学检验上得到应用，因此包括生物化学检验在内的医学检验总是处于科技进步的前沿，研究十分活跃。

一、生物化学检验的内容和任务

1. 寻找疾病发生发展过程中的特异性物质及其检验方法，为诊断和治疗疾病提供最有力的证据。

2. 研究和改进检验方法，使检验技术操作更加简单，方法的特异性更强，灵敏度更高，精密度和准确度更好。

3. 持续改进实验室工作流程及与之配套的计算机管理系统，建立行之有效的实验室质量管理体系，加强流程化、过程化质量管理，保证检验结果准确、快速、可靠。

4. 向临床提供科学、合理、满意的解释服务即检验信息咨询，使检验资源得到充分利用。

二、生物化学检验发展简史

早在3000多年前，就有人发现疾病可引起人体体液成分的变化，率先被注意到的是尿液中的蛋白质和葡萄糖。第一个检查尿液蛋白的物理试验是中国人发明的。人们用竹条搅动尿液，尿液起泡说明有疾病，从而有了"泡沫尿表明有疾病"的记载。

体液成分的生物分析起源于公元前500年的古埃及，人们将尿液倒在干沙上，通过记录尿液吸引蚂蚁的数量来判断是否患有某种疾病。蚂蚁数量越多表明尿液越甜，患有某种疾病的概率就越大。18世纪，法国化学家研究指出，尿液中能够吸引蚂蚁的甜味物质其实就是葡萄糖。

检验技术用于人体体液成分分析始于18世纪后期。英国医生Bence Jones将多发性骨髓瘤患者的尿液放在火上加热，随着温度逐渐增高，尿液逐渐变浑浊，当尿液近沸腾时又变清澈，据此说明该患者的尿液中有一种特殊的凝溶性物质。后来的研究表明，这种物质实质上是免疫球蛋白中的游离轻链，称为本周蛋白。19世纪50年代初期，火焰光度计的使用使电解质的分析技术产生了革命性变化。

检验分析技术从最早期的重量分析法、滴定法等发展到目前应用广泛的比色分析法，经历了不同的发展阶段。最早的比色分析是1904年Folin用目视比色的方法测定肌酐。1919年，北京协和医学院吴宪教授在Folin教授指导下，完成了题为"一个血液分析系统"的博士论文。他们共同创立了无蛋白血滤液制备的方法，用于测定血糖、非蛋白氮、尿素、肌酐、肌酸等，奠定了血液化学分析的基础，并在我国沿用到20世纪70年代。20世纪30年代光电比色计的问世，使生物化学检验产生了质的飞跃。体液中的许多化学物质通过光电比色计进行检验，大大地减少了人为误差，提高了检验结果的准确性。

20世纪50年代以后，许多分析技术不断在医学检验中得到应用，如离心技术、层析（色谱分析）技术、电泳技术、免疫分析技术、光谱分析技术、电化学分析技术等。20 世纪 70 年代以后的放射免疫分析技术及发展较快的化学发光技术、电化学发光技术在临床广泛应用，极大地扩大了生化检验范围，提高了检验的特异性和灵敏度。此外，许多微量、超微量的检验技术也在实验室得到了应用。20 世纪 80 年代 Mullis 等发明的聚合酶链反应（polymerase chain reaction，PCR）将生物化学检验与分子生物学检验向前推进了一大步，从而为人们从基因层面上诊断疾病开创了新方法。20 世纪 90 年代发展起来的生物芯片技术，利用分子杂交技术在固相芯片表面构建微型生物化学分析系统，以实现对代谢物准确、快速地检验。

酶学分析技术的建立，为生物化学检验的快速化、特异化奠定了基础。早在 1910 年，Wohlgemulh 第一个将测定尿液淀粉酶活性作为急性胰腺炎的诊断指标。1920 年，人们开始用比色分析法测定血清酶活性，随后血清碱性磷酸酶等多个酶活性的检验相继得到了应用。1954 年 Ladue 等发现血清乳酸脱氢酶在多种疾病发生时均增高，引发了对酶特性的更深入研究，促进了酶检验技术的不断改进，从此酶学分析技术有了很大的发展。酶学分析技术不但可以对常见酶活性进行测定，而且可以测定其同工酶，大大地提高了酶学诊断的灵敏度和特异性。随着酶试剂的开发应用，酶学分析技术也逐步应用于体液代谢物浓度的分析，从而极大地提高了检验方法的特异性，也使检验过程更加快速、方便，结果更加准确、可靠。

与检验方法的发展相适应的检验仪器也得到了飞速发展。1957 年，Skeggs 等率先应用了连续流动式分析装置，将手工操作技术实现了半自动化。1964 年，多通道生化分析仪开始被使用，1969 年离心式生化分析仪被发明出来。全自动化生化分析仪与功能齐全的计算机处理系统的联合应用，使生物化学检验实现了全自动化，从此生物化学检验进入了自动化、微量化和信息化时代。

生物化学检验最早的质量控制是凭借操作者的工作经验、重复性实验和不同的检验人员对同一标本反复检验来比较检验结果的准确性，但其结果影响因素较多。直到 1950 年，Levey-Jennings 把 Shewhart 的工业质量控制法引入临床检验中，临床生化检验质量才有了比较可靠的控制方法，并在其后得到了进一步的完善和应用。

1924 年，吴宪教授在北京协和医学院建立了我国第一个生物化学系，利用物理和化学方法开始对血液或其他体液标本中的化学物质进行检验，并培养了国内第一批生物化学检验工作者。原南京军区总医院在我国最早成立了"临床生化科"。1957 年，刘士豪出版了我国第一部生物化学检验专著《生物化学与临床医学的联系》。1978 年，中华医学会创办了《中华医学检验杂志》。1979 年，陶义训等编写的《临床生化检验》（上下册）成为我国生物化学检验的第一部专著。1989 年，康格非主编的《临床生物化学》是我国第一部供高等医学检验专业使用的生物化学检验专业教材。1990 年，由林其燧、文庆成主译的《临床化学诊断方法大全》是该时期的大型译著。同时期还有不少的临床化学检验杂志创刊，如《国外医学·临床生物化学与检验学分册》（1980年创刊）、《临床检验杂志》（1983年创刊）、《上海医学检验杂志》（1986年创刊）等，检验医学呈现出欣欣向荣的发展态势。1992年，诊断药品管理文件被陆续发布，临床化学体外诊断试剂盒相关标准被制订出来。1991年，原卫生部医政司主编《全国临床检验操作规程》，并分别于1996年、2006年、2015年再版。原卫生部临床检验标准专业委员会成立于1996年，隶属于原卫生部标准化委员会，进一步推进临床检验与临床化学标准化的进程。

三、生物化学检验的现状及趋势

现代化仪器的投入使用，对临床实验室从业人员应具备的知识和技术能力提出了更多、更高的要求。进入21世纪，生物化学检验在检验技术、试剂生产、质量控制、临床应用等方面进入了一个飞速发展的新时期。

（一）检验过程的自动化和智能化

生物化学检验已经由传统的手工操作进入到自动化检验的新时代，95%以上的检验项目都可以通过自动化的仪器分析完成。从标本接收到检验结果报告基本上实现了全自动化，如标本自动识别、自动接收、自动离心、自动分装并粘贴条形码、自动上机检验、自动报告，检验结束后标本还可以自动拆卸，需要时仪器还可以根据要求自动调用储存的标本复检。

全自动检验系统有检验结果分析功能，能根据质控数据和患者的有关信息对检验结果进行分析。全自动生化分析仪由原来单一的比色分析技术扩展为具有可见光分析、紫外光分析、电极分析、透射浊度分析和散射浊度分析等多功能为一体的综合性分析仪器。其检验项目也由原来的单一生化检验扩展到血液学、免疫学等多个学科，检验范围达到了300多项，检验速度每小时达到数千个测试，差错率降至人为差错的万分之一。某些项目的精密度水平变异系数达2%以下。随机插入急诊标本，并对急诊标本优先检验，且报告的功能可进一步地满足临床诊治患者的需要。临床科室和实验室之间快速的物流传输系统为检验标本的快速传递提供了便捷途径。

（二）试剂生产的标准化和商品化

随着检验仪器的高度自动化，临床检验已经彻底摆脱了检验试剂自配自用的手工作坊模式，取而代之的是标准化、多样化、商品化的试剂盒。国内外各大仪器生产商或试剂生产商对检验试剂的研发和推广，使临床检验成功实现利用现代化仪器设备完成超大负荷、高质量的检验任务。与试剂同时研发和供应的还有标准品、质控品及检验消耗品等配套产品。这些产品无论来自任何国家或任何生产厂家，都必须全部依照国际有关标准对其产品进行临床检验量值溯源。校准品和质控品的定值，必须通过现有的较高级别的参考测量程序、参考物质保证其溯源性。溯源性查询可参照检验医学国际溯源联合委员会的发布内容。

参考系统除包括参考测量程序和参考物质外，还包括从事参考测量的实验室。各公司在将自己的产品推向市场以前，要反复进行性能评价、分析、验证和比对，确认完全符合有关标准，再经所在国的技术监督部门的确认后，才能拿到生产销售许可证。出口产品还必须经进口国有关监督机构对其产品进一步评价后，才可在他国的市场上销售。我国的监督主管部门是国家药品监督管理局（National Medical Products Administration，NMPA）。各实验室在选购和使用试剂、标准品时，必须依照有关标准建立自己的检验系统（检测系统），并不断对系统进行评价和验证，使之持续符合运行要求。

（三）质量管理体系的规范化和统一化

质量管理是临床实验室建设的核心。质量管理体系主要包括组织结构、过程、程序和资源，建立的依据是《医学实验室　质量和能力的要求　第1部分：通用要求》（GB/T 22576.1—2018）等标准，等同采用相应的国际标准 Medical labortories，Requirements for quality and competence（BS EN ISO 15189：2012）（医学实验室质量和能力认可准则）。

1. 组织结构　即组织机构和职能。其本质是实验室人员的分工协作及其关系，把职权合理分配到各个层次及部门，规定不同部门不同人员的具体职权，建立起集中统一协调配合的管理结构。其目的是实现质量方针和目标。

2. 过程　是将输入转化为输出的一组彼此相关的资源活动。实验室所有工作都可以分成若干组分，任何一个组分都有输入和输出。如对一个标本检验过程的输入包括人员、仪器、试剂、规章制度、操作手册、检验方法，还有测量结果的影响因素等成本的输入，输出就是检验报告，而其中每项内容又有输入和输出的过程。因此各个过程之间存在着非常密切的联系。只有每个过程的输出都能满足下一个过程输入的质量要求时，才能保证最后的输出符合质量要求。实验室质量管理体系就是要建立能够保证各个过程的输出都能满足下一个输入的要求，使最终的输出达到规定的要求。

3. 程序　是为进行某项活动或过程所规定的途径，将过程及其相关资源和方法通过书面的形式进行规定，确保所有过程的规范性。程序性文件是实验室人员的行为规范和准则。它明确规定某一项工作应该由谁去做，怎样去做，什么时间什么情况下去做，做到什么程度。程序性文件一般包括管理性文件和技术性文件。管理性文件多指各项规章制度、各级各类人员工作职责、工作人员岗位责任制等。技术性文件一般指作业指导书、工作记录等。程序性文件必须实事求是地反映本实验室的实际情况和整体素质，要使全体人员了解。对涉及不同领域的人员，要进行相关程序文件的学习和培训。程序性文件对实验室所有人员都有约束力，任何涉及某一工作领域的人员均不能违反相应的程序。

4. 资源 是指满足实验室工作所需的人员、设备、设施、技术和方法等，这是保证实验室质量的基本条件。实验室必须在满足这些基本条件下才能工作。GB/T 22576—2008 都对其作了明确规定，各实验室在制订和实施质量管理过程中应严格执行该规定。

（四）医学实验室认可与实施

认可是指由权威机构对一个机构（实验室）或人员（授权签字人）从人事特定工作的能力给予正式承认的程序。中国合格评定国家认可委员会（China National Accreditation Service for Conformity Assess-ment，CNAS）统一负责对认证机构、实验室和检验机构等相关机构的认可工作。医学实验室认可遵循 2003 年 2 月国际标准化组织（International Organization for Standarrdization，ISO）发布的 ISO 15189 的文件标准。ISO 15189 标志着临床实验室管理已经进入了一个国际化、规范化、标准化管理的新时期。

ISO 15189 对医学实验室的各项工作都提出了量化标准，历经了 2007 版和 2012 版。现行有效的是 ISO 15189：2012，主要包括 15 个管理要素和 8 个技术要素。临床实验室的质量手册主要包括实验室的法律地位、主要职责，质量方针，人员的教育与培训，质量保证，文件控制，记录，设施和环境，仪器、试剂和（或）消耗品管理，检验程序的验证，安全，环境，研究和开发，检验程序，申请程序，原始样品、实验室样品的采集和处理，结果确认，质量控制，实验室信息系统结果报告，对投诉的补救措施和处理，与患者、医务人员、委托实验室、服务对象和供应商的交流及相关活动，内部审核等。

目前我国已经有多个医学实验室通过了 ISO 15189 的认可，亦有许多实验室正在申请或正在准备通过认可工作。

（五）参与临床诊断和治疗

现代化临床实验室技术理念已由单一的实验室检验技术开始向参与临床诊断和治疗转变；由检验结果仅对该标本负责向检验结果对服务对象负责转变，即由医学检验向检验医学转变。检验者有责任向临床提供有关的专业信息，与临床医生共同探讨生理因素和药物治疗对各种检验方法的影响。

帮助或指导临床人员正确采集各种检验标本，制订规范的标本采集、标识、储存、转运工作流程和操作手册；共同探讨各种疾病最佳的检验项目组合和制订危急值、急诊检验的范围、出报告时间及各种项目的过筛标准；根据患者病情需要针对性地提出实验室检查的建议；全面正确地解释检验结果，并根据检验结果提出诊断和治疗的建设性意见，使检验资源得到充分利用，减少患者的经济负担。

第二节 生物化学检验的项目与报告单发放

生物化学检验常简称为生化检验，工作流程一般从"医生填写检验申请单"开始。至"检验报告单发出"，要经过医生申请、患者准备、标本采集、标本标识与核对、标本运输、标本验收、标本处理、标本检验、数据确认、结果审核与确认、标本保存与复检、信息反馈等多个程序。标本送至实验室以前的工作流程一般由临床医护人员和患者完成，称为检验前阶段；标本送到实验室后至报告单发出以前的工作流程由检验人员完成，称为检验中阶段；报告单发放和报告单发出以后的工作为检验后阶段，也由检验人员完成。生化检验工作流程的任何一个环节发生问题，都可能对检验结果造成影响。

生化检验的工作必须符合整个实验室质量管理体系的要求，实行全面质量控制，对检验前、检验中和检验后的各个环节进行质量管理，确保检验结果准确可靠；同时生化检验又有自己的特殊性，要求从事生化检验的人员必须遵守本专业的客观要求作业。

一、生物化学检验的项目

原国家卫生和计划生育委员会印发的《医疗机构临床检验项目目录（2013 年版）》共包括检验项目 1462 项。医生可以根据患者的病情需要向实验室提出检验申请。生物化学检验项目按照报告单的申请内容与发放时间不同，分为常规生化检验、特殊生化检验急诊生化检验、床边检验等。

（一）常规生化检验

常规生化检验是一般临床生化实验室开展的普通生化检验项目，可满足临床多种疾病的诊疗需要。常规生化检验项目约占整个生物化学检验项目的 60%，是实验室日常工作的主要任务。

1. 单项检验 绝大多数生化检验项目都能进行单项检验。与项目组合检验相比，单项检验具有针对性强、经济、快速的特点。单项检验主要用于以下几方面。

（1）诊断和治疗：许多单项检验对临床的诊断和治疗具有非常重要的价值，如单测血糖的浓度对糖尿病的诊断、治疗以及调整胰岛素与降糖药物的剂量有重要的参考价值；单测血、尿淀粉酶活性对急性胰腺炎的诊断和治疗有重要意义。

（2）评价机体某器官的功能或对疾病治疗的监测：如在某个时段检验血液中孕酮含量可确定被检者是否排卵，也可对早期妊娠状况进行评价或用于孕激素治疗的监测；尿微量清蛋白测定可监测早期肾损伤。

（3）了解体内物质排出量：如测定 24 小时尿蛋白或电解质含量，可以比较准确地了解患者一天内从尿液中排出的蛋白质或电解质的含量。

2. 组合检验　临床应用很普遍，一般分为"随机组合"和"固定组合"。随机组合是临床医生根据患者的需要在"检验项目目录"中进行随机选择。固定组合是实验室在充分征求临床医师意见的基础上，选择性地将某些项目组合在一起，成为一个固定的检验系列，提高实验室的诊断价值，如肝功能系列、肾功能系列、血脂系列、心肌酶谱系列等。如用自动生化分析仪检验，可将这些组合编入计算机程序中，检验时只需输入固定组合系列的名称或编号，仪器就会自动完成其中的每个项目的检验。

科学、合理的检验项目组合可以向临床医师提供比较全面的检验信息，缩短检验申请时间，提高实验室的工作效率和临床诊疗效率。

（1）提高诊断疾病敏感度：如将 γ-谷氨酰转移酶、α-L-岩藻糖苷酶、甲胎蛋白组合成一个检验系列，可提高原发性肝癌诊断的敏感度。许多实验室将几个不同的项目组合成一个大的"检验系列"来筛检某些疾病，用于健康状况监测。

（2）提高诊断效率：如将肌酸激酶、肌红蛋白和肌钙蛋白 3 个项目组合，可快速对急性心肌梗死作出诊断。

（3）了解某器官不同功能状态：如将血清蛋白质、胆红素、丙氨酸转氨酶、天冬氨酸转氨酶等组合成肝功能系列，可以了解患者肝的合成功能、排泄和转化功能、肝细胞的损伤程度等。

（4）快速掌握重症和初诊患者多方信息：某些全自动生化分析仪的危急诊模块将总蛋白、白蛋白、葡萄糖、尿素、肌酐、钾、钠、氯、钙、镁、磷、二氧化碳总量等项目组合在一起形成"急诊系列"。通过这个模块分析，医生能很快掌握患者多方信息，快速作出诊断和处理意见。

（5）适应现代临床医学需要：如血气分析仪一次可以分析动脉血氧分压（PaO_2）、动脉血二氧化碳分压和酸碱值 3 个参数，由此计算出其他气体及酸碱平衡诊断指标。

（6）健康监督和评价：不少实验室设有多种健康体检系列，可将几个固定组合系列再组合成更大的健康体检系列，用于健康监督和健康状况评价。

生物化学检验项目组合的根本原则首先是从临床工作实际需求出发，以疾病诊断、治疗为目的；其次是减轻患者经济负担，促进检验工作的规范化。实验室应按循证医学的理念，根据不同的临床目的和疾病，制订检验项目组合，为临床疾病的诊疗提供最佳的临床实验室诊断服务。

（二）特殊生化检验笔记

目前对特殊生化检验项目没有一个明确的定义，通常是指那些技术条件要求较高、需要特殊仪器设备、并非每个实验室都能开展的项目。一般将以下情形的生物化学检验项目归类为特殊检验。

1. 需要加强管理的检验项目　检验结果会对患者本人造成很大的思想压力，甚至对社会产生重要影响，需要加强管理，悉心操作，保证结果准确可靠的检验项目，如艾滋病病毒、肿瘤标志物、冠状病毒、甲型 H_1N_1 流感病毒等有关检验，以及与司法鉴定有关的检验。

2. 标本难以获得的检验项目 某些检验项目的标本获得比较困难或因标本数量极少，对标本的处理和保存都不能按规定要求和程序进行，甚至不能进行复检的检验项目，如动脉血气分析以及脑脊液、关节腔积液、前列腺液、羊水等标本的检验。

3. 发病率低或成本高的检验项目 由于某些疾病的发病率很低造成标本数量过少或检验成本过高的检验项目，如凝血因子Ⅷ、凝血因子Ⅸ的活性测定等。

4. 技术要求高的检验项目 检验系统本身的不稳定因素，影响检验结果可靠性的检验项目；或者检验系统本身存在着影响检验质量的许多人为环节，对检验人员的理论和技能要求较高的检验项目。

（三）急诊生化检验

急诊生化检验是实验室为了配合临床对急危重症患者的诊断和抢救而实施的一种特需检验，如血气分析、电解质、淀粉酶、心肌标志物、血糖等。目前，国家对急诊生化检验项目的范围还没有统一规定，各医疗单位可以根据自己的需要自建项目，以满足临床需要。

（四）床边检验

床边检验（point of care testing，POCT），也称即时检验，是在传统的实验室以外进行的一切检验，其优点是仪器体积小、携带方便、使用简单和出结果快速，多由未接受过临床实验室学科专门训练的临床医护人员或患者（自我检验）进行检验。POCT最主要的特点是快，大大地缩短了检验结果回报时间（turnaround time，TAT）。常用的 POCT 项目主要有血气分析、血糖测定、心肌损伤指标测定等。随着检验技术和仪器的不断开发和完善，床边检验项目越来越多，然而质量体系不完善、检验成本偏高、操作者的技术水平参差不齐等是 POCT 的缺点，检验标准亟待规范。

二、生物化学检验报告单的发放

（一）检验报告单的发放时间

1. 常规生化检验的报告时间 根据检验项目及实验室管理要求有所不同，短者一般为 2～4 小时，长者一般不超过 2 天。

2. 急诊生化检验的报告时间 尚没有统一的规定，目前多数医院规定急诊生化检验报告单从接受标本开始至报告单发出最长不超过 2 小时。即使检验结果完全正常也应在规定时间内发出报告，因为正常结果与异常结果有同样的诊断意义，特别是对排除某些疾病有重要的参考价值。因此，实验室在接到急诊检验标本后必须尽快对标本进行处理、转运和检验，快速、准确地发出报告。如果同时有大量常规标本需要处理，急诊标本要优先。绝大多数全自动生化分析仪都有处理急诊标本的专门程序和通道。

3. 危急值报告要求 危急值指某些检验结果出现了可能会危及患者生命的极限值。危急值报告是指当检验结果出现危急值后，一经确认，检验者要立即通过电话向临床医生或当班护士报告，并要求接打电话的双方都要有通话记录。通话记录包括危急值的项目、危急值和接电话人姓名等内容。即使是临床医护人员能够通过医院信息系统（hospital infomation system，HIS）在医生工作站直接读取检验结果的临床科室或医疗单位，实验室也应该用电话向临床报告。这是考虑到临床一线医护人员可能会忙于抢救，不能及时关注到检验结果而需要提醒的缘故。

目前，国家对危急值的项目范围和量值还没有统一规定。ISO 15189 要求：实验室应与使用本实验室的临床医生商讨，确定重要指标及其危急范围。危急值报告不同于急诊生化检验报告，这是两个完全不同的概念。急诊生化检验的结果无论正常还是异常都必须快速用报告单的书面形式发出。危急值不受医生申请方式的限制，无论是急诊生化检验还是普通生化检验，只要检验结果出现了规定的危急值数值，实验室都必须执行电话报告的程序。

（二）检验报告单的发放要求

由受过培训的专人负责，应制订检验报告单发放制度，内容应包括报告单发放时间及方法、检验数据管理、结果保密措施、报告单的唯一识别标识等。报告单应以中文纸质或电子版形式发出，报告单发放的格式应规范、整齐，字迹清晰，内容全面。

一份完整的检验报告单应包括以下内容。

1. 实验室的标识 医院和实验室的名称，最好有实验室的地址和联系方式（如网址、电话）。

2. 检验的标识 检验项目名称，也可注明检验方法。

3. 患者标识 姓名、年龄（出生日期）、性别、科室、病床号、报告单唯一性标识（如条码号）、临床诊断等。

4. 标本的标识 标本类型、采集日期、时间及采集人。

5. 检验申请者的标识 申请医生姓名、申请日期。

6. 检验内容标识 标本接受时间、报告时间、检验结果、参考区间及异常提示。

7. 报告授权发布人标识 检验结果报告者和审核者签名。

8. 检验结果修正 检验结果如有修正，应提供原始结果和修正后的结果。

9. 其他　如标本溶血、黄疸、脂血时的备注等需注明的信息。

实验室应建立异常结果的复核和复查制度、危急值报告制度，并严格按规定执行。报告单发放时应注意：①再一次对报告单内容进行复审；②对于门诊患者，未经本人同意不得将检验结果告知他人；③报告单发放时间应向社会公布，特殊原因不能按时出报告时，应及时告知服务对象；④送至临床各科室的检验报告单，送收双方应履行交接签字手续，避免报告单丢失或信息外泄。

第三节　生物化学检验的标本

生物化学检验最常用的标本是血液，其次是尿液，此外还有脑脊液浆膜腔积液、羊水等。生物化学检验标本的采集与处理是整个分析过程的关键环节之一，直接关系到检验结果的准确性和临床疾病的诊断。掌握标本的正确采集和处理方法，获取高质量、符合各种检验要求的标本，是减少检验前差错、提高检验结果准确性的重要途径之一。

一、标本的采集

标本采集时应尽可能避免一切干扰因素，选择最佳的采集时间，降低饮食和药物影响，尽可能地减少昼夜节律带来的干扰。对于有创性操作，操作前应先与患者沟通，建立互信，消除患者的恐惧和紧张情绪。标本采集后立即标识，标识应清晰、正确，具有唯一性。标识内容一般包括患者科别、病床号及病历号、送检标本名称及数量、检验项目、采集标本时间（精确到"分"）。患者自己留取的标本应由医护人员帮助记录。操作前和操作后均应核对患者姓名、病床号、住院号等信息，绝对不能出现任何差错。

（一）血液标本的采集

1. 血液标本的类型　生物化学检验的血液标本分为全血、血清和血浆 3 种。血清和血浆为临床常用，全血标本只有在红细胞内成分与血浆成分相似时才用。

（1）全血：可分为静脉全血、动脉全血和末梢全血。静脉全血标本应用最广泛，常用的采血部位是肘静脉、腕静脉。婴幼儿和新生儿有时采用颈静脉和股静脉。动脉全血主要用于血气分析，采血部位有桡动脉、肱动脉和股动脉。末梢全血适用于仅需微量血液的检验项目，采血部位有耳垂、指端，婴幼儿和新生儿可选择跑趾和足跟。

（2）血浆：是全血标本经抗凝、离心、去除血细胞、血小板等有形成分后的浅黄色半透明液体。采血时必须使用含抗凝剂的血液标本收集管，而且采血后必须立即轻轻颠倒采血管，充分混合5～10次（以确保抗凝剂发挥作用），5～10分钟后即可离心分离出血浆。血中除含有大量水分以外，还有无机盐、纤维蛋白原、白蛋白、球蛋白、酶、激素、各种营养物质、代谢产物等。其中，水分占90%～91%，蛋白质占6.5%～8.5%，低分子物质如代谢产物、某些激素等占2%。血浆主要用于血液化学成分测定和凝血项目，如纤维蛋白原、葡萄糖、K^+等的测定。

（3）血清：是血液离体自然凝固后分离出来的淡黄色透明液体，血液标本通常于室温（22～25℃）放置30～60分钟可自发完全凝集。冷藏标本凝集缓慢，加促凝剂时凝集速度加快（标本采集后应轻轻颠倒混合5～10次，以确保促凝剂作用）。血清与血浆外观一致，主要是后者缺乏纤维蛋白原，某些凝血因子也发生了变化。血清主要用于除纤维蛋白原外的血液化学成分测定，如肝功能、肾功能、血脂等项目的测定。有些项目可用血清或血浆标本检验，其差异无统计学意义。

2. 血液标本的采集方法　按照采集部位可分为毛细血管采血法、静脉采血法和动脉采血法。采集血液标本，应使患者处于平静状态，选择坐位或卧位，血流要顺畅，避免溶血，抗凝血标本要避免凝血，同时要避免标本污染周围环境。

（1）毛细血管采血：①采血时必须注意严格清毒和生物安全防范，采血针为一次性使用；②凡有局部水肿、炎症、发绀或冻疮等病变处均不可作为穿刺部位，严重烧伤患者可选择皮肤完整处；③取血时可稍加挤压，但切忌用力过大，以免使过多组织液混入血液中；④采血要迅速，防止流出的血液发生凝固。

（2）静脉采血：是临床最常用的采血方法，静脉血标本最好在上午7～9时采集，受检者处于空腹状态，门诊患者提倡静坐15分钟后再采血。根据采血方式可分为普通采血法和真空采血法。标准真空采血管采用国际通用的头盖和标签颜色显示。采血管内添加剂种类和试验用途见表18-1。

表18-1　标准真空采血管种类及临床应用

种类	头盖颜色	添加剂种类和临床应用	检验项目	备注
草酸钾/氟化钠抗凝管	灰色	添加草酸钾/氟化钠，为弱效抗凝剂，一般常同草酸钾或乙碘酸钠合并使用，其比例为氟化钠1份，草酸钾3份。此混合物4 mg可使1 ml血液在23天内不凝固和抑制糖分解	氟化钠是血糖、葡萄糖耐量试验	在4℃葡萄糖分子可保存48小时。不能用于尿素酶法测定尿素，以及碱性磷酸酶和淀粉酶的测定

（续表）

种类	头盖颜色	添加剂种类和临床应用	检验项目	备注
普通血清管	红色	不含添加剂，用于常规血清生化、血库和血清学相关检验	肝功能、血糖、血脂、无机离子、血清蛋白质、各种酶类测定。血清学试验：免疫球蛋白、补体、免疫复合物、C反应蛋白、自身抗体、肿瘤免疫、各种病毒检验	血糖测定应立即送检，不可在室温放置时间过长
快速促凝血清管	橘红色	有促凝剂，可激活纤维蛋白酶，使可溶性纤维蛋白变为不可溶的纤维蛋白多聚体，进而形成稳定的纤维蛋白凝块，5分钟内使采集的血液凝固，适用于急诊血清生化试验	快速的临床生化、免疫学、血清学和急诊血样检验项目	
惰性分离胶促凝管	金黄色	添加油脂性分离胶和促凝剂，标本离心后，脂性分离胶能够将血液中的液体成分（血浆）和固体成分（红细胞、白细胞、血小板、纤维蛋白等）彻底分开，并完全积聚在试管中央而形成屏障，标本在48小时内保持稳定；促凝剂可快速激活凝血机制，加速凝血过程，适用于急诊血清生化试验	肝功能、血糖、血脂、无机离子、血清蛋白质、各种酶类测定血清学试验：免疫球蛋白、补体、免疫复合物、C反应蛋白、自身抗体、肿瘤免疫、各种病毒检测	血糖测定应立即送检，不可在室温放置时间过长。凝固时间10～30分钟
EDTA抗凝管	紫色	乙二胺四乙酸（EDTA）及其盐是一种氨基多羧基酸，可有效地整合血液标本中的钙离子，整合钙或钙反应位点一区将滞留后终止内源性或外源性凝血过程，从而防止血液标本凝固	红细胞/白细胞、血小板、嗜酸性粒细胞、网织红细胞计数、白细胞分类计数、血红蛋白、血红比容、出血时间、凝血时间测定	抗凝剂与采血管要准确。不适用于凝血试验，血小板功能检查，钙、钾、钠、铁离子、碱性磷酸酶、肌酸激酶、亮氨酸氨基肽酶的测定及PCR试验

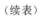

（续表）

种类	头盖颜色	添加剂种类和临床应用	检验项目	备注
枸橼酸钠凝血试验管	浅蓝色	添加枸橼酸钠，其主要通过与血样中的钙离子螯合而起抗凝作用。适用于凝血试验，国家临床实验室标准化委员会推荐的抗凝剂浓度为3.2%或3.8%	高铁血红蛋白还原试验、凝血因子纠正试验、凝血四项、D-二聚体测定等血液凝固试验	抗凝剂与采血量要准确。比例是1：9
肝素抗凝管	绿色	添加肝素，肝素具有抗凝血酶的作用，可延长标本凝血时间	适用于红细胞脆性试验、血气分析、红细胞比容试验、红细胞沉降率及普通生化测定及血液流变学试验	血氨检测应在抽血后封闭立即送检，不适于做血凝试验。过量的肝素会引起白细胞聚集，不能用于白细胞计数；其可能使血染色后背景呈淡蓝色，不适用于白细胞分类
血浆分离管	浅绿色	在惰性分离胶管内加入肝素锂抗凝剂，可达到快速分离血浆的目的，是电解质检测的最佳选择，也可用于常规血浆生化测定和ICU等急诊血浆生化检测	电解质检测、常规血浆生化、ICU等急诊生化检测	血浆标本可直接上机并在冷藏状态下保持48小时稳定
枸橼酸钠血沉试验管	黑色	枸橼酸钠，红细胞沉降率试验要求的枸橼酸钠浓度是3.2%（相当于109 mmol/L）	血沉试验	抗凝剂与采血量比例是1：4

（3）动脉采血：肱动脉、股动脉、桡动脉以及其他任何部位的动脉都可以作为采血点，但多选择肱动脉和桡动脉。在摸到明显搏动处，按常规消毒，左手固定搏动处，右手持注射器，针头成60°角刺入，血液将自动进入注射器内。

3. 注意事项 包括严格遵守正确的采集规范和无菌操作原则，严格执行查对制度，以保证检验结果的准确性。

（1）防止溶血：造成溶血的因素有注射器和容器不干燥、不清洁，淤血时间过长，穿刺不顺利、组织损伤过多，抽血速度太快，血液注入容器时未取下针头或注入速度过快产生大量泡沫，震荡过于剧烈等。若用普通注射器采血后，未取针头直接将血注入真空管内，也易造成溶血。

（2）避免充血和血液浓缩：采血时应动作迅速，尽可能缩短止血带使用时间。用止血带压迫时间最好不超过半分钟。

（3）及时送检：标本采集后须立即送检，放置过久影响检验结果。取血不顺利时，切忌在同一处反复穿刺，易导致标本溶血或有小凝块，影响检测结果。

（4）采血的体位：体位改变可引起一系列的生理变化，使血液中的许多指标发生改变。一般采取直立位采血，标本的测定值比卧位高5％～15％。因此，采血时要注意保持正确的体位（坐位或卧位），以及体位的一致性。

（5）若患者正在进行静脉输液，不宜在输液同侧手臂采血；若女性患者做了乳腺切除术，应在手术对侧手臂采血。

（6）采血时只能向外抽，绝不能向静脉内推，以免注入空气形成气栓而造成严重后果。

（7）很多生化成分受膳食影响。因此，采血前要确认患者是否空腹。

（二）尿液标本的采集

1. 尿液标本的类型　尿液检查是临床最常见的检查项目之一。尿液标本的类型和采集方式的选择取决于尿液检验的目的、患者情况、检验要求等因素。尿液标本种类可根据留取的时间及生理代谢的特殊要求分为晨尿、随机尿、计时尿与无菌尿等类型。

（1）晨尿：是指早晨起床后的第1次尿液标本，因为夜间肾脏排出到尿液中的成分在膀胱里停留了6～8小时，更容易提高阳性结果的检出率，最适合用于细菌及硝酸盐、尿蛋白、管型等有形成分的检出。但是晨尿在膀胱内停留时间过长，硝酸盐及葡萄糖易被分解，不利于检出在酸性环境中易变的物质，因而推荐使用第2次晨尿，即晨尿排出后2～4小时后的尿液标本，更有利于尿细胞形态的显微镜观察。

（2）随机尿：是指患者无须任何准备、不受时间限制、随时排出的尿液标本，是尿常规检查最常用的方法，通常用于常规及急诊筛查。但随机尿易受多种因素（如运动、饮食、用药、情绪、体位等）的影响，可能导致低浓度或病理性临界值浓度的物质和有形成分的漏检。所以随机尿不能准确反映患者的状况，但随机尿标本新鲜易得，最适合急诊患者的尿液筛检。

（3）计时尿：按特定时间采集尿标本。①3小时尿：上午6时～9时的尿液称3小时尿，多用于检查尿有形成分，如小时尿排泄率检查等；②餐后尿：是指午餐后2～4小时内的尿液，有利于检出病理性糖尿、蛋白尿或尿胆原，有助于肝胆疾病、肾脏疾病、糖尿病、溶血性疾病等的临床诊断；③24小时尿：采集的当天（如上午8时），患者排空膀胱并弃去尿液，从此时开始计时并采集尿液，将24小时尿液全部采集于容器内。采集结束的次日（如上午8时），患者排空膀胱中的尿液，且将尿液采集于同一容器，将全部尿液送检。尿中某些成分在 24 小时内不同时间的排泄浓度不同，如肌酐、总蛋白质、电解质等。为了较准确地定量分析这些成分，必须采集 24 小时尿。

（4）无菌尿：①中段尿，是指在留取尿标本时，尿液的前半部分不要（一般＞20 ml），取中间的一部分尿液。中段尿不易受到尿道口污染，一般用于细菌培养；②导管尿、耻骨上穿刺尿，患者发生尿潴留或排尿困难时采用。

2. 尿液标本的采集方法　尿液检查是临床疾病诊断和判断治疗效果的重要依据。尿液检查项目很多，尿标本留取的要求也不尽相同，留取方法不正确会直接影响检验结果的准确性，影响医生的诊断和治疗。

（1）采集容器的选择：①透明、不渗漏、不与尿液发生反应的惰性环保材料；②容积 50～100 ml，圆形开口且直径至少 4～5 cm。底座宽而能直立、安全且易于启闭的密闭装置；③洁净、干燥、无污染。用于细菌培养的尿液标本容器采用特制的无菌容器；④便于标记和识别。信息标记必须粘贴于容器外壁上（不能粘贴于容器盖上），且牢固、防潮，即使在冰箱内仍能保持信息清晰与完整。

（2）采集方法：①晨尿，取清晨起床后的第 1 次尿液，尽量避免被其他分泌物污染。建议使用医院提供的尿杯与尿管，如果不能到医院留取，推荐使用干燥、清洁的容器，如矿泉水瓶；②24 小时尿，准备一个干净的大盆或大桶，作为留尿的容器。当天早上固定某个时间（如 7 时）排尿，弃去。从第 2 次排尿开始收集，每一次排出的尿液都留在事先准备好的容器中。到第 2 天早上 7 时最后一次排尿为止，此时间段内的尿液全部收集在容器中，即留尾不留头。记录好总的尿量并写在化验单上，最后把所有尿液颠倒混匀，从中取 10～15 ml 尽快送检。也可以直接将 24 小时尿液全部带到医院检验科，由医务人员协助处理；③中段尿，先清洗尿道口，用清洁液如 0.1% 的苯扎溴铵等消毒尿道口，再用大量清水冲洗。留尿过程中，弃去前后时段排出的尿液，以无菌容器采集中间段的尿液。怀疑为尿道炎时，可将最初 3～4 ml 尿收集于无菌尿杯内，与中段尿一同送检。

3. 注意事项　尿液是具有重要意义的排泄物，尿液检查的目的主要是通过尿常规检查明确患者尿液中的有形成分是否改变，细胞成分是否异常，尿液浓度是否出现不正常的现象。尿液成分的变化可以反映泌尿系统及其他组织器官的病变，其检验结果的准确性直接关系到疾病的诊断与治疗。所以为了保证尿液检验结果的可靠性，应及时避免出现影响检验结果的因素。

（1）容器应清洁干燥，尿液标本应新鲜。

（2）女性患者应避免在月经期留取尿液标本，防止混入阴道分泌物；男性则要避免前列腺液或精液混入，必要时冲洗外阴后留取中段尿或导尿。

（3）收集新生儿及婴幼儿尿液标本时，应注意用 0.1% 新洁尔灭消毒尿道口、会阴部，然后将洁净的标本瓶紧贴尿道口收集尿标本或采取特殊留尿方式。

（4）标本留取后应立即送检，不能立即送检的标本应放入 4℃ 左右环境妥善保存。

（5）应根据不同实验要求，留取不同种类的尿液标本及采取不同的取样方式。

（6）每次收集尿标本量应 ≥50 ml。

（7）注意防腐剂的使用种类和方式，并嘱咐患者注意防腐剂对自己的伤害。

二、标本的处理

（一）血液标本的处理

血液标本采集后应尽可能早地自然地使血清（浆）从与血细胞接触的全血中分离出来。一般应于采血后 2 小时内分离出血清或血浆。全血处理将血清或血浆分为离心前、离心中和离心后 3 个阶段，对各不同阶段均有具体要求。

1. 离心前阶段　即指标本采集到离心处理前的一段时间。

（1）血清：标本离心前一般应令其自行凝集，不可用木棍等剥离凝血块。通常于室温（22～25℃）放置 30～60 分钟血标本可自发完全凝集；冷藏标本凝集缓慢；加促凝剂时凝集加快（标本采集后应轻轻颠倒混合 5～10 次，以确保促凝剂作用）。

（2）血浆：需用血浆标本时，必须使用含抗凝剂的血液标本收集管管，而且采血后必须立即轻轻颠倒采血管混合 5～10 次（以确保抗凝剂发挥作用），5～10 分钟后即可分离出血浆。

（3）冷藏标本：标本冷藏可抑制细胞代谢，稳定某些温度依赖性尿分但全血标本一般不能冷藏；血钾测定标本冷藏不得超过 2 小时血液中儿茶酚胺、pH/血气、氨、乳酸、丙酮酸、胃泌素、甲状腺激素等检测时需用制冷的标本。

标本需要冷藏（2～8℃）时，标本采取后应立即将标本置于冰屑或冰水混合物（不可用大冰块），并且必须保证标本与制冷物充分接触，保证制冷物达到标本的高度。

（4）代谢抑制剂和防腐剂：某些添加剂加入血液标本中能抑制细胞代谢，可以防止血液标本贮存时分析物浓度的变化。血液葡萄糖测定时，如在血液中加入氟化钠。在血细胞未分离的情况下，葡萄糖在 22～25℃ 时可稳定 24 小时，2～8℃ 时可以稳定 48 小时；但对于新生儿和儿童标本，由于红细胞比容高，用氟化钠难以控制细胞的糖酵解作用；甲醛-草酸钾抗凝保存剂不适合血糖测定；氟化钠—麝香草酚混合剂因能抑制酶活性，不适用于酶学测定。

（5）标本采集现场：①标本采集后应尽快送往实验室，尤其当收集区温度超过 22℃ 时此点更为重要；②血液标本采集后血管必须加塞，管口向上、垂直放置，以减少管中内容物振动，促进凝血完全，防止标本蒸发、污染和外溅等；③已收集的血液标本应温和地处理，要防止标本管振荡所造成的溶血，溶血可影响测定结果。有严重影响（使结果升高）的项目有乳酸脱氢酶、血清门冬氨酸氨基转移酶、血清钾和血红蛋白；引起值得注意的影响的项目有血清铁（↑）、血清丙氨酸氨基转移酶（↑）和血清甲状腺素（↓）；轻度受影响（增加）的有总蛋白、白蛋白、血清磷、血清镁、血清钙和酸性磷酸酶；④应避免对光线敏感的分析物暴露在人造光或太阳光（紫外线）照射下。如维生素 A、维生素 B_6、β-胡萝卜素、卟啉、胆红素等测定时，标本管应该用铝箔或类似物质质包裹保护起来。

（6）标本运送：全血标本应尽快从采血现场运送至实验室，如果运送距离较远，对分析物稳定性有影响，必要时可于采血现场分离出血清或血浆后，再送往实验室；标本运送过程中要注意标本的包装、温度要求、处理方法等，要确保分析成分的稳定性；标本管在运送过程中要保持管口封闭，向上垂直放置。

（7）实验室接受标本及离心标本准备：①要有标本收取记录（应认真核对检验清单，对有关情况要认真记录，标本接收及处理应签字登记）；②对接收的标本要予以分类准备离心；③实验室接收标本后仍应保持标本管于密闭封口、管口向上，垂直位放置。管塞移去后血中 CO_2 丢失，会造成 pH 增加，离子钙和酸性磷酸酶减少，尤其 pH 变化会影响某些检测结果的准确性；④标本凝集时间要充分，加抗凝剂的血液标本可以立即离心，加促凝剂的标本可于采血后 5～15 分钟尽早离心，抗凝的全血标本（锌、锂、原卟啉等测定时）可以不离心；⑤冷藏（2～8℃）标本应保持这个温度直到准备离心，推荐用温度控制离心机；⑥离心标本前不主张用小木棒或类似器材去剥离附着于试管壁和管塞上的凝块，人为剥离会诱导溶血。如果必须露出试管壁或取下管塞时，一定要十分注意，动作一定要轻柔。

2. 离心阶段 即指标本处于离心机里的一段时间。

（1）离心时间和相对离心力：临床化学分析血液标本离心时，相对离心力（1000～1200）xg，离心时间为 5～10 分钟。

（2）温度控制离心：离心时产热不利于分析物稳定，临床化学分析血液标本离心时必须采用温度控制离心机。一些温度依赖性分析物（如促肾上腺皮质激素、环腺苷酸、儿茶酚胺等）应在 4℃分离；无特殊温度要求的分析物，离心温度应设定在 20～22℃；温度<15℃可以人为地使血钾测定值增高；冷藏运送的标本必须在要求的温度下离心。

（3）关于再离心：标本离心最好一次完成，若需再次离心，应距上次离心相隔时间很短；对于含有分离物质的血标本绝不可以再离心。

3. 离心后阶段 指标本离心后和用于检测的血清或血浆被取出一定量之前的一段时间。

（1）血清或血浆与接触的血细胞和凝块的分离应在采血后尽快（2 小时内）完成。

（2）分离的血清或血浆的贮存：实验室的室温和血清或血浆的贮存温度、时间，是分析物稳定性和测定结果准确性的重要参数。①于 22～25℃血清或血浆的保存不超过 8 小时；②实验于 8 小时内不能完成时，血清或血浆应置于 2～8℃保存；③48 小时内不能完成的实验项目或分离的血清或血浆需贮存 48 小时以上时，应于−20℃保存；

④标本不可反复冻融（只能冻融一次），且不可贮存于无霜冰箱（可造成样品温度变化）；⑤离心后分离凝胶（凝胶屏障）上面的血清可保存 2～5 天（亦有报道 4℃可贮存 24 小时），但必须保证凝胶的完整性；但应用非凝胶分离物质时，离心后必须立即将血清或血浆移出；⑥血清或血浆必须保存于密闭的试管中。

（二）尿液标本的处理

尿标本采集后，一般应在 2 小时内及时送检，最好在 30 分钟内完成检验，或进行以下处理。

1. 保存和防腐

（1）多保存在 2～8℃冰箱内，或保存于冰浴中。低温可抑制微生物迅速生长，可保持尿中存在的有形成分形态基本不变。

（2）常用的防腐剂有甲醛、甲苯、麝香草酚、浓盐酸、冰乙酸、戊二醛。

甲醛：又称福尔马林，对尿细胞、管型等有形成分的形态结构有较好的固定作用。

甲苯：可在尿标本表面形成一层薄膜，阻止尿中化学成分与空气接触。常用于尿糖、尿蛋白等化学成分的定性或定量检查。

麝香草酚：可抑制细菌生长，保存尿有形成分，用于尿显微镜检查、尿浓缩结核分枝杆菌检查，以及化学成分保存。

浓盐酸：用作定量测定尿 17-羟、17-酮、肾上腺素、儿茶酚胺、Ca^{2+} 等标本的防腐。

冰乙酸：用于检测尿 5-羟色胺、醛固酮等的尿防腐。

戊二醛：用于尿沉淀物的固定和防腐。

2. 质量控制

（1）冷藏时间：尿液标本冷藏时间最好不超过 6 小时。

（2）甲醛：是一种还原性物质，可产生假阳性。用量过大可与尿素产生沉淀，干扰显微镜检查。

（3）甲苯：用量必须足够。取样检验时，应插入穿过甲苯液层，吸取尿液。

（4）麝香草酚：用量过多时，可使尿蛋白加热乙酸法，呈假阳性反应，干扰尿胆色素检出。

第四节　标本因素对检验结果的影响

影响检验结果的因素很多且很复杂，其中标本的影响因素较为突出。标本影响因素属于分析前质量管理范畴，也是"全面质量控制"中的重要控制对象。标本因素对检验结果的影响主要体现在 3 个方面：生理因素的影响、饮食嗜好的影响和药物的影响。

一、生理因素的影响

生理因素的影响主要表现在年龄、性别、运动、情绪、妊娠、体位、采集时间等方面。

1. 年龄 从胎儿出生到儿童、成年和老年的各个时期检查，的正常参考值都不完全相同，不能用同一标准来衡量。新生儿出生的前几天，红细胞计数和血红蛋白含量比成年人高，儿童血液中碱性磷酸酶含量较成年人高，老年人胆固醇含量较高所以易患动脉粥样硬化症。

2. 性别 男性肌肉比较发达，所以血液中肌酐、肌酸激酶含量较女性高。其他男性较女性高的指标有甘油三酯、γ-谷氨酰转移酶、胆红素、转氨酶、尿素、红细胞、血红蛋白等。女性比男性高的指标有高密度脂蛋白胆固醇、载脂蛋白、女性激素和网织红细胞等。

3. 饮水及运动 由于呼吸加快、出汗较多、体液分布发生改变导致血液生化指标的明显变化。如马拉松运动员跑完全程后 45 分钟抽血检查，与赛前相比，其钾、钠、钙、碱性磷酸酶、白蛋白、血糖、无机磷、转氨酶、尿素、尿酸、胆红素等指标水平将升高 1 倍以上，因此采集标本前应注意休息，避免剧烈运动。

正常新排出的尿液呈淡黄色，喝水少、大量出汗和剧烈运动后，尿量减少，尿色变深，呈深黄色或浓茶色；大量饮水、尿量增多时，尿色变淡或无色。运动可以导致部分患者出现生理性血尿或蛋白尿，剧烈运动可以出现横纹肌溶解出现血红蛋白尿。

4. 情绪 情绪激动紧张可影响神经-内分泌系统功能，使得血清中游离脂肪酸、乳酸、血糖等物质增高。

5. 妊娠 随着孕期的延长，孕妇各系统将发生一系列的生理性变化，如甲状腺激素分泌增加，总蛋白、白蛋白含量减少，肾小球滤过率增加，尿量增多，红细胞沉降率加快，凝血因子活性增强，纤维蛋白原增多，甲胎蛋白升高等。

6. 体位 采血时常用的体位有卧位、坐位、立位。不同的体位，血液中物质分配的浓度不同，如卧位改站位，血浆白蛋白、总蛋白、酶类、钙离子、胆红素、总胆固醇、甘油三酯等浓度增加 5%～15%；从站位改卧位，甲状腺素、血钾、血钙、总胆固醇等都会有相应减少。

7. 采集时间 血液中的许多被测成分有昼夜节律变化。如生长激素在入睡后的 21～23 时是分泌高峰期，与中午 13～14 时的数值相差巨大，日均变化范围达到 300%～400%。

二、饮食、嗜好的影响

饮食结构、饮酒、吸烟、节食、不规律的作息时间都会影响体内各种物质的检测。饮食对血液生化检验指标的影响取决于饮食的成分和进食时间，餐后抽血检查对血脂、血糖、转氨酶、胆红素、无机磷、尿酸、尿素、总蛋白、钾、钠、钙等都有较大的影响，因此在测定这些指标时应禁食 12 小时。饮酒可使糖异生受抑制，从而导致血糖降低，血乳酸、尿酸升高。长期酗酒可引起肝脏损害，γ-谷氨酰转移酶升高。

三、药物和毒品的影响

药物和毒品对生化检验可带来复杂的影响，它们不仅可改变某些物质在体内的代谢过程，同时也可干扰实验过程中的化学反应，如维生素 C，它是一种还原剂，可干扰葡萄糖氧化酶法测定血糖，使之降低而被误认为低血糖。长期口服避孕药和雌激素类药物可使转铁蛋白、甘油三酯升高，因此在采血前应停用这类药物。吗啡可使血淀粉酶、脂肪酶、转氨酶、肝、尿酸、血糖降低。

有些药物如利福平、维生素 B、磺胺、亚甲蓝等可使尿液着色，任何颜色异常的尿液均可影响试纸颜色的反应，造成结果假阳性。大剂量青霉素和高浓度维生素 C 会导致尿葡萄糖、潜血、蛋白等项目假阴性。

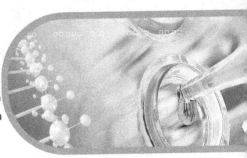

第十九章

生物化学检验常用技术

 学习目标 ▶▶▶

1. 掌握分光光度技术、离子选择性电极分析技术、电泳分析技术、层析技术的基本原理。

2. 熟悉生化常规检验仪器的使用方法、影响因素和有关注意事项。

3. 了解各种生化常用技术的临床应用，关注生物化学检验常用技术的发展趋势。

第一节　光谱分析技术

一、概述

1. 光谱分析技术原理　光谱技术是根据物质吸收或发射的辐射能而建立起来的一类分析方法。不同分子的原子团和原子，其发射光谱和吸收光谱不同，而相同的物质在一定条件下，其发射光谱和吸收光谱的强度与该物质的含量成正比关系。因此可对物质进行定性和定量分析，此类技术称为光谱分析技术。

2. 特点　灵敏、快速、简便，是生物化学分析中最常用的分析技术。

3. 光谱分析技术分类

（1）吸收光谱分析技术：紫外分光光度法、可见分光光度法、原子吸收分光光度法和红外光谱法。

（2）发射光谱分析技术：火焰光度法和荧光分析法。

（3）散射光谱分析技术：散射比浊法和透射比浊法。

二、吸收光谱分析技术

光是一种高速传播的电磁辐射，具有波粒二象性，光的波长（λ）的常用单位是纳米（nm），可见光波长 400~760 nm，＜400 nm 称为紫外光，＞760 nm 称为红外光，波长越短，能量越大。可见光和紫外吸收光谱是多原子、分子的价电子在电磁辐射的作用下，由基态跃迁到激发态，这种因物质分子对辐射能的选择性吸收而得到的光谱称为吸收光谱。

吸收光谱分析法包括可见光、紫外、红外和原子吸收分析法。其中最常用的是可见光分析法，准确的名称应是可见分光光度法。用于比色分析的光源与被测溶液的颜色应为互补色（图 19-1）。

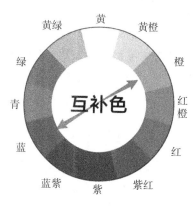

图 19-1　互补色

（一）吸光度与透光度

1. 吸光度与透光度　当光线通过均匀、透明的溶液时可出现 3 种情况：一部分光被散射，一部分光被吸收，另有一部分光透过溶液。设入射光强度为 I_0，透射光强度为 I_t，I_t 和 I_0 之比称为透光度（T），即

$$T = \frac{I_t}{I_0}$$

T 常用百分数表示（$T\%$），也称为百分透光度。

透光度的负对数称为吸光度（A），又称为消光度（E），光密度（OD），即

$$A = -\lg T = -\lg \frac{I_t}{I_0} = -\lg \frac{I_0}{I_t} = K \cdot L$$

吸光度与透光度的换算：

$$A = -\lg T = -\lg \frac{I_t}{I_0} = \lg \frac{I_0}{I_t}$$

如透光度＝10％时，

$$A = \lg 100 - \lg 10 = 2 - 1 = 1$$

透光度＝20％时，

$$A = \lg 100 = \lg 20 = 2 - 1.3 = 0.7$$

2. Lambert-Beer 定律　可见光、紫外吸收光谱用于定量分析的依据是光吸收定律，

即朗伯-比尔定律，是吸收光谱法的根本定律。

（1）朗伯定律：当一束强度为 I_0 的单色光透过某种吸光溶液后，由于溶液吸收了一部分光，则透过的光线为 I_t。当溶液浓度不变时，透过的液层越厚，则光线强度的减弱越显著。

吸光度随液层厚度增加而增加，其关系是吸光度（A）与液层厚度成正比，即

$$A = -\lg T = -\lg \frac{I_t}{I_0} = \lg \frac{I_0}{I_t} \propto L$$

将上述比例式写成等式，则引入比例常数，即吸光系数（K），得 $A = K \cdot L$。

当溶液浓度不变时，吸光度与液层厚度成正比，这就是朗伯定律。

（2）比尔定律：当一束强度为 I_0 的单色光透过某种吸光溶液后，假设液层厚度不变，而浓度不同时，溶液的浓度愈大，则透过光的强度愈弱，其定量关系是

$$A = \lg \frac{I_0}{I_t} = K \cdot C$$

当液层厚度不变时，吸光度与溶液浓度成正比，这就是比尔定律。

（3）朗伯-比尔定律：合并朗伯定律与比尔定律可得

$$A = -\lg T = \lg \frac{I_0}{I_t} = K \cdot L \cdot C$$

说明吸光物质对单色光吸收的强度与物质的浓度和液层厚度成正比。

（4）偏离朗伯-比尔定律的因素：应用朗伯-比尔定律产生误差主要来源于光学和化学两方面的因素。①光学因素：要求入射光是单色光。入射光的谱带越宽，其误差越大；②化学因素：浓度、pH、溶剂和温度等因素可影响化学平衡。

3. 摩尔吸光系数　吸光系数 K 的物理意义是吸光物质在单位浓度及单位厚度时的吸光度，在给定条件（波长、溶液性质、浓度）下吸光系数是物质的特征常数，K 值越大，能测定的浓度越小，则灵敏度越高。

吸光系数的表示方法：

（1）摩尔吸光系数：用 ε 或 EM 表示，其意义是浓度为 1mol 的溶液在厚度为 1cm 时的吸光度。

$$\varepsilon_{1cm \cdot \lambda}^{mol} = \frac{A}{C \cdot L}$$

（2）百分吸光系数：或称比吸光系数，用 $E_{1cm \cdot \lambda}^{1\%}$ 表示，是指浓度为 1%（W/V）的溶液在厚度为 1cm 时的吸光度。

$$E_{1cm \cdot \lambda}^{1\%} = \frac{A}{C \cdot L}$$

换算关系

$$\varepsilon_{1cm \cdot \lambda}^{mol} = E_{1cm \cdot \lambda}^{1\%} \cdot \frac{10}{M}$$

（二）分光光度计的基本结构

分光光度计最常用的是可见分光光度计和紫外-可见分光光度计，由光源、单色光器、比色杯、光电管、运算放大器和显示器等部分组成。

光源→单色器→比色杯→检测器→显示器

1. 光源

（1）光源的定义：指一种可以发射出供溶液或吸收物质选择性吸收的光。光源应在一定光谱区域内发射出连续光谱，并有足够的强度和良好的稳定性，在整个光谱区域内光的强度不应随波长有明显的变化。

（2）光源的种类：①可见光分光光度计常用光源是钨灯，能发射出 350～2500 nm 波长范围的连续光谱，适用范围是 360～1000 nm。现常用的是卤钨灯，发光效率提高，使用寿命延长；②紫外分光光度计常用光源是氢灯，其发射波长范围为 150～400 nm。

2. 单色器　将来自光源的复合光分散为单色光的装置称为分光系统或单色器。单色光器由进光狭缝、出光狭缝、色散元件（棱镜或光栅）和准直镜组成。其中色散元件是关键部件。

（1）棱镜：材质可为玻璃或石英，材质不同，色散作用不同，玻璃材质的棱镜只适用于可见光区，玻璃材质的棱镜在紫外和可见光区均适用。

（2）光栅：光栅是在高度抛光的表面上刻出大量平行、等距的槽。当光射到每一条槽上时被衍射或散开成一定的角度，在其中的某些方向上产生干涉作用，使不同波长的光有不同方向，出现各级明暗条纹形成光栅的各级衍射光谱。光栅具有较大的色散率和集光本领，目前生产使用的分光光度计多是光栅单色器作为色散元件。

3. 比色杯　又称比色皿、吸收池，它是由耐腐蚀的无色透明玻璃或石英制成，用来盛放被测溶液和参比溶液。用可见光进行测量时，可以用玻璃或石英制成的比色杯，但是当用紫外光进行测量时，必须使用石英制成的比色杯。比色杯应保持清洁，手持毛玻璃面，不能用手拿透光玻璃面，以防沾污或磨损，不能用毛刷刷洗，也不能用粗糙的布或纸来擦。一般用蒸馏水洗涤，用绸布或擦镜纸擦拭，装液一般不超过比色皿的 4/5。

4. 检测器　是将光强调信号转换为电流的装置，能检测到光强度变化，是一种光电转换器。目前使用的检测器有光电管、光电倍增管及二极管阵列检测器。

光电管是一个二极真空管，由一个阳极和一个光敏阴极组成，阴极表面镀有碱金属或碱金属氧化物等光敏材料，当受光照射时，阴极发射电子射向阳极而产生电流，电流的大小与入射光的强度成正比。光电管输出的电信号很弱，经放大后输入显示器。光电倍增管检测器的灵敏度比光电管检测器高。二极管阵列检测器可实现多通道、全波长自动扫描，具有分辨率高、扫描速度快、信噪比高的优点。

5. 显示器　显示器的作用是把放大的信号以某种方式显示出测定结果，可通过荧光屏显示、数字显示、结果打印与曲线扫描等方式显示。

(三) 分光光度计的操作方法

1. 分光光度计的基本操作　以 721 型分光光度计为例，其基本的操作步骤如下 (图 19-2)。

(1) 接通电源（指示灯亮），预热 15～20 分钟。

(2) 灵敏度选择钮放在"1"档（如调不到 "OD＝0"时选用较高的档次）。

(3) 转动波长选择钮，选用所需的波长。

(4) 揭开比色杯暗箱盖，转动"0 电位器" 使电表指针对准 T＝0 处。

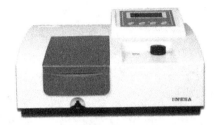

图 19-2　721 型紫外－可见分光光度计

(5) 将比色杯放入比色杯架，使空白管对向光路，盖好比色杯暗箱盖。转动"100 电位器"，调准电表指针使之指向 OD＝0（T＝100）处。

(6) 拉动比色杯座的拉杆，使测定杯进入光路，迅速从电表上读出光密度值并记录。测读过程中，随机拉回拉杆到原位，使空白杯进入光路，随时调整 OD＝0。

(7) 比色完毕后，关上电源开关，取出比色杯，将比色杯暗箱盖好，清洗比色杯并晾干。

2. 吸光度的校正　铬酸钾的标准液可用于校正分光光度计的吸光度。在 25℃ 环境中，将 4 mg 铬酸钾溶于 100 ml 的 0.05 mol/L 氢氧化钾，放入比色杯中。在不同波长下测定吸光度值，与已知的标准吸光度校正表进行比较，可检测仪器吸光度的准确度。

(四) 分光光度技术的定性和定量方法

紫外-可见分光光度法应用广泛，利用紫外-可见分光光度法可以对物质进行定性鉴定、定量分析、纯度检查和有机化合物的结构分析。

1. 定性鉴定　多数有机化合物的吸收光的光谱形状、吸收峰数目、各吸收峰的波长位置都有各自的特点，因此可以利用紫外-可见分光光度法对有机化合物进行定性鉴别。其中，最大吸收波长 λ_{max} 及相应的 ε 是定性鉴定的主要参数。因为有机化合物选择吸收的波长和强度主要取决于分子中的生色团、助色团及其共轭情况，结构完全相同的化合物应有完全相同的吸收光谱，但吸收光谱相同的化合物却不一定是同一化合物。

下面介绍 3 种常用的定性方法。

(1) 对比吸收光谱特征参数：光谱特征参数中最常用于鉴别的是吸收峰所在波长 λ_{max}。若一个化合物中有多个吸收峰，并存在谷或肩峰，均应作为鉴定依据，以显示光谱特征的全面性。具有不同或相同吸收基团的不同化合物，可有相同的 λ_{max} 值，但它们的摩尔质量一般不同，因此它们的 ε 值常有明显差异，所以吸光系数值也常用于化合物的定性鉴别。

（2）对比吸光度（或吸光系数）的比值：不止一个吸收峰的化合物，可用不同吸收峰（或谷）处测得的吸光度比值作为鉴别依据，因为用的是同一浓度的溶液和同一厚度的吸收池，取吸光度比值也就是吸光系数比值可消除浓度与厚度的影响。

（3）比较吸收光谱的一致性：若两个化合物相同，其吸收光谱应该完全一致，利用这一特征，鉴别的时候将样品和标准品用同样的溶剂配制成相同浓度的溶液，在同一条件下，分别测定他们的吸收光谱，核对光谱的一致性。若没有标准品，也可以利用文献所记载的标准图谱进行对照比较，只有吸收光谱完全一致的情况下，才能认定为同一组分物质。

紫外-可见吸收光谱进行定性分析时，由于曲线的形状变化不多，在成千上万种有机化合物中，不同的化合物可以有很类似的吸收光谱，所以在得到相同的吸收光谱时，应考虑是非同一种物质的可能性。两种纯化合物的吸收光谱有明显差别时，则可以认定不是同一种物质。

2. 定量分析 如果需要定量的样品是单组分，且遵守光吸收定律，这时只要测出待测吸收物质的最大吸收波长 λ_{max}，就可在此波长下选用适当的参比溶液，测量试液的吸光度，然后再用标准曲线法或比较法求得分析结果。

标准曲线法是紫外-可见分光光度法中最经典的方法。测定时先取与被测物质含有相同组分的标准品，配制一系列浓度不同的待测组分的标准溶液。显色后，以空白溶液为参比溶液，在选定的波长下，分别测定各种标准溶液的吸光度。以标准溶液的浓度 C 为横坐标，吸光度 A 为纵坐标，绘制曲线，此曲线即称为标准曲线。

某系列标准溶液浓度和吸光度数据如下，根据表中数据绘制出某溶液的标准曲线图（图 19-3），在相同的条件下测出样品溶液的吸光度，从标准曲线上便可查出与此吸光度对应的样品溶液的浓度。

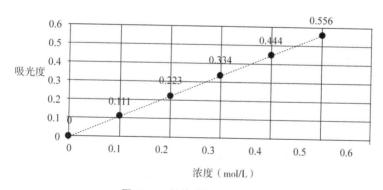

图 19-3 某溶液标准曲线图

二、发射光谱分析技术

(一) 火焰光度法

1. 定义　是一种发射光谱分析法，是利用火焰使金属元素激发后能发射出特征性谱线的特点进行测定的一种方法。它是一种简化的发射光谱分析法。

2. 基本原理　某些金属元素的基态原子受到火焰的激发后，其外层电子获得能量而从基态跃迁到激发态，接着它们又以发射光谱的形式释放出所获得的能量而返回基态，在相同条件下，同一元素所释放的单位能量相同，故能形成固定光谱。而不同的元素受激发后所发射光谱不同。如钠发射光谱波长 589 nm，钾发射光谱波长 767 nm。

3. 特点

(1) 快速：试样溶液于数分钟内可完成测定。

(2) 准确：火焰光源稳定性高，干扰少，误差为 2% ~ 5%，可用于微量分析和常量分析。

(3) 灵敏：分析碱金属与碱土金属，绝对灵敏度可达 $(0.1 \sim 10) \times 10^{-6}$。

(4) 设备简单：被测试样易被火焰激发，产生的谱线较简单，且均在可见光区，故使谱线分离和测量的设备简单。常用于血液及尿液样品中钠、钾的测定。

4. 仪器装置

(1) 光源：包括喷雾器、雾化室和喷灯。试液经喷雾器分散在压缩空气中成为雾，然后与可燃气体混合，在喷灯上燃烧，待测组分被激发发射谱线。

(2) 光学系统：包括滤光片、光栅等，目的在于分离不需要的谱线，让被测元素灵敏线通过。

(3) 常用的灵敏线：锂 670.8 nm (红)，钠 589.3 nm (黄)，钾 766.5 nm (暗红)，钙 422.7 nm (砖红)。

(4) 检测系统：光电池 (或光电管) 和检流计。

5. 定量分析的原理　由于火焰供给的能量不强，只能激发碱金属和碱土金属元素，生化检验中常用于钾、钠的测定。

元素的发射谱线强度与该元素浓度的关系可表示为：

$$I = a \cdot C^b$$

a 是与试样组成及其蒸发和激发过程有关的常数，b 为自吸收系数。当溶液浓度较低，b≈1，则上式便可表示为 $I = a \cdot C$，即发射谱线强度与待测元素浓度成正比。I 可通过光电池转为光电流而被测量。

6. 定量分析的方法

(1) 校正曲线法：火焰光度法谱线简单，干扰少，激发条件稳定，一般不采用谱线相对强度测量法，而直接在检流计上读出谱线绝对强度 I，采用校正曲线法进行定量测定（图19-4）。

但需注意，自吸收在高浓度时比较严重，可导致校正曲线弯曲。

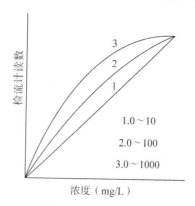

图19-4　Na校正曲线

（2）比较法：火焰光度法的定量也可以采用比较法，步骤如下。①配制两个浓度与试样浓度相近而分别比试样浓度稍大和稍小的标准试液；②设其浓度分别为 C_1、C_2，试样浓度为 C_x；③分别测得相应的检流计读数为 α_1、α_2 和 α_x；④则可通过下式求得样浓度：

$$C_x = C_2 + \frac{C_1 - C_2}{\alpha_1 - \alpha_2}(\alpha_x - \alpha_2)$$

7. 影响火焰光度分析的因素

（1）激发条件：火焰温度要适当，温度过低时灵敏度下降，温度太高则碱金属电离严重，影响测量的线性关系。

影响火焰温度的因素如下。①燃气种类：一般认为采用丙烷－空气或液化石油气－空气等低温火焰（约1900℃）较为合适和方便；②适当的燃气与助燃气比例；③试样溶液提升量（毛细管每分钟吸入喷流液毫升数）过大时会使火焰温度下降。

（2）试样的种类和组成：元素的电离和自吸收可导致校正曲线弯曲，线性范围缩小。如钾在高浓度时自吸收严重，使校正曲线向横坐标方向弯曲；在低浓度时则由于电离增加，辐射增强，校正曲线向纵坐标方向弯曲（图19-5）。

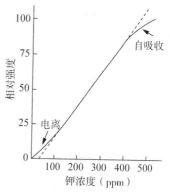

图19-5　电离和自吸收对钾校正曲线的影响

（3）试液中共存离子对测定有影响，如碱金属共存时谱线增强，使结果偏高。

（4）仪器的质量：单色器的质量好，可减少共存物质的干扰，如采用较好的干涉滤光片时，5×10^{-6} g/L 的 Al_2O_3、Fe_2O_3、MgO 或 CaO

均不影响钾、钠的测定。如使用质量差的滤光片，则 $1\times10^{-4}g/L$ 的 CaO 也将使钠的辐射强度急剧增加，影响测定的准确性。

（二）荧光分析法

1. 定义　利用某些物质受紫外光照射后发出特有的荧光，借此对物质进行定性、定量分析的方法。

2. 基本原理　某些物质的分子吸收了光能，从基态跃迁至某一电子激发态中的某一振动能级，处于激发态较高振动能级中的分子通过运动或与其他分子的碰撞而将过多的能量转给其他分子，并返回到第一激发态的最低振动能级，然后发生自发辐射，跃迁到基态，发射一定波长的辐射能，此能量即荧光。荧光多为可见光，在一定浓度范围内，其荧光强度与溶液浓度呈线性关系，是量关系式可表示为：

$$F=\varphi\int Io\varepsilon bc=KC$$

K 为常数，它与物质的性质、激发光强度、波长、液层厚度等条件有关。此公式是荧光分析的定量基础，但它只适合于稀溶液。即 $\varepsilon bc\leqslant0.05$。因此，线性范围的最大浓度为 $C_{\max}=\dfrac{0.05}{\varepsilon b}$。当溶液浓度超过 $C_{\max}$ 时，荧光强度与浓度不呈线性。

3. 特点　①灵敏度高，比可见紫外吸收光谱高 $10^3\sim10^4$ 倍；②特异性强，通过选择合适的激发光波长和荧光波长可避开其他物质干扰；③操作简便、快速、重现性好；④样品用量少；⑤氙弧灯发射的强烈紫外线对人眼有害；⑥应用范围有一定局限性，因许多物质不能产生荧光；⑦对测定条件要求严格，如试剂、溶剂不应含有荧光杂质；⑧仪器价格较贵。

4. 影响荧光强度的因素

（1）温度、pH：$T\uparrow$，分子碰撞频率$\uparrow$，因此荧光强度随温度升高而减弱。pH 可影响化合物电离或使荧光物质水解，如苯胺在 pH 7～12 溶液中主要以分子形式存在，产生蓝色荧光，而在 pH＞2 或＞13 的溶液中以离子形式存在，不能产生荧光。

（2）激发光和发射光：在定量测定时，一般应选择荧光物质的最大激发波长和最大荧光波长。但有些荧光物质化学性质不稳定，受激发光照射后易分解，缩短样品照射时间，改变激发光波长。

（3）物质浓度的影响：荧光分析只适合稀溶液，因荧光物质浓度高，分子间碰撞增加，使荧光强度减弱，这种现象称为自熄灭，自熄灭现象随浓度增加而增强。

5. 仪器与测定方法　作为荧光分析的仪器有光电荧光计和荧光分光光度计。

光电荧光计的结构与光电比色计很相似，不同之处是检测器与光线成直角，并多一块滤光片。如将滤光片改为棱镜或光栅作单色器，就和可见紫外分光光度计相似而成荧光分光光度计（表 19-1）。

表 19-1　四类仪器的组成部件的比较

仪器	光源	单色器	测定池	光敏元件	检测器
光电比色计	钨灯	滤光片	玻璃 （二面透光）	光电池 光电管	检流计
光电荧光计	卤钨灯 （300～700 nm）	两块 滤光片	玻璃 （四面透光）	光电管	检流计
紫外-可见 分光光度计	钨灯（400～760 nm） 氢灯（200～400 nm）	光栅 或棱镜	玻璃 石英	光电管 光电倍增管	自动记录仪
荧光分光光度计	氙弧灯 （200～700 nm）	光栅 或棱镜	玻璃 石英	光电倍增管	自动记录仪

荧光分析法在医学检验中可用于测定类固醇激素（肾上腺皮质激素、性激素）及代谢产物，单胺类神经递质（儿茶酚胺，5-HT），某些维生素（维生素 A、维生素 B 族）。

第二节　电化学分析技术

电化学分析是一种以溶液电化学性质为基础测定物质含量的分析方法。按测定量电化学参数的不同，可分为电位法、电导法、库仑法、极谱法和伏安法等。下面主要介绍电位法中的离子选择电极法。

一、离子选择电极（ion selective electrode，ISE）

1. 定义　是一种电化学敏感器，它的电势与溶液中给定离子的活度的对数呈线性关系，故可以通过简单的电位测量，直接测定溶液中离子活度。

离子浓度与离子活度的关系 $A＝F·C$，在稀溶液中（10^{-4} mol/L 以下）活度系数接近 1。

2. 特点　①是一种直接的非破坏性分析方法，可反复进行，不受样品溶液颜色、浑浊等因素的干扰；②分析速度快，单次分析通常只需 1～2 分钟；③测量范围宽，4～5 个数量级；④操作简便；⑤测量的是离子活度，对临床医学和基础医学更有实用意义。

二、ISE 分析法的基本原理

ISE 大都属于膜电极，膜中含有与待测离子相同的离子。膜的内表面与具有相同离子的固定浓度溶液接触，其中插入一个内参比电网极，膜的外表面与待测离子溶液接触。由于电极膜材料、制备方法不同，使电极的稳定性、选择性和灵敏度也不同。

1. 膜电位的产生　当电极置于待测离子溶液中时，由于离子的交换和扩散作用，改变了两相中原有的电荷分布，因而存在一定的电位差，因为内充溶液中有关离子的浓度恒定，内参比电极的电位固定，所以 ISE 的电位（E）只随离子活度不同而改变，其电位可用 Nernst 方程式表示。

$$E = K \frac{2.303RT}{nF} \lg a$$

ISE 的 E 值不能直接测定，必须将 ISE 与参比电极浸入被测溶液中组成原电池，然后通过电动势来测定 E 值。

2. 参比电极　是指在温度、压力恒定的条件下，当被测溶液离子浓度有所改变时，电极电位保持不变的电板。

三、ISE 的分类

离子选择电极
- 基本电极
  - 晶体膜电极
    - 均相膜电极
    - 非均相膜电极
  - 非晶体膜电极
    - 刚性基质电极
    - 流动载体电极
- 敏化电极
  - 气敏电极
  - 酶电极

（一）晶体膜电极

其敏感膜为金属微溶盐，经加压成片，制成单晶、多晶或混晶电极敏感膜，如氟电极，其敏感膜为 LaF_3 单晶片。

（二）非晶体膜电极

1. 刚性基质电极　其敏感膜为薄玻璃，故称为玻璃电极。成分一般为 Na_2O-Ai_2O_3-SiO_2 改变这 3 种成分的配合比可分别制出对 Li^+、Na^+、K^+、Ag^+ 的离子选择电极。如

Na_2O	-	Ai_2O_3	-	SiO_2	
27%		4%		69%	K^+
10.4%		22.6%		67%	Na^+

2. 流动载体电极　其敏感膜是由溶解在与水不相混溶的有机溶剂中的离子缔合剂或络合剂作为离子交换体，再将此溶液渗透在具有惰性，多孔性和疏水性的塑料薄膜内。

（三）气敏电极

是基于界面化学反应对气体敏感的电极，它是在一般的离子选择电极的基础上，再覆盖一层疏水的透气膜（如聚四氟乙烯），如 CO_2、NH_3 电极。

（四）酶电极

由离子敏感膜和覆盖在表面含有酶的酶涂层所组成，敏感膜对待测物的酶促反应有选择性地响应，如尿素酶电极。

四、ISE 的性能

1. 响应范围及检测下限 响应范围是指电极对待测离子的响应符合 Nernst 公式的线性区，此范围越宽越好，一般在 4～7 个数量级之间。检测下限是指能够检测被检离子的最低浓度，一般在 10^{-7}～10^{-5} mol/L。

2. 选择性 是指电极对待测离子和共存干扰离子的响应程度的差异。常用选择性系数或选择比来描述，选择性系数越小，表示电极选择性越强。

3. 响应斜率和转换系数 ISE 在 Nernst 响应范围内被测离子活度变化 10 倍所引起的电极电位变化的数值，即响应斜率（S），从理论上说，$S = \dfrac{2.303RT}{nF}$。

但对某一 ISE 来说，实际 S 值与理论 S 值并不完全相符，其偏差用转换系数表示，一般转换系数达到理论值 90% 以上的电极性能较好。

4. 电报寿命 取决于电极制作材料，结构和使用保管情况。

五、ISE 分析定量方法

1. 标准曲线法 配制一系列不同浓度标准溶液，测定其电位值 Es，绘制 Es-lgc 标准曲线，在相同条件下测定样品溶液电位值 Ex。

2. 电极校正法 用标准溶液校正 ISE，制成直读式仪表。

六、ISE 分析方法的误差

1. 电动势测量 对于一价离子的响应，电势测量每差 1 mV 引起浓度的相对误差为 4%，对于二价离子则为 8%，因此对于测量电势的仪表精度要求达到 0.1 mV。

2. 温度 Nernst 公式中的斜率、内参比电极的电位以及离子活度等都与温度有关，因此在整个测量过程中应保持温度恒定。

3. pH 溶液 pH 可影响被测离子在溶液中的存在形式，从而影响相应离子的活度。如 LaF_3 电极测定 F^-；pH<5，F^- 则会生成 HF，使结果偏低。

4. 滞后效应 使用 ISE 若先测浓溶液后，再测稀溶液时电位平衡缓慢并出现误差，这一现象称为"滞后效应"。

第三节　电泳分析技术

一、电泳的基本原理

（一）电泳的概念

溶液中带电颗粒在直流电场中向电荷相反方向移动的现象称为电泳。利用电泳现象对物质进行分离的技术叫电泳技术。

电泳技术的应用始于 1937 年，瑞典 Tiselius 利用界面电泳将血清蛋白质分离成 5 种成分。1948 年 Wieland 发明纸电泳，使电泳技术大为简化。此后，电泳技术发展迅速，特别是电泳技术与层析法、免疫学方法的结合，使其分辨率达到 mg/ml 水平，成为医学检验的一种重要分析技术。

（二）蛋白质的两性电离和等电点

蛋白质分子中有电离带正电荷的氨基，也有电离带负电荷的羧基，故蛋白质是一种两性电解质。

在酸性条件下，羧基电离受抑制，$-NH_2 \xrightarrow{H^+} NH_3^+$ 带正电。

在碱性条件下，羧基电离受增强，$-COOH \xrightarrow{OH^-} COO^-$ 带负电。

在某一 pH 溶液中，蛋白质分子中氨基与羧基电离趋势相等（或正负离子相等），静电荷为 0，此时溶液的 pH 称为该蛋白质的等电点。

（三）电泳迁移率

指带电粒子在单位电场强度作用下的电泳速度，通常用 μ 表示。

$$\mu = v/E$$

v 为粒子移动速度（cm/s），E 为电场强度（v/cm）。

迁移率取决于带电粒子的性质（粒子所带电量 Q，粒子大小、半径、形状）、介质黏度 η。对于球状分子，根据 Stoke 定律：

$$v = QE/6\pi r\eta$$

$$U = Q/6\pi r\eta$$

在实际测定中，电泳速度 v 以单位时间 t（s）内移动的距离 d（cm）表示。

$$v = d/t \text{（cm/s）}$$

电场强度 E 以单位长度 L（厘米）上所施加的电势差 V（伏特）表示。

$$E = V/L$$

所以

$$\mu = \frac{V}{E} = \frac{d/t}{v/L} = \frac{d \cdot L}{v \cdot t}$$

通过测量 d、L、v、t 便可计算出颗粒的迁移率。

由于不同的带电粒子其迁移率的不同，因此在同一电场中的移动距离不同，故能将其分离，根据公式

$$d_A = v \cdot t/L \times \mu_A \qquad d_B = v \cdot t/L \times \mu_B$$

A、B 移动距离差为

$$\Delta d = (d_A - d_B) = (\mu_A - \mu_B) \times v \cdot t/L$$

分离距离与电压和电泳时间成正比，与支持物长度成正比。

二、电泳技术的分类和电泳仪

(一) 电泳的分类

1. 根据被分离样品的多少　分析电泳，制备电泳。

2. 根据电泳电压的高低　常压电泳，高压电泳。

3. 根据是否使用支持介质　自由电泳，区带电泳。

4. 根据电泳系统的组成是否均一　连续电泳，不连续电泳。

(二) 电泳仪

由直流电源和电泳槽两部分组成。

1. 直流电源　交流电源经整流、滤波后获得，可分为以下 3 种。

(1) 恒压电源：电泳过程中的电流恒定不变。但电泳过程中的热效应，降低外周电路的电阻，使电流慢慢增大。

(2) 恒流电泳：电泳过程中的电流恒定不变。用这种电流的输出电压可随外周阻力减少而减少，从而保持电流恒定。

(3) 恒功率电源：电泳中输出功率恒定不变。主要用于等电聚焦电泳。

2. 电泳槽　盛装缓冲液和进行电泳分析的场所，一般用塑料和有机玻璃制成，由电极、缓冲液槽、电泳支架、透明盖组成。电泳槽的外形有水平式、垂直式、圆盘式等多种。

电极应具有良好的导电性，抗腐蚀性和抗电解作用。以铂金材料最为理想，最好贯穿整个缓冲液槽。

三、影响电泳的因素

(一) 电场强度

电场强度增大，电泳速度加快，但是同时电流增大，产热增多，水分蒸发加速，

甚至使蛋白质变性。电场强度降低，电泳速度减慢，电泳时间延长。醋酸纤维薄膜电泳的电场强度一般为 10～15 V/cm。

(二) 电泳缓冲液

维持电泳介质 pH 恒定，并起导电作用。

1. 组成　由弱酸和弱酸盐组成，常用的有磷酸盐、硼酸盐、巴比妥盐和三羟甲基氨基甲烷等。其中巴比妥盐缓冲液用得最多，由巴比妥钠和巴比妥组成。

选择缓冲液时应考虑的因素如下。

(1) 化学性能稳定，不易水解。

(2) 缓冲液的 pH 应与弱酸的 pKa 接近，有较强缓冲能力。

(3) 缓冲液中正负离子应有相近的迁移率，避免电晕出现正负离子分布不均。

(4) 缓冲液的离子应该是一价的，多价离子有较厚的双电层，移动性差。

(5) 缓冲液的电导率要低，避免通电时产生较多的热。

2. pH　缓冲液 pH 决定了蛋白质的带电状态，电泳时应选择一个合适 pH，使各种蛋白质在此 pH 时净电荷差别最大，以利于分离。血清蛋白醋酸纤维薄膜电泳常用 pH8.6 的巴比妥盐缓冲液。各种蛋白质均带负电荷，电泳时向正极移动。

缓冲液 pH 的计算

$$pH = pKa + \lg \frac{[盐]}{[酸]}$$

电泳过程水会发生电极，

正极：$2OH^- \longrightarrow H_2O + 1/2O_2 \uparrow + 2e$　　　pH ↓

负极：$2H^+ + 2e \longrightarrow H_2 \uparrow$　　　　　　　pH ↑

故电泳 2～4 次后应将缓冲液正极交换，减少这种影响。

3. 离子强度　是指溶液中各种离子的摩尔浓度（c_i）与其电荷数平方（z_i^2）乘积总和的 1/2。即

$$I = 1/2 \sum c_i z_i^2$$

I 的单位是 mol/L，如

$$0.1 \text{ mol/L NaCl：} I = 0.1 \text{ mol/L}$$
$$0.2 \text{ mol/L MgCl}_2\text{：} I = 0.6 \text{ mol/L}$$

对于缓冲液 I 计算，由于弱酸的电离度很低，一般只计算盐的。

I 越大，缓冲能力越大，pH 越稳定，但缓冲液所载分电流增加，样品所载的分电流减少，电泳速度减慢，导电能力增加，产热增加。

I 过小，缓冲能力小，pH 不稳定，缓冲液所载分电流减少，样品所载分电流增加，缓冲液黏度系数降低，电泳速度加快。但样品在支持物上扩散严重，分辨率降低。

兼顾两方面的影响，一般在 0.05～0.1 mol/L。

（三）支持介质

对支持介质的基本要求是具有化学惰性，不与被分离的样品或缓冲液起化学反应，并具有一定的坚韧度。

1. 吸附 使被分离样品滞留，而降低电泳速度，造成拖尾而使分辨率降低。

2. 电渗 电泳过程中液体对固体支持物的相对移动称为电渗。实际上是电泳材料表面的电荷引起水的定向移动。

当电渗作用方向与电泳方向一致，电泳速度加快，顺水行舟。

当电渗作用方向与电泳方向相反，电泳速度减慢，逆水行舟。

四、常用电泳技术

区带电泳是目前应用最广泛的一种电泳技术，区带电泳的支持介质常用的有滤纸、醋酸纤维薄膜、凝胶等。

（一）滤纸电泳

是应用最早的支持介质。

1. 优点 材料价廉易得，有一定机械强度。

2. 缺点 电泳时间长，8～10 小时，吸附作用大，造成拖尾而降低了分辨率，目前已淘汰。

（二）醋酸纤维薄膜电泳

1957 年 Kohn 率先采用，醋酸纤维素是将纤维素分子中葡萄糖单体上的羟基乙酰化，而形成纤维素醋酸酯，然后用丙酮和水的混合溶剂溶解，涂成均匀薄膜。

1. 优点 对蛋白质吸附作用很小，分辨率高，区带清晰，不吸附燃料，区带周围燃料可完全清掉，检测灵敏度较高，样品用量少（0.3～2.0 μL），电泳时间短（20 分钟～1 小时）。可透明，便于用光密度扫描仪定量。

2. 缺点 有轻度电渗作用，吸水性较差，较脆。

（三）琼脂糖凝胶电泳

琼脂糖是从琼脂中分离得到的一种多糖。主要由半乳糖和 L-3,6-脱水半乳糖构成。常用浓度 0.5%～1.0%。

1. 优点 吸附作用、电渗作用很小，故分辨率重现性好，应用广。同工酶、脂蛋白、免疫电泳、样品用量少（0.6～3.0 μL），电泳时间短（30 分钟～1 小时）。透明度好，电泳后可直接扫描定量，也可烘干制成薄膜。

2. 缺点 电泳完毕后区带易扩散，可及时固定。点样方法：挖孔法、滤纸插入法。

五、蛋白质区带的定性和定量分析

（一）蛋白质区带的染色

蛋白质电泳分离后可以直接用紫外光密度扫描仪。定量（利用蛋白质对 280 nm 紫外光的吸收），但需专门的仪器，故临床上一般采用染色来进行定性或定量分析。

蛋白质染色剂大多是阴离子燃料，易与蛋白质阳离子结合，因此在 pH<pI（等电点）的酸性溶液中较强。

常用的染色剂有氨基黑 10B、溴酚蓝等。

（二）蛋白质区带的定性分析

经染色后，首先应仔细观察有无异常区带。如多发性骨髓瘤患者有大量单克隆蛋白质（主要是 IgG 或 IgA），电泳时可在 β 和 γ 之间呈现一条区带，称为 M 区带。

（三）蛋白质区带的定量分析

蛋白质电泳的定量分析通常以各区带占总量的百分率表示。如同时测定了蛋白质总量，也可换算成各组分的绝对量（g/L）表示，如血清蛋白质电泳经氨基黑 10B 染色。

A：66%　　α_1：3%　　α_2：7%　　β：10%　　γ：15%

49.5 g/L　2.25 g/L　5.25 g/L　7.25 g/L　11.25 g/L　　总蛋白 75.5 g/L

1. 光密度仪直接扫描法　对于透明的电泳图谱，可用光密度仪直接扫描得出各组分的百分率。操作简便、迅速、误差小，结果较准确。

2. 洗脱比色法　染色后将各区带分别剪下浸入适当的溶剂中，将蛋白质吸附的染料全部洗脱，然后进行比色，求出各组分的百分含量。操作烦琐、费时，准确度不如光密度仪直接扫描法。

六、电泳新技术简介

（一）等电聚焦电泳

是利用具有线性 pH 梯度的两性电解质为载体，分离等电点不同的蛋白质等两性分子的一种电泳新技术。其分辨率可达 0.01pH 单位，特别适用于分离分子量相近而等电点不同的蛋白质分子。正常人血白蛋白可采用此法分出 50 多条区带。

1. 基本原理　在电泳系统中建立一个从正极到负极、由低到高、连续而稳定的 pH 梯度。处于这一系统的各种蛋白质根据各自等电点与所处环境 pH 的差别，带上正电或负电。电泳时逐渐靠近与其等电点相同的 pH 位点，而不断失去净电荷，直至达到 pH＝pI、净电荷为 0 时，不再受电场力的作用，而达到聚焦。

基本条件：

（1）建立一个稳定、重复性良好的连续 pH 梯度。

（2）有一个抗对流的材料，防止已分离样品重新混合。

（3）电泳后有适当的方法来鉴定分离的区带。

2. pH 梯度的建立　能建立稳定 pH 梯度的两性电解质，是一种多羧基、多氨基的脂肪族化合物。如瑞典 LKB 公司生产的名为"Ampholine"的商品，由丙烯酸和多乙烯多胺合成。

理想的两性电解质载体应具备以下特点。

（1）各成分的导电能力彼此相近。

（2）各成分的等电点彼此接近，并在等电点附近有良好的缓冲能力。

（3）分子量小，易于与样品分离。

（4）对 280 nm 紫外光没有或仅有很低的吸光度，不干扰样品测定。

（二）双向电泳

是先把样品从一个方向进行电泳分离，然后在与其成 90°方向上进行第 2 次电泳分离。如第 1 次电泳可以其电荷性质为基础；第 2 次电泳则以分离量不同进行分离。通常将等电聚焦电泳为第一相电泳，以 SDS-聚丙烯酰胺凝胶为第二相电泳。

（三）转移电泳

又称印迹转移电泳。此项技术是 1975 年由 Southern 在 DNA 片段的研究中率先使用。其将凝胶电泳所得区带经吸附作用转移到硝酸纤维薄膜（NC 膜）上。由于转移过程类似于将墨迹吸到吸水纸上，故称为 Southern bolt 印迹法。

1977 年，Alwine 将此法应用于 RNA 研究，取名 Nerthern blot。

1979 年，Towbin 又将其扩展到蛋白质研究，将其称为 Western blot。

1981 年，Reinhart 将等电聚焦电泳后的蛋白质转移到 NC 上，取名为 Eastern blot。

转移电泳技术包括以下 3 个步骤。

1. 采用凝胶电泳分离蛋白质或核酸，电泳方式有单向、双相、梯度、等电聚焦等。

2. 转移电泳，将已分离的蛋白质或核酸经电泳转移到 NC 或重氮苄氨基甲基氏上，前者为非共价吸附，后者为共价结合。

3. 鉴定膜上的蛋白质或核酸，方法有放射自显影、酶标免疫化学等。

转移电泳的优点：对分离蛋白质的鉴定比在凝胶上的操作要简便，转移电泳实际上是将凝胶电泳的高分辨率与放射标记或酶标等免疫化学法的高灵敏度结合起来。

第四节　层析技术

层析法又称色谱法、色层分离法。1906 年由植物学家 Tswett 率先用于植物色素的分离提取而得名。目前，层析技术发展迅速，已成为生物化学、分子生物及生物工程等学科常用的分离分析方法。如气体、无机离子、糖类、脂类、维生素，以及大分子物质蛋白质、核酸等物质的分析。

一、层析法的概念与分类

(一) 基本概念

层析法是利用待分离物质中不同组分的某些理化性质（在两相中溶解、吸附、亲和作用等）差异而建立起来的一种分离技术。

所有的层析系统均由固定相和流动相组成，固定相是固体物质或固定于固体物质的液体，流动相是可以流动的物质，如水、某些溶剂和气体。

当待分离的混合物随流动相通过固定相时，由于混合物中各组分的理化性质的差异，它们在固定相和流动相中的分配比不同。随着溶媒的向前移动，各组分不断地在两相中进行再分配，与固定相作用力越弱的组分，随流动相移动时受到的阻滞作用越小，向前移动速度快；反之，与固定相作用强的组分，则向前移动速度慢。由于产生了差速迁移而达到分离目的，如纸层析、薄层层析、薄膜层析、层析移动的速度，用比移值或阻滞因子（R_f）来表示。

$$R_f = \frac{样品原点到斑点中心的距离}{样品原点到溶剂前沿的距离}$$

(二) 层析法的分类

1. 按两相所处的状态不同分类　按流动相的状态不同，再按固定相的状态不同。

$$层析法\begin{cases}气相层析\begin{cases}气固层析\\气液层析\end{cases}\\液相层析\begin{cases}液固层析\\液液层析\end{cases}\end{cases}$$

（1）液相层析法：以液体作为流动相的一种层析法。

（2）气相层析法：以惰性气体（如 He、Ar、N_2 或 H_2）作为流动相（又称载气），通过将气态或液态样品注入载气并通过固定相来分离混合物中的化合物。

2. 按层析分离机制（分离原理）分类

（1）吸附层析法：固定相是固体吸附剂，利用各组分在吸附剂表面吸附能力的差别而分离。

（2）分配层析法：固定相是液体，利用各组分在流动相和静止液相（固定相）的分配系数不同的分离。

（3）离子交换层析法：固定相是离子交换剂，利用各组分对离子交换剂亲和力的不同而分离。

（4）凝胶层析法：固定相为多孔性凝胶，利用各组分分子大小、形状不同，导致在凝胶中受阻滞的程度不同而分离。

（5）亲和层析法：利用各组分生物学特殊性不同而建立的一种层析方法，固定相只能和一种待分离成分专一结合，使其与其他物质分离，如利用抗原、抗体的结合来分离相应的抗原或抗体。

3. 按操作形式不同分类

（1）柱层析法：固定相装于柱内，使样品沿一个方向移动到分离。

（2）薄层层析法：将颗粒状的固定均匀地铺在薄板上，点样后用流动相展开。

（3）纸层析法：用滤纸作为液体的载体，点样后用流动相展开。

（4）薄膜层析法：用高分子有机吸附剂制成薄膜，以类似纸层析的方法进行物质的分离。

（三）层析法中的常用术语

1. 保留值　表示标本中各组分在层析柱中停留时间的长短，或组分流出时所需流动相体积的多少，用来描述层析峰在层析图上的位置。

2. 层析峰区域宽度常用的表示法有 3 种

（1）标准偏差（σ）：当峰呈对称的正态分布时，σ 是峰高 0.607 处峰宽度的 1/2。

（2）半峰高宽度（$W_{1/2}$）：层析峰高一半处的峰宽度，$W_{1/2}=2.354\sigma$。

（3）层析峰底宽（W）：是指通过层析峰两拐点作切线交于基线上的截距。

$$W=4\sigma$$

3. 分离度　是定量描述相邻两组分在层析柱内分离情况的指标，可用峰底分离度、峰半高宽分离度和峰高分离度等不同方式表示。峰底分离度等于相邻两组分层析峰保留值之差与层析峰平均底宽之比。是国内外广泛采用的一个分离度指标，用 R 表示。

$$R=\frac{t_{R2}-t_{R1}}{1/2\,(W_1+W_2)}=\frac{2\,(t_{R2}-t_{R1})}{W_1+W_2}$$

4. 比移值（R_f）　是溶质谱带中心移动的距离与流动相移动的距离之比。

$$R_f=\frac{溶质谱带中心移动距离}{流动相前沿移动的距离}$$

5. 分配系数　在层析分离中，物质既进入固定相，又进入流动相，此过程称分配过程。物质在固定相和流动相达到平衡时，它在两相中平均容度的比值称分配系数。

$$K=\frac{溶质在固定相中的浓度}{溶质在流动相中的浓度}$$

二、层析法在生化检验中的应用

(一) 薄层层析在生化检验中的应用

薄层层析根据固定相的不同有吸附、分配和离子交换等技术，以吸附薄层层析为例说明其基本方法。

1. 固定相与流动相及选择

(1) 固定相：为吸附剂，常用的有硅胶、氧化铝、硅藻土、纤维素等，固定相选择应考虑以下因素。①酸碱性，如硅胶是弱酸性吸附剂，适合于酸性和中性物质的分离，氧化铝是微碱性吸附剂，适合于碱性和中性物质分离，硅藻土、纤维素属中性吸附剂。②吸附能力，常称为活度，主要受含水量的影响，含水量高活度低，从强到弱分为Ⅰ级、Ⅱ级、Ⅲ级、Ⅳ级、Ⅴ级。活度强吸附作用强，一般分离水溶性物质活度弱些，而分离脂溶性物质活度要强些。③颗粒状大小，为了使每次测定的 R_f 值恒定，吸附剂要求果颗粒大小均匀、适当，颗粒细、吸附能力强，展开慢、颗粒粗、吸附能力弱，展开快、分离效果差，一般无机类颗粒直径为 $0.07\sim0.1$ mm（$150\sim200$ 目），有机类 $0.1\sim0.2$ mm（$70\sim140$ 目）。

(2) 流动相：即展开剂，展开剂的选择是薄层层析中另一关键，一般极性大的化合物需用极性大的展开剂。

2. 薄层层析法操作技术

(1) 制板：常用方法有 3 种，干法、湿法和烧结法。①干法制板（软板），常用厚度 $0.25\sim3.0$ mm，方法简便。但不坚固易吹散，只能水平放置，点样，显色需多加小心；②湿法制板（硬板），加入一定黏合剂（石膏、羧甲基纤维素钠、淀粉等）；③烧结法制板，吸附剂加入一定量无水乙醇调成糊状制板，然后放入高温炉中 $60\sim75$ 分钟，加热至 $750℃$，机械强度好，可反复使用。

制成的板要求涂布均匀、光洁，晾干、活化。

(2) 点样：用毛细玻管点样，斑点直径约 2 mm，板根据需要可点 $2\sim3$ 次，点样处距下端 1.5 cm。

(3) 展开：将层析板放入加有展开剂的层析槽中，立即盖严，展开距离 10 cm 取出，划出溶剂前沿线。

(4) 显色：等溶剂挥发后，用相应显色剂显色。

3. 薄层层析法的定性及定量 定性分析主要依据 R_f 值，与标准液的 R_f 比较。定量采用专用的薄层扫描仪，测量斑点的深浅、大小，并与标准液斑点比较。

4. 应用 主要用于肽、核苷酸、糖类、脂类和激素等物质的分离和鉴定。

（二）凝胶层析在生化检验中的应用

又称凝胶过滤、分子筛层析、排阻层析。固定相是多孔凝胶，商品凝胶是干燥颗粒，当吸附一定量液体后，溶胀成一种柔软而富有弹性的物质。由于凝胶有一定孔径，对分子大小不同的组分阻滞作用不同。在被分离物质中，大分子组分直径大，不易进入凝胶孔径内，随流动相向前移快；小分子组分则能进入凝胶微孔内，向前移动慢，而达到分离。

1. 凝胶的种类和性能　常用的凝胶有葡聚糖凝胶、聚丙烯酰胺凝胶和琼脂糖凝胶。

（1）葡聚糖凝胶：将右旋葡萄糖的线性聚合长链间，用交联剂 1-氯代-2,3-环氧丙烷，通过醚桥交联而成。

稳定性好，不溶于水，但在酸性条件下糖苷键易水解。由于分子中含有大量羟基，因此有很大的亲水性，吸水后溶胀成透明且有三维空间网状结构的弹性颗粒。孔隙的大小与交联度有关，交联度大，孔隙小、吸水量小，商品胶型号多以吸水量的 10 倍表示。如每克干胶吸水量为 2.5 g，即为 G-25 型，国外最著名的交联葡聚糖商品名为 Sephadex。

（2）聚丙烯酰胺凝胶：层析用的聚丙烯酰胺凝胶商品名为生物凝胶-P，是由丙烯酰胺和甲叉双丙烯酰胺，经自由基引发聚合而成。型号有 P-2、P-4、P-6、P-10、P-30、P-60、P-100、P-150、P-200、P-300，可分离肽及蛋白质，100 万～400 万。

具有惰性，但在酸碱性较强的情况下不如葡聚糖凝胶稳定，适用 pH 范围 2～11，使用范围与效果和葡聚糖凝胶相似。

（3）琼脂糖凝胶属于天然凝胶，从琼脂中提取结构为 D-半乳糖和 L-3.6 脱水半乳糖的残基交替所组成的多聚糖，常用 Sepharose 和 Bio-gel-A，型号有 Sepharose 2B、4B、6B，数字表示琼脂糖含量（W/W）。

机械强度大，分子量使用范围宽（达 10^8），吸附生物高分子能力最低，常用于高分子物质的分离，但稳定性很差，使用条件限制较严（T 0～40℃、pH4～9）。

2. 凝胶层析中应注意的问题

（1）柱直径与长度：凝胶层析一般为柱层析，柱直径一般在 1～5 cm，长度与直径比值一般为 7～10，但对移动缓慢的物质宜 30～40。

（2）凝胶的选择：一般要以大分子物质除去小分子物质时，从蛋白质溶液中去除盐，可选用交联度大的，如葡聚糖 G-25 或 G-50。反之欲将小分子物质收集浓缩而去除大分子，则应选用交联度小的，如 G-100 或 G-150。

（3）样品的浓度和体积：大分子物质溶液黏度随浓度增大而增大，而影响分离效果，一般将黏度控制在 5 cp（厘泊）以下，样品体积小于凝胶总体积的 5%～10%。

3. 凝胶层析的应用

（1）去盐：高分子（如蛋白质核胶、多糖等），溶液中的低分子杂质，可用凝胶层析法去除，这一过程称为去盐。

（2）高分子溶液的浓缩：如蛋白质的稀溶液需要浓缩时，可加入葡聚糖 G-25 或 G-50 的干胶。蛋白质稀溶液中的水分及小分子物质进入凝胶颗粒内部孔隙中，蛋白质则在颗粒外，将溶胀后的凝胶分离去除，得到浓缩的蛋白质浓液。

（3）用于分离提纯：广泛用于酶、蛋白质、核苷酸、多糖、激素、抗生素、生物碱等物质的分离提纯。

（4）用于测定高分子物质的分子量：用一系列已知分子量的标准样品，放入同一凝胶柱。在同一条件下层析，测定每种组分的保留体积，并以保留体积对分子量的对数作图，得到分子量标准曲线。

（三）高效液相层析在生化检验中的应用

高效液相层析（high performamce liquid chromatogaphy，HPLC），又称为高效液相色谱法。始于 20 世纪 60 年代末，是在经典液相层析法基础上引进气相层析理论发展起来的。它具有气相层析的全部优点，同时克服了气相层析的缺点；具有分离能力强、测定灵敏度高（ng 水平）、应用范围广（极性到非极性、小分子到大分子、热稳定与不稳定化合物）、在室温下进行等优点。

HPLC 装置仪器化，包括输液系统、层析柱和检测系统三部分。输液系统主要是高压泵将流动相输入，层析柱按分离机制不同分为吸附、分配、离子交换等类型。检测器应用最多的是紫外吸收检测器、荧光检测器、信号送入数据处理系统或记录仪。

在临床生化检验中 HPLC 已用于类固醇激素、儿茶酚胺的测定和同工酶的分离，以及治疗药物的监测和筛选。